DE L'EMPLOI

DU

BROMURE DE POTASSIUM

DANS LES MALADIES NERVEUSES

TRAVAUX DE M. LE Dr AUGUSTE VOISIN

De l'anesthésie cutanée hystérique. Paris, 1858, in-8° de 40 pages. (*Gazette hebdomadaire*, 1858.)

Des signes propres à faire distinguer les hémorrhagies cérébelleuses des hémorrhagies cérébrales. Considérations de physiologie pathologique éclairant l'étude de la paralysie générale des aliénés. Leçons de M. le professeur Bouillaud. Paris, 1859, grand in-8°. (*Union médicale, juin* 1869.)

De l'hématocèle rétro-utérine et des épanchements sanguins non enkystés de la cavité péritonéale du petit bassin, considérés comme accidents de la menstruation. Paris, 1860, in-8° de 368 pages, avec une planche lithographiée.

Note sur le diagnostic des néomembranes de l'arachnoïde. Paris, 1862, in-8° de 8 pages. (*Bulletin de la Société anatomique*, 2ᵉ série, t. VI.)

De la mélancolie. Mémoire couronné par l'Académie de médecine, 1863.

Des phénomènes oculo-pupillaires dans l'atrophie musculaire progressive. (*Gazette hebdomadaire, juillet* 1863.)

De l'état mental dans l'alcoolisme aigu et chronique et dans l'absinthisme. (*Annales médico-psychologiques, janvier et juillet* 1864.)

Etudes sur les mariages consanguins dans la commune de Batz, près le Croisic (Loire-Inférieure). (*Bulletin de l'Académie de médecine*, 17 janvier 1865, t. XXX; *Annales d'hygiène publique*, 1865 2ᵉ série, t. XXIII, page 260.)

Articles Amnésie, Aphasie, Epilepsie, Hérédité, du *Nouveau Dictionnaire de médecine et de chirurgie pratiques* publié sous la direction du Dr Jaccoud. Paris, 1865-1873, t. I, III, XIII, XVII.

De la méningo-myélite occasionnée par le froid. Mémoire lu à la Société de médecine de Paris. Paris, 1865, in-8°, 31 p.

De l'influence du bromure de potassium sur la force excito-motrice de la moelle chez les épileptiques et du moyen de reconnaître l'état de cette force. Paris, 1867, in-8°, 12 pages. (*Annales médico-psychologiques*, 4ᵉ série, t. X, juillet 1867.)

De l'épilepsie simulée et de son diagnostic par des caractères sphygmographiques du pouls. (*Annales d'hygiène publique et de médecine légale*, t. XXIX, 1868.)

Contribution à la thérapeutique de l'épilepsie par les préparations de cuivre et de zinc. Maintien des guérisons depuis dix ans et plus. Paris, 1870, in-8°, 15 pages. (*Bulletin de thérapeutique*, 15 mars 1870.)

Du traitement curatif de la folie par le chlorhydrate de morphine. Paris, 1874, in-8°, 54 pages. (*Bulletin de thérapeutique*, 30 janvier, 15 et 28 février, 15 mars, 15 avril 1874.)

Le service des secours publics à Paris et à l'Étranger. (*Annales d'hygiène publique et de médecine légale.* Paris, t. XI, 1873.)

Leçons sur les maladies mentales et en particulier sur les lésions observées dans la folie simple. Cours professé à la Salpêtrière, 1867-1874.

EN PRÉPARATION :

De la paralysie générale, anatomie pathologique, nature, causes, traitement. 1 vol. gr. in-8, d'environ 400 pages, avec planches lithographiées.

Corbeil. — Typ. et stér. de Crété fils.

DE L'EMPLOI

DU

BROMURE DE POTASSIUM

DANS LES MALADIES NERVEUSES

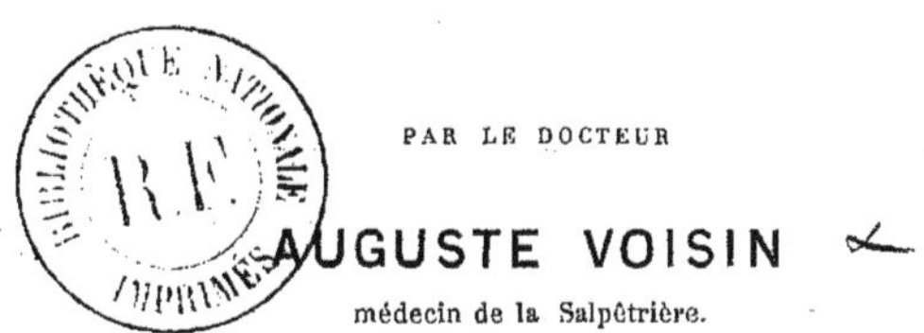

PAR LE DOCTEUR

AUGUSTE VOISIN

médecin de la Salpêtrière.

MÉMOIRE COURONNÉ PAR L'ACADÉMIE DE MÉDECINE

(Prix Civrieux, 1871)

PARIS

G. MASSON, ÉDITEUR

LIBRAIRE DE L'ACADÉMIE DE MÉDECINE

17, Place de l'École-de-Médecine

—

1875

DE L'EMPLOI

DU

BROMURE DE POTASSIUM

DANS LES MALADIES NERVEUSES

PAR LE D' AUGUSTE VOISIN

médecin de la Salpétrière.

MÉMOIRE COURONNÉ PAR L'ACADÉMIE DE MÉDECINE

(Prix Civrieux, 1871).

La question que l'Académie a posée a trait à un médicament dont les applications s'étendent chaque jour. Après avoir été considéré dans l'origine comme un simple succédané de l'iodure de potassium, il a pris rang parmi les plus utiles remèdes que l'art de guérir ait à sa disposition et il rend chaque jour de nouveaux services ; aussi il ne dépendra pas de moi que ce travail ne concoure à en accroître l'importance, en démontrant la curabilité possible, avec son emploi, de maladies réputées incurables. J'ose espérer que les faits nombreux qui constituent la base de mon travail ne laisseront aucun doute à cet égard dans l'esprit de mes juges.

Les conditions particulières dans lesquelles je me trouve depuis plusieurs années m'ayant mis à même d'observer et de traiter un grand nombre d'épileptiques, la thérapeutique du mal comitial formera le fond de mon mémoire.

Je commencerai par exposer l'historique de la question, puis, après avoir donné les faits tirés de ma pratique personnelle qui sont relatifs au traitement d'épileptiques, d'hystéro-épileptiques, d'hystériques, de tétaniques, par le bromure de potassium, etc., j'en tirerai les conclusions cliniques et pronostiques qui me paraîtront conformes à la vérité : heureux si ce travail fait faire un pas en avant dans la thérapeutique d'une des maladies les plus redoutables que le médecin soit appelé à soigner.

CHAPITRE PREMIER

HISTORIQUE.

L'histoire du bromure de potassium et l'exposé des travaux dont ce médicament a fait l'objet demandent, pour être développés avec avantage, que le sujet soit divisé en un certain nombre de paragraphes.

Le premier paragraphe sera consacré à la découverte du brome et de ses composés, à l'emploi du bromure de potassium comme succédané de l'iodure de potassium, et à son influence sédative sur le système génital. Dans le deuxième, j'exposerai les applications de cette propriété sédative au traitement de l'hystérie, de l'hystéro-épilepsie, puis enfin de l'épilepsie. Dans le troisième, je dirai comment le bromure de potassium a été jusqu'à présent employé dans la thérapeutique d'états nerveux divers. Le quatrième sera consacré à l'usage qui a été fait du bromure de potassium pour obtenir l'insensibilité du pharynx. Le cinquième sera destiné à l'exposé des travaux physiologiques qui ont été faits sur cet agent thérapeutique. Le sixième renfermera les divers modes d'administration jusqu'ici employés. Si je m'étends, peut-être plus qu'il ne faudrait, sur cet historique, mon excuse est que cet historique n'a pas encore été fait et qu'il fournit des enseignements dont la connaissance m'a paru utile.

§ I

DÉCOUVERTE DU BROME ET DE SES COMPOSÉS ; EMPLOI DU BROMURE DE POTASSIUM COMME SUCCÉDANÉ DE L'IODURE DE POTASSIUM ; SON ACTION SUR LE SYSTÈME GÉNITAL.

Le brome et ses préparations sont une conquête de la chimie moderne ;

la découverte en est due à Balard qui l'a exposée de la façon suivante
dans des termes que je ne saurais mieux faire que de reproduire :

« J'avais plusieurs fois observé, dit Balard (1), qu'en traitant par
la solution aqueuse de chlore la lessive des cendres de fucus qui contiennent de l'iode, après avoir ajouté une solution d'amidon, il se ma-
nifestait non-seulement une zone bleue dont l'iode faisait partie, mais
encore, un peu au-dessus d'elle, une zone d'une nuance jaune intense.
La manifestation de cette nuance s'accompagnait d'une odeur vive
particulière.

« Je recherchai quelle pouvait être la nature de ce principe colorant,
et mes premières tentatives me conduisirent aux observations suivantes :

« L'eau saline douée de la teinte jaune, soumise à la distillation,
laissait dégager dans les premiers instants de l'ébullition des vapeurs
rutilantes très-épaisses qui se condensèrent par le refroidissement en un
liquide où je retrouvai la majeure partie des propriétés de la liqueur
colorée. Ce liquide d'une couleur jaune rougeâtre, d'une odeur que l'on
serait tenté de comparer à l'oxyde de chlore, était dépourvu d'acidité et
perdait sa teinte par l'action des alcalis, des acides sulfureux et hydrosul-
furique.

« Pour obtenir la substance qui donnait lieu à cette teinte jaune,
il ne s'agissait plus que de la séparer de l'eau qui se volatilisait simul-
tanément avec elle.

« A cet effet, je fis passer les vapeurs rutilantes sur du chlorure de
calcium ; elles se condensèrent dans un petit récipient en gouttelettes
d'une couleur rouge très-foncée, très-volatiles, remplissant le petit vase,
où elles se trouvaient contenues, de vapeurs comparables, pour la
couleur, à la vapeur nitreuse.

« Je crus avoir obtenu dans sa pureté la matière colorante.

« M'étant assuré que cette matière n'était pas un chlorure d'iode,
ni un composé quelconque que la pile voltaïque aurait décomposé, j'eus
l'idée que j'avais affaire à un corps simple présentant dans ses aptitudes
chimiques les plus grands traits de ressemblance avec le chlore et
l'iode, se prêtant à faire partie de combinaisons absolument analogues,
mais offrant toutefois dans l'ensemble de ses propriétés physiques et de
ses actions chimiques, les plus fortes raisons pour en être distingué. »

(1) *Annales de chimie et de physique*, 1826, p. 337.

L'un des maîtres de Balard, M. Anglade, lui conseilla d'appeler cette substance, brome, du grec βρῶμος, à cause de sa puanteur.

Le brome se trouve dans l'eau de la mer, dans des proportions faibles; l'eau mère des salines n'en contient que fort peu. La nature des moyens par lesquels on peut l'extraire semble indiquer qu'il est à l'état d'acide hydrobromique. Les végétaux et les animaux qui vivent dans la mer contiennent aussi du brome. Il en existe dans les cendres du Lanthina violacé, mollusque testacé. Balard a pu retirer des quantités notables de brome des eaux de la soude varech qui servent à l'extraction de l'iode.

Balard a employé plusieurs procédés pour la préparation du bromure de potassium. 1° Il l'a obtenu en plongeant le métalloïde dans la vapeur de brome, 2° en décomposant par ce moyen l'acide hydrobromique, 3° en unissant directement cet acide à la potasse, en évaporant la solution et en desséchant le résidu. 4° Il a constaté que le bromure de potassium a les mêmes propriétés de quelque façon qu'on l'ait préparé. Il cristallise en cubes ou en longs parallélépipèdes rectangulaires ; sa saveur est piquante, il décrépite au feu et il éprouve la fusion ignée : le chlore en dégage alors du brome et forme du chlorure de potassium. Il se dissout dans l'eau, plus à chaud qu'à froid.

« Le bromure de potassium serait composé de :

$$
\begin{array}{lr}
\text{Brome} & 65,56 \\
\text{Potassium} & 34,44 \\
\hline
& 100,00
\end{array}
$$

Si l'on suppose que ce composé est formé d'un atome de brome et d'un atome de potassium, le poids atomique du premier corps serait de 93,26, en représentant par 10 le poids de l'atome d'oxygène. »

Le mémoire de M. Balard fut soumis à une commission composée de Vauquelin, Thenard et Gay-Lussac, qui considéra (1) la découverte du brome comme une acquisition très-importante pour la chimie et adopta le nom de brome de préférence à celui de muride que proposait Balard.

La prévision des illustres chimistes s'est bien réalisée ; car la décou-

____

(1) *Académie des sciences.* Lundi, 14 août 1826.

verte du brome a permis en particulier aux médecins de trouver dans le bromure de potassium un agent thérapeutique d'une efficacité indubitable contre certaines névroses; et, à ce sujet, il est à noter que de même que le brome a dû d'être découvert à ses affinités avec l'iode, de même aussi les propriétés thérapeutiques du bromure de potassium n'ont été reconnues que grâce à ses analogies chimiques et à ses rapports avec l'iodure de potassium.

En laissant de côté les premiers essais incomplets du médicament, tentés par Otto Graf (1), il faut arriver à 1846, pour trouver la trace d'une expérimentation raisonnée de cet agent thérapeutique. A cette époque, le haut prix de l'iodure de potassium fit penser au bromure de potassium comme à son succédané dans le traitement des affections syphilitiques. Ricord et Puche l'employèrent contre les accidents secondaires et tertiaires; mais les résultats consignés par Huette (2) détruisirent les espérances que l'on avait fondées sur ce médicament, pour remplacer l'iodure de potassium.

Pourtant, si ces expériences n'ont fait faire aucun progrès à la thérapeutique de la syphilis, elles ont eu le grand avantage de démontrer des propriétés physiologiques dont la connaissance a été utilisée depuis, pour le traitement d'affections nerveuses.

Huette a indiqué d'abord une céphalalgie qui est caractérisée par de la lourdeur, un sentiment de pression au front et aux tempes; des étourdissements et un affaiblissement marqué des facultés intellectuelles. « Cette céphalalgie, que l'on constate parfois dès le deuxième jour du traitement, se déclare, dit cet auteur, le plus ordinairement, du quatrième au septième jour, lorsqu'on est arrivé aux doses de 10 à 15 grammes.

Lorsque l'emploi du bromure est prolongé ou porté à des doses plus élevées, cet état est suivi d'une véritable stupeur avec abaissement considérable du pouls (40 à 48 pulsations), puis surviennent des vomissements et une somnolence continuelle; enfin, au degré le plus élevé de cette sorte d'ivresse succède une perturbation caractérisée par des lésions du mouvement et de la sensibilité générale.

« Quant aux effets spéciaux du bromure, l'un des plus remarquables

(1) *De Kalii Bromati efficacitate internâ experimentis illustratâ.* Lipsiæ, 1840 ; *Bromkalium*, 1842.

(2) *Gazette médicale*, juin 1850.

est celui qu'il produit, même à faible dose, sur le voile du palais et le pharynx ; c'est une insensibilité spéciale de cette région, qui persiste pendant toute la durée du traitement.

« Le bromure de potassium produit en outre une torpeur plus ou moins complète des organes génitaux. Enfin, comme conséquence de son action stupéfiante générale sur l'économie, le bromure cause un affaiblissement momentané de la vue et de l'ouïe.

« En résumé, ajoutait Huette, la prostration des forces, l'engourdissement des mouvements, l'abolition plus ou moins complète de la sensibilité générale et des organes spéciaux des sens, l'affaiblissement de l'intelligence, la torpeur du sens génital ; tels sont les effets que paraît produire le bromure de potassium sur l'économie, effets dont la thérapeutique pourra tirer, en maintes occasions, un parti utile, et qui, à ce titre, sont dignes de fixer l'attention des praticiens. »

Ce sont en effet ces indications fournies par Huette qui ont servi de point de départ à l'emploi thérapeutique du bromure de potassium dans l'épilepsie.

L'influence sédative que Huette avait signalée sur les organes génitaux a été utilisée depuis par Thielmann contre le priapisme qui accompagne certaines formes de blennorrhagie. Il en a conseillé l'emploi général et local, au moyen de l'application sur les bourses de compresses d'eau tiède bromurée, recouvertes de taffetas gommé. Le bromure de potassium a réussi entre ses mains contre le satyriasis et les pollutions nocturnes (1).

L'eau de Kreuznach doit au bromure de potassium d'avoir été employée par Michiels (2) contre les érections, les pollutions et la névralgie du col de la vessie.

Pfeiffer a aussi administré dans le même but le bromure de potassium, à la dose maximum de 3 grammes (3).

Binet a publié de son côté plusieurs observations qui ont démontré l'efficacité du bromure de potassium dans la spermatorrhée (4).

Le docteur Munro (*New-York Journal*, juillet 1868) a employé avec

(1) *Medic. Zeit. Russland's*, 1854.
(2) *Gaz. hebd.*, avril 1854.
(3) *Schmidt's Jahrbücher*, 1860.
(4) *Bulletin de thérapeutique*, 1858, p. 39.

succès le bromure de potassium dans la blennorrhagie cordée, lorsqu'elle est en relation évidente avec un état d'irritabilité nerveuse du malade.

Nous verrons tout à l'heure que c'est la découverte par Otto Graf et Huette de l'influence sédative du bromure de potassium sur le système génital qui a conduit Locock à l'employer dans les maladies nerveuses ; aussi nous n'hésitons pas à déclarer que c'est aux recherches de ces deux médecins que l'on doit la connaissance de son utilité dans l'épilepsie.

§ II

APPLICATIONS DE LA PROPRIÉTÉ SÉDATIVE GÉNITALE AU TRAITEMENT DE L'HYSTÉRIE, DE L'HYSTÉRO-ÉPILEPSIE ET DE L'ÉPILEPSIE.

L'histoire des essais thérapeutiques du bromure de potassium dans l'épilepsie, l'hystéro-épilepsie et l'hystérie remonte à l'année 1857.

1° *Hystérie et hystéro-épilepsie.* — A propos d'une communication faite à la Société médicale et chirurgicale de Londres en mai 1857 par Sieveking sur plusieurs cas d'épilepsie, sir Charles Locock (1) rappela que, quelques années auparavant, il avait lu dans *British and Foreign Review* une relation de quelques expériences qu'un Allemand, Otto Graf, avait faites sur lui-même, avec le bromure de potassium. Otto Graf avait trouvé, qu'après avoir pris 10 grains (60 centigrammes) de ce sel, trois fois par jour, pendant quinze jours, il avait ressenti de l'impuissance temporaire et que la force virile avait reparu quand il eut cessé d'en prendre. Locock se détermina à essayer ce remède dans des cas d'hystérie non accompagnée d'épilepsie, chez de jeunes femmes : ce médicament, pris à des doses de 5 à 10 grains (30 à 60 centigrammes), trois fois par jour, lui avait rendu de grands services.

Plus tard, il l'employa dans un cas d'hystéro-épilepsie avec accès survenant tous les mois, depuis neuf ans, et qui avait résisté à toutes sortes de traitements. Il avait commencé ce traitement depuis quatorze mois. Pendant trois mois, il donna 10 grains de bromure de potassium, trois fois par jour ; puis il donna la même dose trois fois par jour, pendant quinze jours, avant la période menstruelle, et, plus tard, il fit prendre la même dose trois fois par jour, pendant une semaine avant les

(1) *The Lancet*, 1857, t. I, p. 528.

règles. La malade n'avait plus eu d'attaques depuis le commencement du traitement.

Sur 14 à 15 cas traités par ce moyen, un seul avait résisté au traitement.

C'est de ce moment que date l'introduction du bromure de potassium dans la thérapeutique de l'épilepsie ; et, comme on l'a vu, cette découverte est elle-même une conséquence de celle de l'influence sédative de ce médicament sur le système génital.

Je ferai remarquer à ce propos que, quoique Locock n'en ait pas parlé, il devait connaître, en 1857, le mémoire de Huette publié en 1846.

2° *Épilepsie.* — Les observations suivantes sont plus précises et plus convaincantes que le simple récit de Locock.

En 1861, Wilks (1), rappelant que Locock avait déjà noté l'heureuse influence du bromure de potassium sur les affections de forme épileptique qui peuvent être attribuées à une irritation des ovaires, annonce que depuis deux à trois ans il a employé ce médicament dans un grand nombre de cas et qu'il s'en est bien trouvé.

Son mémoire renferme onze observations : la première est celle d'une née Célina D..., âgée de 22 ans, entrée à Metropolitan Hospital en avril 1860 ; elle était démente. Sa mère racontait qu'elle avait, depuis plusieurs années, deux ou trois attaques par jour ; elle était tombée plusieurs fois dans le feu, et s'était fait des brûlures.

Wilks lui ordonna 5 grains de bromure de potassium par jour. Les attaques diminuèrent rapidement en nombre ; le 6 juin, elle n'eut pas d'attaques, et cela dura trois jours ; la semaine suivante, depuis le 13, elle n'en eut pas une seule. A partir de cette période, les attaques s'éloignèrent ; le traitement fut continué, sauf pendant une à deux semaines, et, en octobre, l'état était le suivant :

Plus d'attaques depuis deux mois ; en novembre aucune attaque, et la santé s'étant améliorée, la malade cessa de venir à sa consultation.

En février 1861, elle revint à l'hôpital ; elle raconta au docteur Wilks qu'elle était restée bien portante pendant six mois, qu'il y avait quelques jours, ayant perdu un frère subitement, elle fut prise successivement de quatre attaques.

(1) *Medical Times*, 1861, t. II, p. 635.

Elle recommença la même médication et la continua sans interruption pendant six semaines et n'eut pas d'attaques pendant ce temps.

Cette malade cessa non-seulement d'avoir des attaques, mais elle reprit de la force et de la santé, ce que Wilks a remarqué dans d'autres cas. Dans ce fait particulier, Wilks pensait être en droit de croire à une cause syphilitique, mais sans pouvoir la démontrer.

OBSERVATION II. — Anny M..., âgée de 13 ans, vint à la consultation du docteur Wilks, en mars 1860, pour des attaques d'épilepsie. Elle prit du bromure de potassium, et les attaques cessèrent; au bout de trois mois, elles ne se reproduisirent plus, et la malade quitta l'hôpital.

OBSERVATION III. — *Traitement par le bromure de potassium d'un ouvrier en plomb.* — François K..., âgé de 34 ans, a été sujet depuis deux ans à des attaques d'épilepsie. Au commencement, elles survenaient à de longs intervalles; puis, au bout d'un mois, deux fois par semaine. Les attaques n'étaient annoncées par aucun prélude et s'accompagnaient d'une asphyxie très-prononcée. Il fut soumis au traitement par le bromure de potassium, et, quand il quitta l'hôpital en décembre 1860, il n'avait pas été malade depuis dix semaines. — Il fut observé quelques semaines après, et il fut noté qu'il avait eu deux légères atteintes du mal, mais pas de paroxysme déclaré.

OBSERVATION IV. — Louisa C..., âgée de 54 ans, entra à l'hôpital le 21 novembre 1860. Elle avait été sujette à des attaques d'épilepsie depuis une année; et, dans les derniers temps, elle en avait plusieurs par jour. Le docteur Wilks ordonna 4 grains de bromure de potassium par jour. Le 2 janvier, elle avait eu à peu près une attaque par semaine. Le 16 janvier, elle eut deux attaques, et n'en eut plus jusqu'à la fin de février, époque à laquelle elle quitta l'hôpital. Plusieurs mois plus tard, le docteur Wilks vit cette malade, elle n'avait pas été prise d'attaques et parut donc guérie.

OBSERVATION V. — Agnès J..., âgée de 26 ans, entra à l'hôpital le 14 novembre 1860. Elle était épileptique depuis l'âge de dix ans, et avait une attaque par semaine. A la fin, les attaques avaient été plus fréquentes (quatre en dix jours). Le docteur Wilks ordonna 9 grains de bromure de potassium par jour en trois fois.

Les attaques commencèrent bientôt à décroître en fréquence et ne reparurent pas pendant 15 jours. (Le cas n'est pas suffisamment probant.)

OBSERVATION VI. — Martha L..., âgée de 29 ans, entra à l'hôpital le 19 décembre 1860. — Elle raconta qu'elle était atteinte d'attaques depuis huit semaines. D'après son récit, ces attaques paraissaient bien être épileptiques; elle en avait eu neuf dans la semaine précédente. Le docteur Wilks ordonna du bromure de potassium.

Jusqu'au 9 janvier, elle n'eut qu'une attaque; il n'en survint pas d'autres au bout d'un mois, mais la malade quitta l'hôpital et ne vint pas donner postérieurement de ses nouvelles (le cas n'est pas suffisamment probant).

OBSERVATION VII. — Henry Y..., âgé de 40 ans, entra à l'hôpital en septembre 1860. Il avait chaque jour des attaques et quelquefois deux ou trois. Le docteur Wilks ordonna neuf grains de bromure de potassium par jour en trois fois. La maladie s'améliora, mais comme elle était ancienne, la médication fut continuée. Au bout de quatre mois, en janvier 1861, il n'avait eu que huit attaques, depuis le début du traitement, et n'en avait pas été atteint depuis trois semaines. Il continua à être traité pendant un mois, et sortit de l'hôpital.

OBSERVATION VIII. — Jane E..., âgée de 22 ans, entra le 19 décembre 1860, à l'hôpital. Elle avait eu des attaques d'épilepsie depuis une année, et quelquefois deux ou trois par semaine; elle prit du bromure de potassium pendant deux mois, et n'éprouva plus de phénomènes morbides pendant ce temps; mais elle quitta l'hôpital, et ne revint plus à la consultation. (Observation non probante.)

OBSERVATION IX. — Valentine M... âgée de 7 ans, avait eu plusieurs attaques par jour, pendant les trois derniers mois. Le cas était très-grave. Le docteur Wilks ordonna du bromure de potassium, pendant trois semaines, mais la maladie résista au traitement.

OBSERVATION X. — Charles S..., âgé de 10 ans, était épileptique depuis deux ans; les attaques survenaient tantôt tous les jours, tantôt une fois par semaine. Le docteur Wilks ordonna du bromure de potassium qui fut continué pendant trois mois. Les attaques ne se reproduisirent pas, la médication fut suspendue après ce temps.

OBSERVATION XI. — Georges F..., âgé de 19 ans, était épileptique deux ans; les attaques survenaient par séries qui duraient plusieurs jours, puis elles cessaient pendant peu de jours.

Le docteur Wilks ordonna du bromure de potassium. L'état de ce jeune homme fut notablement amélioré, quoique les attaques n'eussent pas été complétement suspendues.

3° *Epilepsie.* — *The medical Times* de 1863 (29 août, p. 221) renferme une observation d'épilepsie traitée par le bromure de potassium, qui a été communiquée par le docteur Ramskill.

Sarah H..., âgée de 12 ans, fut admise, le 3 juillet 1862, à l'hôpital des épileptiques de Londres. Elle était épileptique depuis sept ans; elle n'était pas menstruée; les dentitions n'avaient pas été accompagnées de convulsions. Son père était bien portant, mais sa mère fut épileptique pendant son enfance; la maladie cessa à l'époque de la menstruation, et reparut six mois après la naissance de son premier enfant.

La mère racontait que sa fille avait eu, vers l'âge de cinq ans, quelques désordres intestinaux suivis de diarrhée et de mélæna; qu'elle eut alors une attaque et resta en état d'éclampsie pendant 34 heures. Elle n'eut point de convulsions pendant la dentition. Depuis cette première série de convulsions, l'enfant eut 1 ou 2 attaques par jour, quelquefois une douzaine. Dans les derniers temps, elle n'a plus eu que des vertiges; si elle est assise, elle tressaille subitement, mais marche à travers la chambre, le regard fixe, et se frotte continuellement l'épigastre avec les deux mains; si elle est dehors, elle fait la même chose. Le vertige dure quelquefois 4 à 5 minutes; mais généralement 2 minutes, après quoi elle revient à elle. Elle reprend alors son ouvrage, sans hésitation ni étonnement. Pendant le vertige, elle ne tourne pas la tête, ne pousse pas de cri et n'offre pas de trouble des voies respiratoires. Sa mère dit qu'elle n'a certainement pas passé un jour, depuis plusieurs années, sans avoir un ou plusieurs vertiges.

Elle a de ces vertiges pendant le sommeil; outre le regard fixe, il existe ordinairement alors une pâleur remarquable du visage au début du vertige, elle ne s'est jamais mordu la langue. Il n'y a pas d'aura ni de symptômes prémonitoires du côté de l'intelligence, du moral, de la sensibilité ou de la motricité, elle est très-vive, sa mémoire est intacte.

Cette enfant est bien constituée, a l'apparence d'une bonne santé, mais elle est pâle. Sa mère raconte que sa fille a rendu une fois un lombric par le nez et qu'elle a été atteinte d'ascarides.

Le docteur Ramskill ordonna d'abord des anthelmintiques, de la teinture de kamela, puis de la santonine et de l'huile de castor, sans amener l'évacuation de vers ; mais, pendant le temps que demanda le traitement, la maladie ne fit qu'empirer.

La belladone ne produisit aucune amélioration.

Le bromure de potassium fut alors administré 3 fois par jour à des doses de 8 grains (50 centigrammes). De ce moment, l'enfant n'eut plus de vertiges.

En janvier 1836, n'ayant pas eu de phénomènes morbides depuis 6 mois, elle discontinua son traitement.

L'enfant s'était développée, avait cessé d'avoir des *mouvements brusques*, n'était pas timide, et était notablement mieux en apparence.

4° *Epilepsie.* — *The medical Times* du 13 février 1864 (page 173) apprend que le bromure de potassium était à cette époque un remède très-employé contre l'épilepsie dans l'hôpital des paralytiques et des épileptiques de Londres par les docteurs Ramskill, Radcliffe et Hughlings Jackson. Les doses employées étaient généralement de 10 grains (60 centigrammes) à peu près. Radcliffe le donnait fréquemment au moment du coucher ; Ramskill et Jackson l'administraient généralement 3 fois par jour. La dose était portée jusqu'à 20 et même 30 grains (1^{gr}, 20 à 2 grammes) :

L'auteur de l'article ajoutait que ce médicament était loin d'être le meilleur qu'on pût employer contre l'épilepsie ; qu'il avait bien amené dans quelques cas, un grand bénéfice ; mais qu'il était douteux que ce médicament amenât la guérison ; qu'il suspendait les attaques d'épilepsie pendant de longues périodes, des mois, une année, mais que, dans beaucoup de cas, cependant, les attaques reparaissaient lorsque le médicament était suspendu.

5° *Epilepsie.* — *The medical Times* du 23 juillet 1864 a publié sur le bromure de potassium un article dans lequel il analyse le résultat des observations faites par le docteur Williams sur son action thérapeutique.

Le nombre des malades épileptiques traités ainsi dans l'asile d'aliénés de Northampton a été de 37 dont 19 hommes et 18 femmes.

Avant le traitement, ces 19 hommes avaient eu pendant les 5 mois précédents 1,012 attaques, tandis que, pendant les 5 mois suivants de traitement, ils n'en ont eu que 706.

Avant le traitement, les 18 femmes en avaient eu pendant les 5 mois précédents 1,127, tandis que, les 5 mois suivants de traitement, elles n'en ont eu que 970.

Ainsi chez les hommes, le nombre des attaques a diminué de 306, et chez les femmes de 157. En outre, tous les malades, sauf 5 hommes et 6 femmes, ont été plus ou moins améliorés ; mais le mieux a été plus évident parmi les premiers.

Aucun malade n'a été complétement guéri ; mais aussi il est à noter que tous étaient plus ou moins aliénés, que beaucoup d'entre eux étaient parfois très-violents.

Voici du reste le tableau qu'a donné *The medical Times.*

TABLEAU :

NOMS DES HOMMES.	ATTAQUES PENDANT 5 MOIS de 1863.	ATTAQUES PENDANT 5 MOIS dé 1864.	NOMS DES FEMMES.	ATTAQUES PENDANT 5 MOIS de 1863.	ATTAQUES PENDANT 5 MOIS de 1864.
W. M.	148	107	E. H.	23	19
F. R.	69	45	E. J.	25	37
J. B.	32	21	M. K.	60	27
J. J.	246	91	E. H.	29	9
W. L.	55	37	E. W.	50	56
S. L. B.	19	24	E. S.	17	23
T. H.	40	29	S. A.	82	85
C. B.	52	46	M. L.	20	5
R. H.	112	102	A. S.	41	22
G. M.	47	64	E. G.	46	53
W. W.	36	37	H. W.	1	0
J. L. M.	33	26	M. L.	57	8
T. G.	13	4	A. C.	11	22
R. G.	30	9	M. C.	1	0
J. K.	25	16	S. A. P.	577	556
E. E.	8	14	S. A.	1	0
W. O.	10	10	S. S.	73	37
W. M.	29	14	E. G.	13	11
J. J.	8	10			

Le docteur Williams a dans cet article corroboré les observations de Henry Behrend qui, dans la *Lancet*, parle de l'effet du bromure de potassium sur l'insomnie, l'agitation et l'irritabilité ; mais il n'approuve pas comme lui l'emploi du médicament à des doses de un *demi-drachme*, car, dans plusieurs des cas mentionnés ci-dessus, Williams a été obligé de réduire la dose et de ne donner que 10 grains (60 centigrammes) deux fois par jour.

Le plus souvent, dit-il, le premier usage de ce médicament fut accompagné de malaise et d'abattement.

Les malades sur lesquels le médicament sembla avoir le plus d'effet furent au nombre de 7. Après qu'ils en eurent fait usage pendant plusieurs jours, le mouvement de leur cœur devint lent et inégal, les yeux perdirent leur lustre ; la peau était froide et moite ; ils avaient un regard anxieux et fatigué et se plaignaient de mal de tête, de malaise, de frisson et d'une faiblesse inaccoutumée des genoux. Invariablement, ils s'accroupissaient dans le feu tout le jour ; ils avaient perdu leur énergie et leur résolution. Williams remarqua que, dans tous les cas où les malades étaient aussi fortement affectés, les accès étaient augmentés au lieu d'être diminués.

Le médicament a déterminé chez 2 malades de l'hyperesthésie qui s'est reproduite chaque fois que le bromure était donné de nouveau. Dans ces deux cas, les attaques furent diminuées de 41 à 22 chez une femme.

Une des malades, S. A., parut, pendant 5 mois, une des mieux portantes de la maison ; elle était forte et colorée ; mais, peu après avoir repris le bromure de potassium, les symptômes particuliers décrits plus haut se développèrent, et la médication fut aussitôt suspendue ; et, quoique la malade se fût remise un peu, sa santé pourtant ne se consolida jamais complétement ; des tubercules se développèrent dans les poumons, et elle mourut vers la fin d'avril. Williams ajoutait qu'il doutait que le bromure de potassium eût pu amener la mort de la jeune fille ; mais qu'à tout événement, il l'avait employé depuis avec beaucoup de prudence.

Williams a dit avoir retiré le plus souvent un grand bénéfice de l'usage de ce médicament ; il exerce, dit-il, sans aucun doute, une influence très-puissante sur le système nerveux et calme souvent l'irritabilité de l'épileptique, même lorsqu'il ne diminue pas la fréquence des attaques. Williams ne croyait pas que ce médicament agisse beaucoup sur le système sexuel, car, dans beaucoup de cas où il l'a vu employer plus spécialement dans ce but, il n'y a pas eu de résultat apparent. Quant à son pouvoir de produire le sommeil chez des individus atteints d'irritabilité nerveuse, il n'y a pas de doute à cet égard, et 10 ou 20 grains donnés 2 fois par jour suffiront souvent, dit-il, à produire cet effet.

6° *Épilepsie liée à des troubles utérins.* — M. Donnell, ainsi que Locock et Wilks (1), a tiré de ses observations sur l'emploi du bromure de potassium la conclusion que ce remède était surtout avantageux contre l'épilepsie de la femme, lorsqu'elle se lie à des troubles utérins. La dose employée par ce médecin a été de 1 gramme à 2^{gr},50 par jour.

Trois observations d'épileptiques ainsi traités ont été publiées par lui en 1864.

____

(1) *Dublin Journal*, février 1864, et *Gazette des hôpitaux*, 27 septembre 1864.

Observation I. — C. L., âgée de 23 ans, servante, eut une première attaque d'épilepsie dans la matinée du 4 juillet 1861. C'est une jeune femme qui a toutes les apparences de la santé, et est d'une constitution vigoureuse. Elle n'a jamais eu de convulsions dans son enfance, et ne sait pas s'il y a eu des épileptiques dans sa famille. On la trouva, le jour indiqué plus haut, couchée sur le parquet du salon, dans un état complet d'insensibilité et en proie à des convulsions ; elle fut prise d'une seconde attaque, alors qu'elle était au lit le 1er août 1861 ; elle ne poussa aucun cri, mais le bruit de gargouillement qui se passait dans son pharynx attira l'attention d'une autre servante, qui la vit se débattant dans de violentes convulsions. Il y eut de l'écume à la bouche, mais la langue ne fut pas mordue. L'attaque dura une demi-heure environ.

On eut de la difficulté à empêcher la malade de rouler à bas de son lit ; la perte de connaissance fut complète ; pendant tout le jour, il y eut de l'assoupissement, de l'oppression et de la céphalalgie. On prescrivit de l'huile de ricin et de l'essence de térébenthine tous les 3 jours pendant une quinzaine.

Le 27 août, nouvelle attaque, qui se reproduit encore le 19 septembre. On apprit alors que la première et la seconde attaque avaient eu lieu au milieu de l'époque menstruelle, la troisième quelques jours avant cette époque, et enfin, la quatrième, au moment des règles. On prescrivit à la malade 10 grains (0gr,65) de bromure de potassium trois fois par jour, et l'on continua l'usage de ce médicament, sauf de courtes intermittences, jusqu'en mai 1862. Pendant cet intervalle, il n'y eut pas d'attaques.

J'ai vu cette malade, dit-il, quelques jours avant Noël (1862), elle n'avait éprouvé rien de nouveau.

Observation II. — Sarah O..., âgée de 25 ans, petite, de faible constitution, est sujette depuis quatre années à des attaques épileptiques qui sont plus fréquentes et plus intenses au moment des époques menstruelles.

Le 9 juillet, elle eut deux attaques, et je pus observer l'une d'elles.

Le 10, je vis la malade pendant toute une attaque qui dura six minutes et que l'on ne regarda pas comme forte comparativement aux précédentes.

Le 15, nouvelle attaque plus intense, qui se prolongea onze minutes. La perte de connaissance était complète et s'accompagnait de convulsions.

La malade ne criait pas, mais faisait des inspirations profondes et rapides ; écume à la bouche. Ses amies savaient que ses attaques étaient plus fortes à l'approche des règles ; en outre elles reconnaissaient à ses yeux cernés et à l'odeur particulière qui s'exhalait de la peau ou des sécrétions, l'imminence d'une attaque, et alors elles s'abstenaient de la quitter.

L'odeur dont il est question était en effet des plus curieuses : lorsqu'on touchait la peau de la malade, la main conservait une odeur analogue à celle de l'arsenic réduit en poudre. La menstruation se faisait régulièrement tous les 15 ou 16 jours ; quelquefois cet intervalle se passait sans attaque aucune, mais d'ordinaire il en survenait une le deuxième ou le troisième jour de l'époque menstruelle ; puis, le lendemain, deux ou trois attaques, et le surlendemain cinq, sept, et même jusqu'à douze ; celles-ci diminuaient alors d'intensité et de fréquence, et disparaissaient avec les règles, ou bien le jour suivant.

J'ai vu cette malade avoir huit attaques dans une même nuit, et à moins d'une heure d'intervalle entre chacune d'elles. La parole devenait alors difficile, et la malade présentait des mouvements choréiformes des membres et des muscles du cou ; dans les intervalles, l'esprit était très-lucide et la mémoire intacte.

Pendant quelque temps, cette malade fut traitée avec de la térébenthine, dans l'espoir d'amener peut-être l'expulsion de vers intestinaux. Il y eut quelque amélioration sous l'influence de ce traitement, mais la malade ne rendit aucun entozoaire.

Le 14 septembre 1860, on prescrivit 10 grains (0^{gr},65) de bromure de potassium trois fois par jour, ainsi que de l'huile de foie de morue.

Les règles survinrent le 22 et durèrent jusqu'au 27 ; 3 jours après leur apparition, elle eut une attaque. Pendant l'intervalle des règles, nouvelle attaque.

Les menstrues commencèrent le 15 octobre et ne s'arrêtèrent que le 21 ; deux attaques pendant cet intervalle.

Le 25, on doubla la dose de bromure et on continua l'huile de foie de morue ; on conseilla à la malade de faire de longues promenades et de suivre le meilleur régime possible. Pendant 4 mois, elle prit 20 grains (1^{gr},30) de bromure.

Au bout de ce temps, comme les attaques avaient disparu, elle cessa l'usage du médicament, et je la perdis de vue. A ma grande surprise, j'appris qu'elle était mariée et enceinte. Elle m'apprit aussi qu'elle n'avait pas eu d'attaques jusqu'au moment de sa grossesse. Elle avait eu quelques petites attaques au mois de mai, qu'elle attribuait à des soucis. Depuis lors, elle n'a pas éprouvé de convulsions, bien que l'accouchement eût été long.

Observation III. — Je fus consulté au mois de décembre 1862, pour une dame de 32 ans, épileptique depuis 16 ans, c'est-à-dire depuis l'apparition des règles. Quoique les attaques épileptiques ne fussent pas limitées exactement aux époques menstruelles, cependant elles apparaissaient, en général, au commencement ou bien à la fin des époques. Les menstrues apparaissaient régulièrement tous les seize jours, et duraient cinq jours.

Habituellement elle avait douze à quatorze attaques épileptiques par mois, et le plus grand nombre de ces attaques survenait peu de temps avant ou pendant l'époque menstruelle.

J'ai vu cette malade pendant la série d'attaques, qui commença le 9 décembre 1862 ; j'ai été témoin d'une attaque ; la malade ne cria pas, mais ses inspirations profondes suffirent pour appeler l'attention des personnes qui se trouvaient dans la chambre voisine. L'attaque dura quatre minutes : perte de connaissance complète, convulsions légères et surtout du côté gauche ; pas d'écume à la bouche ; engourdissement et lourdeur pendant plus d'une heure après l'attaque, qui, m'a-t-on dit, était légère comparativement aux autres.

On m'a appris que la malade avait fait usage d'un grand nombre de médicaments, mais qu'un seul, prescrit par M. le docteur Locock, avait paru maîtriser la maladie et éloigner toute attaque pendant près de quatre mois. Je demandai à voir la prescription, et je trouvai que c'était du bromure de potassium, qui avait été administré à la dose de 10 grains trois fois par jour.

Le 18 décembre 1862, j'ordonnai une once de bromure de potassium (31 grains), dans trois onces d'eau distillée, à prendre 60 gouttes trois fois par jour ; en outre, une cuillerée d'huile de foie de morue trois fois par jour également, bon régime et fréquentes promenades, mais sans fatigue toutefois.

Les attaques ont diminué assez graduellement de fréquence les mois suivants, et, en novembre 1863, la malade n'en eut pas une seule. La perte de connaissance n'était plus complète et, les attaques étaient devenues très-légères.

Au mois de juin, la dose de bromure avait été élevée à 40 grains trois fois par jour.

Il y a douze mois, cette malade présentait des symptômes évidents du dérangement cérébral; elle ne pouvait fixer son attention; elle ne trouvait aucun plaisir à lire des romans, parce qu'elle oubliait les noms des personnages d'un jour à l'autre. Elle a beaucoup gagné tant sous le rapport de l'intelligence que sous celui de la mémoire.

7° *The medical Times* du 12 janvier 1867 (p. 33) rend compte d'observations dues à la pratique du docteur *Reynolds* et en particulier du cas d'une femme jeune qui était atteinte depuis quelques années d'attaques épileptiformes. Les attaques cessèrent sous l'influence du traitement par le bromure de potassium, mais en même temps que la maladie première disparut, il survint une éruption acnéiforme. Le bromure fut discontinué et remplacé par de la liqueur de Fowler aux doses habituelles; mais, dès que l'éruption de la peau cessa, des attaques semblables aux premières se produisirent, et la maladie progressa depuis cette époque.

La jeune fille était ouvrière en rubans d'or, et l'affection semblait être en rapport avec cette profession.

A propos de l'emploi du bromure de potassium dans les accès épileptiformes, l'auteur de l'article a ajouté que Reynolds et ses collègues de l'hôpital pour les épileptiques et les paralytiques prescrivent largement ce médicament; et il ressort de ses visites à l'hôpital que le bromure est très-utile contre les attaques, mais qu'elles reparaissent dès qu'on le supprime. — Ces médecins recommandaient de le donner à de hautes doses de 10 à 30 grains (anglais), c'est-à-dire de 60 centigrammes à 2 grammes.

8° *Éclampsie.* — Le bromure de potassium a été employé avec succès contre les convulsions puerpérales par Shoyer (1) de Leavenworth. Il s'est agi dans ce cas d'une femme primipare prise de convulsions pendant son accouchement. Le médicament fut donné à la dose de 1 gramme par heure. Depuis l'administration de la première dose jusqu'à la fin de l'accouchement, c'est-à-dire pendant un laps de temps de 21 heures et demie, elle n'eut pas de convulsions.

Le bromure fut donné pendant cinq heures successives, et après, à des intervalles plus grands, lorsque l'état stertoreux eut cessé et qu'elle devint somnolente; vers la fin du travail, les intervalles étaient de quatre heures. Cette malade prit en somme 10 grammes de bromure pendant dix-

(1) New-York, *Medical record*, 1, 1867.

3

neuf heures et demie. La somnolence persista jusque dans la matinée du troisième jour. Elle se réveilla comme d'un long sommeil et n'eut plus d'attaques.

9° *Épilepsie saturnine et par l'étain.* — *The medical Times* (3 juillet 1869) renferme deux observations d'*épilepsie saturnine*, traitées par le professeur *Gubler* au moyen du bromure de potassium.

La première a traità un homme de 30 ans, ouvrier en *étain*, qui, consécutivement à des coliques, fut atteint d'attaques convulsives épileptiformes. La première attaque fut si forte que le malade faillit succomber à l'asphyxie. Gubler ordonna le premier jour 6 grammes de bromure de potassium.

Le soir de ce jour, vertige simple, le lendemain, même dose de bromure; puis la quantité en fut graduellement abaissée à 3, puis à 2 grammes par jour, en deux fois. Les convulsions ne se reproduisirent plus.

Le second cas est relatif à un ouvrier peintre âgé de 36 ans, atteint de paralysie saturnine depuis dix-huit mois, et entré dans le service de M. Gubler à Beaujon, pour des coliques saturnines.

Cet homme eut, quelques jours après son entrée à Beaujon, trois violentes attaques épileptiformes en un jour.

M. Gubler ordonna 6 grammes de bromure de potassium le lendemain. Ce même jour, deux nouvelles attaques. Dans la nuit suivante, trois attaques moins fortes et moins longues, la dose de bromure fut continuée; deux nouvelles attaques pendant la journée; mais depuis, le malade n'en eut pas d'autres. Le médicament fut continué pendant quinze jours à la dose de 4 grammes par jour.

Le malade succomba quinze jours après à des phénomèmes typhoïdes, sans avoir eu de nouvelles attaques.

10° *Épilepsie et nervosisme.* — Pendant la même année 1864, R. Vigouroux publiait le résultat de ses observations sur le traitement du nervosisme et de certaines formes d'hystérie et d'épilepsie par le bromure de potassium (1).

Dans la presque totalité des cas, dit-il, en parlant de l'épilepsie, le bromure atténue les accès et les éloigne de plus en plus. Cet effet se produit aussi bien quand il n'y a pas de symptômes du côté des organes génitaux

(1) *Traitement du nervosisme par le bromure de potassium* (*Union médicale,* t. LXVII p. 202). *Du traitement de certaines formes d'épilepsie par le bromure de potassium. Gazette des hôpitaux,* 1864, p. 463.

que dans le cas contraire. Mais il est excessivement rare qu'il suffise à obtenir la guérison définitive.

En effet, l'action principale de ce bromure est de diminuer la vascularité des centres nerveux et, par suite, leur excitabilité réflexe. Or l'augmentation de l'excitabilité réflexe étant une des conditions physiologiques de l'épilepsie, on conçoit cette efficacité générale du bromure. D'autres médicaments usités contre l'épilepsie, tels que la belladone, le sulfate de quinine,. etc., ont la même action physiologique que le bromure, action qui se réduit en définitive à faire contracter les petits vaisseaux de l'axe encéphalo-rachidien.

Mais si l'augmentation d'excitabilité réflexe est une *condition* de l'épilepsie, elle n'en est presque jamais la seule condition, et surtout elle n'en est pas la *cause ;* car il existe dans une foule d'affections autres que l'épilepsie. Le bromure ne s'adresse donc qu'à un élément et ne peut constituer à lui seul un traitement complet.

Cela nous explique pourquoi la maladie, après avoir semblé près de disparaître, revient au bout d'un certain temps, et pourquoi les observations de M'Donnell nous montrent des exemples de palliation extrême plutôt que de guérison.

Vigouroux a rapporté en même temps plusieurs faits où le bromure de potassium avait été utile.

1° Le premier fait, observé par l'auteur à Londres, est celui d'une femme hors de l'âge critique, qui se plaignait de douleurs dans divers points de la tête et spécialement au sommet, accompagnées de sensations variables, de fourmillements et de chatouillements dans les membres. On constata des foyers névralgiques derrière les apophyses mastoïdes, en avant des apophyses zygomatiques, et des points douloureux à la pression dans la gouttière vertébrale gauche. Elle était sujette, en outre, à des malaises se renouvelant très-fréquemment, et qui consistaient principalement en une tristesse et une anxiété extrêmes, sombres pressentiments, sursauts au moindre bruit, ou palpitations provoquées par l'impression la plus insignifiante, insomnie, frissons et parfois tremblements violents comme dans un accès de fièvre intermittente. Une fois l'accès passé, elle reprenait son caractère habituellement ouvert et gai.

Se guidant sur ce qu'il avait vu faire dans des circonstances analogues par Brown-Séquard au National Hospital, Vigouroux prescrivit le bro—

mure de potassium. L'effet fut immédiat. Tant que dura l'administration du médicament, il n'y eut pas de troubles nerveux. Et, plus tard, lorsqu'ils reparurent, mais très-atténués, la solution bromurée les fit disparaître.

2° Le deuxième fait a été observé à Paris. Il s'agit aussi d'une femme ayant comme la précédente dépassé la ménopause, et qui de temps à autre, en moyenne une fois par semaine, était prise brusquement d'une tristesse et d'un abattement indicibles, en même temps qu'elle éprouvait une douleur cardiaque et quelquefois des palpitations, de l'insomnie et des frissons. Cet état durait sans interruption deux ou trois jours, et tout rentrait dans l'ordre. Il existait une névralgie intercostale à gauche ; rien au cœur. La prescription de la solution de bromure de potassium eut le même résultat que chez la malade précédente, c'est-à-dire la disparition presque immédiate de tous les troubles nerveux.

3° Un homme de 33 ans, très-robuste, était sujet depuis plusieurs années à des troubles variés. Bien que son appétit eût toujours été bon, il éprouvait, après chaque repas, de la pesanteur à l'estomac, des bouffées de chaleur à la face. Les digestions pénibles se prolongeaient le plus souvent dans la nuit, et occasionnaient un mouvement fébrile avec frisson. Palpitations fréquentes : souvent sensation d'une explosion dans la tête. Alternatives de pâleur et de coloration de la face ; mouches volantes, incertitude de la marche, préoccupation très-grande de santé, etc.

La première fois que Vigouroux vit ce malade, croyant au vertige dyspepsique, il conseilla le traitement indiqué dans ce cas par M. Trousseau, les amers et les alcalins, mais sans résultat. M. Trousseau consulté émit le même avis et prescrivit le même traitement. Un troisième médecin conseilla les ferrugineux, des exercices gymnastiques, une saison à Vichy, l'hydrothérapie ; tout fut également infructueux.

Après deux années passées ainsi, Vigouroux ayant appris que ce malade avait des pollutions nocturnes assez fréquentes, conseilla la cautérisation de l'urèthre. Ce malade subit trois cautérisations, l'indication de ce moyen ayant été confirmée par l'examen endoscopique, qui fit reconnaître la présence d'ulcérations granuleuses dans la portion membraneuse de l'urèthre. Mais un accès de fièvre uréthrale ne permit pas de les pousser plus loin. A titre de palliatif, Vigouroux prescrit alors le bromure de potassium. Dès les premiers jours de l'emploi de ce médicament, les malaises habituels disparurent.

D'après les faits rapportés dans son travail, Vigouroux se croit fondé
à émettre cette proposition, que l'effet principal produit par le bromure
de potassium est la diminution de vascularité de la moelle ; qu'à ce titre,
il diffère complétement de l'opinion, qu'il augmente l'afflux du sang dans
cet organe ; et que cette propriété est de nature à faire naître l'idée d'une
foule d'applications diverses. Ce qui le rend surtout précieux à ses yeux
parmi tous les agents de la médication sédative, c'est qu'à la dose narco-
tique, il augmente l'appétit au lieu de la supprimer, ce qui est l'écueil
habituel de la plupart des sédatifs.

La dose à laquelle Vigouroux a prescrit le bromure est de 1^{gr},50 par
jour en trois fois. Le mode d'administration qui lui a paru le plus com-
mode est une solution au dixième (eau ou infusion amère).

11° *Hystéro-épilepsie.* — En 1864, M. Blache a publié une observation
d'*hystéro-épilepsie* guérie par le bromure de potassium (1).

Il s'agit d'une petite fille de 10 ans, dont les attaques avant son entrée
à l'hôpital de l'Enfant-Jésus, se renouvelaient au moins de quinze jours
en quinze jours, sans compter les vertiges quotidiens qui survenaient toutes les nuits et quelquefois même pendant le jour. Les doses de bromure
de potassium furent portées successivement de 1 à 3 grammes, et, à partir de ce moment, il n'y eut plus d'attaque d'aucune espèce. Le bromure
de potassium fut continué.

12° *Épilepsie.* — M. Bazin, est avec MM. Blache et Vigouroux un des
premiers en France qui ait employé le bromure de potassium contre
les attaques d'épilepsie, même lorsqu'elles sont symptomatiques de méningite (2).

Une observation, celle de Charles C..., est relative à un cas de tuber-
culisation méningée accompagnée de convulsions que le bromure de
potassium guérit.

Sur trois autres malades, M. Bazin a obtenu un résultat aussi avantageux. Dans ces trois cas, l'affection avait résisté à différents traitements.

13° *Épilepsie.* — Les faits publiés en 1865 par M. Moreau de Tours (3)
eurent un moment pour résultat de diminuer la confiance que l'on
commençait à avoir dans le bromure de potassium, mais ses observa-

(1) *Bulletin de thérapeutique*, t. LXVII, p. 556.
(2) *Gazette des hôpitaux*, 1865, n°⁵ 35 et 37.
(3) *Union médicale*, 1865, t. XXVI, p. 40.

tions péchaient par un vice fondamental, que je m'efforçai de signaler quelque temps, après en montrant que les doses qu'avait employées ce savant médecin étaient beaucoup trop faibles. Elles ne dépassaient pas en effet 3 grammes par jour chez l'adulte, et la durée du traitement n'avait jamais été poursuivie au delà de 3 mois.

14° *Epilepsie*. — La *Revue critique*, publiée par le professeur C. Lasègue dans les *Archives de médecine* (1), était aussi loin d'être encourageante pour les essais à tenter avec ce médicament. « Son action, dit-il en terminant, n'est pas de celles qui autorisent les espérances auxquelles la plupart des observateurs se sont laissés entraîner. Agissant doucement et lentement, il a eu le double tort d'être expérimenté à la hâte et de donner de suite des résultats d'une trop brillante soudaineté. »

15° *Epilepsie*. — En 1866 (2), je fis paraître un mémoire, qui renfermait plusieurs observations en faveur de la médication bromurée et qui a influé sur la faveur qui a accueilli en France ce médicament.

Ce mémoire entièrement clinique comprend deux parties, l'une physiologique et l'autre thérapeutique.

Dans la première, j'ai étudié les phénomènes physiologiques de ce médicament, du côté du tube digestif, des parties génitales, de l'appareil respiratoire, du système nerveux, des sens, de la peau et des membres; j'ai fait remarquer, en particulier, que la sensibilité tactile et aux piqûres de la langue, de la bouche, du pharynx, de l'épiglotte ne présente aucune modification; tandis que la sensibilité réflexe de la base de la langue, du voile du palais, du pharynx et de l'épiglotte était diminuée ou abolie, lorsque les malades prennent des doses de 4 grammes et plus. J'ai remarqué que le larmoiement que l'on produit en introduisant une cuiller dans l'arrière-gorge disparaissait le dernier.

J'ai montré que les phénomènes qui accompagnent le plus constamment l'usage du bromure de potassium sont l'acné, l'angine, l'haleine bromurée, la diminution des forces, la maigreur, la faiblesse de l'intelligence, l'hypnotisme, la diurèse, l'hypersécrétion buccale et bronchique ou la sécheresse de la muqueuse des premières voies et des voies respiratoires.

J'ai signalé les reins, les glandes salivaires et la peau comme étant les

(1) *Archives de médecine*, t. VI, p. 81.
(2) *Bulletin de thérapeutique*, 15 et 30 août 1866.

voies d'élimination du médicament. Les malades que j'ai traités étaient au nombre de vingt-quatre ; sur ce nombre, quatre ont cessé d'avoir des accès ; six ont été améliorés ; dix ont été un peu améliorés ; quatre n'ont ressenti aucun bon effet du traitement.

Le médicament a été employé dans ces cas à des doses variant de 2 à 10 grammes. Il m'a semblé qu'il était inutile dans l'épilepsie liée à des lésions cérébrales, congéniales ou accidentelles, qu'il donnait les meilleurs résultats dans l'épilepsie dont la cause prédisposante est une grande impressionnabilité, une exaltation de la sensibilité, dans celle qui est produite par des émotions, des impressions pénibles, la peur, l'onanisme, dans l'épilepsie héréditaire de nature purement névrosique, et dans celle qui résulte de l'excitation en excès de la force *excito-motrice* de la moelle. J'ai aussi noté que le bromure diminuait et même supprimait l'éréthisme nerveux des épileptiques, les secousses, les soubresauts qu'ils ressentent si fréquemment.

Ce premier mémoire a été depuis suivi de trois autres : le premier insiste sur l'influence de ce médicament, sur la force excito-motrice de la moelle et sur le moyen de reconnaître l'état de cette force pendant l'administration du bromure de potassium (1). L'action du médicament doit être surveillée, disais-je, de telle sorte que l'on arrive à suspendre la nausée que l'on produit en introduisant une cuiller, à la base de la langue, jusqu'à l'épiglotte même. L'instrument doit être promené dans ces régions sans la moindre difficulté, sans déterminer le plus petit effort de vomissement, rien autre que la sensation de la présence du corps étranger, preuve de la conservation de la sensibilité tactile et aux piqûres. Ce critérium, que je n'avais trouvé signalé dans aucun autre auteur, me parut de la plus haute importance dans le traitement de l'épilepsie ; et, ce qu'il y a de très-satisfaisant, c'est qu'il s'explique d'une façon scientifique par la connaissance que l'on a des propriétés de la moelle allongée et de son rôle dans les convulsions. On sait, en effet, par l'anatomie pathologique et la physiologie, que cet organe est, avec le reste de la moelle, le siége d'une force dite excito-motrice qui joue le rôle principal dans les convulsions. D'un autre côté, la nausée et le vomissement, que l'on produit en introduisant une cuiller à la base de la langue, nécessi-

(1) *Annales médico-psychologiques*, t. X, juillet 1867.

tent l'intervention de la moelle allongée et de la partie supérieure de la moelle épinière, par suite de la transmission aux noyaux d'origine des nerfs qui mettent en activité les muscles abdominaux et diaphragmatiques, d'impressions transportées par les nerfs glosso-pharyngiens, linguaux et pneumogastriques.

L'acte réflexe, nausée, ne peut donc se faire que par l'intermédiaire des parties supérieures de la moelle et plus précisément de ses régions postéro-latérales, ainsi que l'admet mon excellent ami M. le docteur Luys, celles précisément qui jouent le plus grand rôle dans les convulsions épileptiques.

L'action évidente du bromure de potassium sur cette partie de la moelle épinière me paraissait rendre compte des succès que j'obtenais sur mes malades ; la suppression de la nausée réflexe, et, par conséquent, la diminution de la force excito-motrice de la moelle, étaient une condition nécessaire pour la réussite. J'ajoutais que les insuccès constants signalés par quelques-uns de mes confrères et collègues me paraissaient tenir à l'insuffisance des doses, insuffisance qui suppose la persistance de la nausée et par conséquent l'absence d'effets sur la moelle.

Un autre mémoire (1) résumait ma pratique pendant six ans, et mes observations sur la façon de diriger l'emploi du bromure de potassium et sur les accidents que peut produire son emploi intempestif et irrégulier.

16° *Epilepsie.* — Namias, de Venise (2), a employé avec succès le bromure de potassium contre l'épilepsie; il doit, dit-il, être continué longtemps, d'abord à la dose de 1 gramme, administré en trois fois dans une journée, et on élève graduellement la dose jusqu'à plusieurs grammes en 24 heures. Il est arrivé à en donner jusqu'à 14 grammes.

17° *Epilepsie.* — Thomas, de Sedan, a communiqué, le 5 novembre 1867, à la société médicale de Reims, vingt-quatre observations cliniques à l'appui de son mémoire sur l'action thérapeutique du bromure de potassium dans l'épilepsie. Les résultats obtenus par lui ont été les suivants : succès 8, améliorations 8, insuccès 8. Le bromure de potassium, dit-il, a une action incontestable et puissante contre l'épilepsie; pour que cette action soit efficace, il faut que les doses soient élevées au minimum à 6 grammes.

(1) *Société médico-psychologique*, juillet 1870.
(2) *Bulletin de thérapeutique*, 15 juin 1867, p. 524.

18° *Epilepsie.* — Teissier, de Lyon (1), a donné des soins à un jeune homme qui, depuis plusieurs années, était atteint deux fois par mois de crises d'épilepsie et qui, depuis la médication, n'a plus eu que trois crises en 5 ans.

Il a soigné une jeune fille qui, deux fois par semaine, avait des attaques d'épilepsie et qui n'en a plus que toutes les 6 semaines, depuis qu'elle prend du bromure de potassium.

19° *Epilepsie.* — Pletzer a publié sur l'emploi du bromure de potassium dans l'*épilepsie* un mémoire d'un vif intérêt pratique (2).

Le nombre des cas d'épilepsie ou d'affections accompagnées d'accès épileptiformes sur lesquels ont porté les observations de Pletzer s'élève à 25. Il en a conclu que le bromure diminue le pouvoir réflexe des centres nerveux et doit être préféré à tout autre moyen. L'action sédative du bromure contre les excitations anormales du système génital lui parut évidente.

20° *Epilepsie.* — J. Falret (3) a donné connaissance, en 1868, du résultat du traitement par le bromure de potassium des épileptiques de Bicêtre, que j'avais soumis à cette médication, 3 ans auparavant. « Une vingtaine de malades au moins étaient en traitement ; sur 15 épileptiques déjà traités par Auguste Voisin et chez lesquels on a continué l'usage du bromure jusqu'à leur sortie, 10 ont éprouvé une amélioration tellement notable qu'elle équivaut presque à une guérison pour plusieurs d'entre eux, dont les attaques sont devenues extrêmement rares. Chez ces 15 malades, la dose du bromure a été par jour de 7 à 11^{gr},50, cette dernière dose n'a été prescrite qu'à un seul malade. Cette amélioration se maintient au même degré depuis le 1er avril 1867, et elle existait déjà auparavant. »

J. Falret a remarqué que l'action favorable du médicament ne commençait à être sensible qu'à partir de la dose de 4 grammes, que la dose a pu être portée progressivement jusqu'à 11^{gr}, 50 (dose maximum) sans déterminer jamais aucun accident ; il ajoutait que la dose la plus habituelle à laquelle il s'arrêtait était de 7 à 9 grammes par jour ; que l'on ne constatait d'ordinaire des résultats favorables, que lorsque l'éruption de

(1) *Bulletin de thérapeutique,* 15 juin 1867, p. 524.
(2) *Deutsche Klinik,* 1868, n° 10.
(3) *Gazette des hôpitaux,* 24 novembre 1868, p. 542.

boutons se montre à la peau, et que les malades en général qui n'avaient pas d'éruption à la peau n'éprouvaient pas de bons effets par suite de l'action du bromure ; que très-peu de malades de Bicêtre se plaignaient de l'usage de ce médicament et en réclamaient la cessation, que la plupart d'entre eux constataient leur amélioration progressive, demandaient à continuer l'usage du bromure, même lorsqu'ils sortaient de l'hôpital, et qu'il n'avait pas vu à Bicêtre d'accident ou même d'inconvénient fâcheux par suite de l'emploi du bromure de potassium.

21° *Epilepsie*. — Legrand du Saulle (1) a fait des observations sur le traitement de l'épilepsie par le bromure de potassium dans le même service hospitalier que J. Falret et moi, et il est arrivé à des conclusions aussi favorables à ce médicament.

Sur 38 malades, 1 avait cessé d'avoir des attaques depuis 11 mois ; 5 avaient des rémissions de 3 à 7 mois ; 6, des rémissions de 25 à 72 jours ; 9 n'étaient pas améliorés ; 17 autres étaient améliorés.

22° *Epilepsie*. — Clouston, médecin en chef de l'asile de Cumberland (2), a pu constater, dans 29 observations d'épileptiques traités par le bromure de potassium, que le nombre total des attaques était tombé graduellement au sixième de ce qu'il était auparavant, que les attaques de jour avaient été réduites à un douzième, et les attaques de nuit à un tiers environ. Ce même médecin remarqua que, dans un quart des cas, l'état mental des malades fut grandement amélioré, que l'irritabilité du caractère et la tendance aux violences subites furent remarquablement diminuées ; les épileptiques qui retirèrent les meilleurs effets de ce traitement étaient dans des conditions très-différentes les uns des autres, comme causes, âge, nombre et nature des attaques, mais généralement ceux qui tombaient le plus souvent ont été le plus améliorés.

23° *Epilepsie*. — Des cas de guérison d'épileptiques par le bromure de potassium ont été encore publiés par Dufour Baudoin (3) et Huard (4).

24° *Epilepsie*. — La thèse de Goubeau (5) a fait connaître les résultats thérapeutiques obtenus par Hirtz à Strasbourg. De 14 observations,

(1) *Gazette des hôpitaux,* 26 et 28 novembre 1868.
(2) *Experiment's on bromide in epilepsie,* in *The Journal of Mental Science,* october 1858.
(3) *Gazette des hôpitaux,* 26 novembre 1868.
(4) *Gazette des hôpitaux,* 20 novembre 1869.
(5) *Journal médical de Strasbourg,* 1869.

l'auteur a conclu que, si le bromure de potassium n'est pas un moyen infaillible, il réussit au moins dans l'épilepsie essentielle et récente, qui date au plus de 5 à 6 ans. « Si les accès, dit-il, sont violents, avec écume à la bouche, le remède est souvent impuissant, mais ses effets sont avantageux contre l'épilepsie à accès nocturnes, dans celle qui est liée à l'évolution menstruelle, chez les malades adonnés à de funestes habitudes ou à tendances érotiques, et enfin dans le simple vertige. Une des principales indications de l'emploi de ce moyen, c'est l'existence de soubresauts, de mouvements brusques, diurnes et nocturnes. »

25° *Epilepsie.* — Les résultats que peut donner le bromure de potassium dans l'épilepsie ont été l'objet d'une enquête intéressante dans le sein de la société de médecine de Bordeaux en 1869 (1).

1° Chez un enfant ayant tous les jours deux ou trois crises d'une violence extrême, annoncées, 5 à 6 minutes avant la crise, par des palpitations de cœur, et accompagnées de perte involontaire des urines et des fèces pendant l'attaque, M. Chatard l'ayant soumis au bromure porté graduellement à 7 grammes par jour dans l'espace de six mois a vu graduellement cesser les accidents au point qu'il n'y a plus eu qu'une crise légère toutes les trois semaines sans perte d'urine ni des fèces. Il ne tomba plus, il n'a plus eu que des étourdissements de quelques secondes. L'amélioration fut donc très-notable; mais le malade a éprouvé tous les symptômes de l'intoxication bromique légère : coryza, salivation, fétidité de l'haleine, éruption cutanée, etc., sans aucun des troubles nerveux qui obligent à suspendre le médicament. Il y a eu, en un mot, tolérance, absorption, et, de là, les bons effets observés.

2° Une jeune fille de 15 à 16 ans, autrefois grande, forte, bien constituée et intelligente, épileptique depuis plusieurs années, et ayant dix à douze attaques par jour, au point qu'elle en était devenue simple, sinon idiote, pâle, maigre, avec arrêt de développement, n'avait plus qu'une attaque par semaine, après avoir pris de l'élixir de *Galium album* et de l'iodure de potassium contre la présence supposée d'une tumeur cérébrale, lorsque M. Marx essaya le bromure à la dose de 1 gramme par jour, et le porta graduellement à 2 grammes; sous cette influence, cinquante-quatre jours s'écoulèrent sans crises. Une douche en provoqua une

(1) *Union médicale,* 8 juin 1869.

immédiatement des plus violentes. L'amélioration continua avec la continuation du bromure.

3° M. Lugeol l'a administré à faible dose à quatre épileptiques. Chez
une femme de 40 ans, atteinte, depuis son enfance, d'une grande
attaque tous les huit jours, la maladie ne parut plus que tous les trois
mois, après neuf mois d'usage du bromure à la dose de 2 grammes
par jour.

4° Une fille de 14 ans, non menstruée, ayant de grandes attaques avec
des douleurs précordiales et des palpitations comme *aura*, soumise au
traitement mixte du fer et du bromure à 1 gramme par jour, n'avait
plus eu que des attaques légères insignifiantes, depuis quatre mois.

5° Chez un tout jeune enfant ayant des convulsions épileptiformes très-
violentes, avec évacuation de l'urine, 25 centigrammes de bromure suffirent pour les rendre graduellement moins fréquentes et moins violentes,
et, finalement, si légères et si éloignées que la guérison put être consi-
dérée comme complète.

6° Succès encore plus remarquable chez un boulanger depuis longtemps épileptique et offrant de l'hébétude, presque de l'idiotie. Sous
l'influence de 1 gramme de bromure par jour, pas une seule attaque n'a-
vait eu lieu depuis treize mois que ce médicament était pris, sans aucun
phénomène de trouble gastrique.

7° M. Méran partageait cette préférence des doses modérées. Chez un
épileptique de cinquante-cinq ans, ayant vingt-cinq à trente grandes attaques par an, sans compter un plus grand nombre de petites dans l'intervalle, les grandes ont cessé après trois mois d'usage du bromure
porté graduellement de 2 à 4 grammes par jour. Il restait de très-
légères attaques tous les sept à huit jours.

8° C'est sans amélioration, au contraire, que M. Lebarillier a administré pendant trois mois de 2 à 5 grammes de bromure par jour à une
épileptique de vingt ans, aménorrhéique, placée dans son service d'hôpital, qu'elle a quitté dans le même état qu'à son entrée.

9° Chez un épileptique de 21 ans, ayant de grandes attaques, il a vu
au contraire, après l'insuccès des douches verticales, le bromure élevé
graduellement de 1 à 6 grammes par jour, rendre les attaques moins
graves et si éloignées que le malade se croyant guéri a quitté l'hôpital.
Mais les accès ont reparu ensuite comme précédemment.

10° Enfin, chez un autre malade, tout jeune et encore en traitement, 5 grammes de bromure de potassium par jour avaient déjà amené une amélioration très-grande qui promettait la guérison complète.

11° Chez une jeune fille ayant de grandes attaques, le bromure donné à doses progressives avait si bien réussi que, croyant à la guérison, on cessa le traitement, dit M. Chatard; de nouvelles attaques ont reparu comme précédemment.

12° En associant la belladone au bromure chez trois malades, M. Boursier a vu les attaques cesser depuis deux ans chez deux épileptiques, et une grande amélioration survenir chez le troisième.

13° M. Delmas considéra l'hydrothérapie comme le meilleur adjuvant dans le cas de lésions cérébrales.

Il est résulté de cette enquête des médecins de Bordeaux que le bromure de potassium est un sédatif puissant du système nerveux cérébro-spinal, que les épilepsies symptomatiques n'en sont pas justiciables et que si celles qui sont liées à des troubles génitaux en sont plus spécialement influencées, c'est surtout en y joignant les adjuvants appropriés aux autres symptômes prédominants comme l'aménorrhée, l'anémie.

26° *Epilepsie.* — M'Grégor a institué à Barnhill hospital des expériences d'où il a conclu que le bromure de potassium était incontestablement utile comme *palliatif* dans l'*épilepsie;* que, sous son influence, les accès diminuaient de force et de fréquence, mais que l'épilepsie revenait, lorsque les malades cessaient le médicament (1).

Je montrerai plus tard que ces conclusions peu encourageantes sont le résultat d'une pratique insuffisante.

27° *Epilepsie avec trouble mental.* —Tandis que jusqu'à cette époque la plupart des auteurs trouvaient dans le bromure de potassium un sédatif du système nerveux et un agent utile contre l'épilepsie, ou que deux ou trois médecins le déclaraient seulement inefficace, Max Simon (2) est venu poser les conclusions suivantes dans un mémoire fondé sur dix observations.

« 1° Le bromure de potassium ne nous a paru agir que rarement d'une façon efficace sur les affections épileptiques anciennes. —

(1) *Edinburg medical journal,* octobre 1869.

(2) Max-Simon, *Traitement de l'épilepsie par le bromure de potassium. Bulletin de thérapeutique,* 15 décembre 1869, p. 506.

2° Après une diminution momentanée des accidents, il amène, au bout d'un espace de temps plus ou moins long, un redoublement dans l'intensité des crises. — 3° Dans le plus grand nombre des cas, le délire maniaque est augmenté ; il s'est montré exclusivement sous l'influence de la médication. »

J'aurais bien des objections à faire aux conclusions de Max-Simon ; mais je m'en tiendrai à deux ou trois. L'auteur nous apprend d'abord qu'il a débuté dans l'administration du bromure de potassium par des doses de 1 gramme, et qu'il les augmentait de 1 gramme tous les huit jours. — Cette méthode me paraît moins que rationnelle, en ce sens qu'elle amène une augmentation beaucoup trop rapide des doses ; d'autre part, le mémoire ne s'expliquant pas sur les quantités maximum qui ont été prises, on peut se demander si les troubles de l'intelligence que Simon a observés n'étaient pas un symptôme de bromisme. Quant aux conclusions de M. Simon sur l'augmentation et sur la production du délire maniaque, elles sont contredites par un si grand nombre d'observations, qu'il est à croire que le bromisme a été, dans ces faits, la cause des troubles mentaux.

28° *Epilepsie et folie épileptique.* — Les faits publiés par Bécoulet (1) sont venus complétement contredire les assertions de Max-Simon. Il a observé, en effet, que ce médicament avait une action réelle et utile sur l'épilepsie et que, par son influence sédative sur tout le système nerveux, il calmait les accès de fureur consécutifs à l'épilepsie, quand même les attaques convulsives persistent.

OBSERVATION I. — B..., âgé de 27 ans, qui avait, en juillet 1867, jusqu'à 40 attaques d'épilepsie par mois, qui sortait à peine, quelques jours par mois, de son état comateux, est dans un état d'amélioration tel, que cet état est presque équivalent à une guérison. Il n'est plus jamais alité ; l'intelligence est revenue, sans grande activité du reste ; mais le malade n'a jamais eu les facultés très-développées. Enfin, il n'a plus que cinq ou six accès par mois, et, en janvier 1868, il n'en a même éprouvé aucun.

OBSERVATION II. — Chez P..., âgé de 47 ans, sans antécédents héréditaires fâcheux, mais adonné aux excès alcooliques et devenu épileptique pendant une rixe, il y avait, outre de petites attaques et des vertiges, de grandes attaques d'épilepsie, fréquentes, revenant pendant la nuit, et à la suite desquelles il se montrait agressif et dangereux. Après l'emploi de la médication bromurée, continuée pendant onze mois, les grandes attaques suivies de manie furieuse ont disparu ; il n'a plus que de petites attaques.

OBSERVATION III. — R..., 27 ans, dix à douze attaques par mois, avec agitation maniaque

(1) *Annales médico-psychologiques,* janvier 1869.

qui le rend très-dangereux. A été moins influencé que d'autres par le médicament qu'il ne prend pas régulièrement. Malgré cela, il est plus calme; le nombre des accès a beaucoup diminué, et la manie furieuse a disparu.

OBSERVATION IV.— B... (Augustine), 20 ans, devenue épileptique à l'âge de 15 ans, à l'occasion d'une vive émotion au moment des règles. Cinq ou six crises par semaine, amenant à leur suite un trouble de l'intelligence qui se traduit par une manie érotique. Sous l'influence du bromure, elle est restée sans accès pendant cinq mois; le sixième, elle a eu deux accès très-faibles. Le médicament a dû être supprimé en raison d'éruptions acnéiformes de la face et de violents maux d'estomac.

OBSERVATION V. — F... (Reine), 32 ans, épileptique depuis son enfance. Toute jeune, elle tombait tous les jours. Depuis la menstruation, elle ne tombe plus en général qu'une fois par mois, à l'époque des règles : il y a alors une agitation maniaque très-violente qui rend nécessaire l'emploi de la camisole. La médication est commencée en septembre, 1867, et jusqu'en février 1868, il n'y a pas d'accès. A cette époque, le bromure est supprimé, les accès reparaissent; on en reprend l'usage en mars, les accès cessent de nouveau, et elle sort guérie en septembre, selon tontes les apparences. Plus tard elle a été reprise chez elle de nouvelles attaques.

Chez tous ces malades, l'emploi du bromure a été commencé à raison de 1 gramme par jour; on a augmenté progressivement la dose de 50 centigrammes tous les deux ou trois jours, jusqu'à constatation de l'absence de la nausée réflexe, qui se produit lorsqu'on titille le voile du palais. Cet effet a été en général obtenu sous l'influence d'une dose quotidienne de 5 à 6 grammes.

Tous les faits que j'ai observés viennent à l'appui des conclusions de Bécoulet et contredisent absolument celles de Max-Simon ; aussi je suis convaincu que les troubles mentaux que ce dernier a décrits étaient le fait du bromisme et résultaient de l'emploi du médicament à des doses inconsidérées.

§ III

EMPLOI DU BROMURE DE POTASSIUM DANS DES ÉTATS NERVEUX DIVERS.

LE BROMURE DE POTASSIUM a été employé dans un certain nombre d'états nerveux... et de névroses, parmi lesquels je citerai le *nervosisme*, les *spasmes*, l'*insomnie*, l'*asthme spasmodique*, le *diabète*, la *mélancolie*, les *vomissements des femmes enceintes*, la *chorée*, le *tétanos*, le *somnambulisme*...

1° *Nervosisme. Spasmes. Asthme spasmodique. Insomnie. Diabète.* — *The Edinburg-medical Journal* de juin 1865 renferme un mémoire de *Crichton Browne*, relatif à l'action du bromure de potassium sur le système nerveux.

L'auteur a employé dans ses expériences des doses de 10 à 40 grains (60 centigrammes à 2^{gr},40) données deux fois par jour, et il a fait ses essais sur quarante-trois malades. Il décrit ainsi les phénomènes qu'il a observés : le bromure de potassium calme les mouvements convulsifs, les contractions spasmodiques, et il exerce une influence particulière sur les phénomènes caractéristiques de l'épilepsie et sur l'excès d'excitabilité de la moelle allongée. Il s'est bien trouvé de son emploi dans les spasmes qui dépendent de l'irritation intestinale, des dents ou de l'anémie, dans les convulsions cloniques liées à l'hystérie, et dans les irritations communiquées par les nerfs utérins et ovariens.

Le bromure de potassium lui a bien réussi dans quatre cas de spasmes hystériques dont deux caractérisés par un spasme œsophagien ; un troisième par des mouvements oscillatoires des paupières et un quatrième par des contractions presque choréiques de la face.

Dans ces quatre cas, l'excitation du système utérin était indiquée par de l'irrégularité menstruelle.

Dans tous ces cas, les effets du bromure de potassium furent rapides, évidents, uniformes.

Browne donne encore l'observation d'une ÉPILEPTIQUE qui s'est bien trouvé de ce médicament.

J. D..., âgée de 16 ans, d'un tempérament scrofuleux, était entrée à l'asile des aliénées de Newcastle. Elle s'était bien portée jusqu'en 1861, époque à laquelle elle tomba accidentellement dans un fleuve, et elle en fut saisie de terreur. Des convulsions survinrent quelques semaines après l'accident, et augmentèrent graduellement en nombre et en intensité ; elles se produisaient dans les deux côtés du corps, mais la langue n'était pas mordue ; après dix-huit mois, l'intelligence était devenue obtuse.

Le 26 juillet, le bromure de potassium commença à être administré, à la dose de 20 grains, deux fois par jour. La médication fut continuée pendant deux mois et amena de l'amélioration, non pas tant au point de vue du nombre des attaques, qu'au point de vue de leur caractère. C'est ainsi que la malade n'eut plus que des vertiges, et qu'elle ne présenta plus, comme après ses attaques, de la stupeur.

Le bromure de potassium exerce, dit cet auteur, une action sédative sur le cœur par l'intermédiaire de la moelle allongée et des fibres du grand sympathique et du pneumo-gastrique ; il produit le sommeil, diminue l'activité des sens et des nerfs moteurs ; il gêne la spontanéité de l'intelligence, et est un obstacle à la perception des impressions. Cette théorie a déjà été proposée par Laycock (1).

Browne rapporte cinq observations dans lesquelles l'INSOMNIE a été combattue par le bromure de potassium.

Ce médicament exerce, dit-il, une action sédative sur les fonctions sexuelles. C'est du reste, dans le même ordre d'idées que sir Charles Locock l'a employé dans les cas où l'épilepsie est liée à une excitation sexuelle.

Browne a encore observé que le bromure exerçait une influence heureuse sur certaines MALADIES MENTALES, en conséquence de l'action dont il est doué sur la moelle allongée et, par suite, sur la circulation cérébrale.

2° *Insomnie.* — Garrod et Behrend (2) ont publié quelques observations d'individus dont l'INSOMNIE liée à une irritabilité nerveuse avait été heureusement combattue par des doses de 1 gramme.

3° *Insomnie.* — Perey (3) est arrivé aux mêmes résultats sur des femmes tourmentées par des insomnies fatigantes, et en particulier sur une malade atteinte de toux nocturne ; sur une jeune fille atteinte de zona, et sur une femme alcoolique ; dans ces cas, les doses avaient été en moyenne de 4 grammes.

4° *Excitation maniaque, mélancolie, diabète, coqueluche.* — James Begbie, d'Édimbourg, a publié, en 1866, un travail clinique sur les effets thérapeutiques du bromure de potassium (4).

Voici quelques-uns des faits qu'il a observés. Un individu, âgé de 37 ans, était sujet depuis plusieurs années à des attaques de petit mal, survenant à des intervalles irréguliers, et, en dernier lieu, tous les dix jours ; attaques accompagnées de beaucoup d'irritabilité et de diminution de l'intelligence et de la mémoire. Ce malade avait été traité sans succès par plusieurs médecins, et au moyen de divers remèdes : du cuivre, du zinc, de la belladone, de la valériane. En dernier lieu, il avait pris du bromure de potassium à des doses de 30 grains (2 grammes)

(1) *Mind and brain*, vol. II, p, 301.
(2) *On the action of the bromure of potassium in inducing sleep. Lancet*, mars 1864.
(3) *American med. Times*, août 1864.
(4) *Edinburgh medical Journal*, 1866, part. I p. 481

deux fois par jour, et, par suite, il se fit chez lui une grande amélioration qui amena enfin la guérison.

L'auteur a observé que dans deux cas récents d'*excitation* MANIAQUE, une dose de 30 grains (2 grammes) de bromure de potassium administrés toutes les deux heures a apaisé les symptômes. Il n'a pas beaucoup expérimenté le bromure de potassium dans le *delirium tremens*, mais il avoue que ce n'a été qu'un essai.

Dans la nymphomanie, les bromures ont été employés avec un succès marqué, et le Dr James Struthers a informé l'auteur des avantages qu'il en avait tirés dans la manie puerpérale.

Le Dr Begbie a observé l'influence calmante de ce médicament dans la MÉLANCOLIE qui est en rapport avec des conceptions délirantes fixes et avec une grande agitation.

Une jeune femme de 30 ans à peu près, qui avait été déjà atteinte une première fois de profonde dépression et de conceptions délirantes tristes, et qui était de nouveau sujette à des accidents dans lesquels elle éprouvait une insomnie persistante, des tendances au suicide, fut calmée, recouvra le sommeil sous l'influence de doses répétées de bromure de potassium et guérit en peu de jours.

Il y a, dit-il, plusieurs affections du larynx et des bronches qui paraissent avoir une origine cérébrale, ou au moins être en connexion immédiate avec les centres nerveux. La coqueluche, la laryngite striduleuse, le croup, l'asthme spasmodiques en sont, dit-il, des exemples. Les propriétés anesthésiques du bromure de potassium qui sont manifestes sur la membrane muqueuse de la bouche et du pharynx avaient conduit à employer ce médicament dans le traitement de la première affection. Begbie n'en a pas fait usage dans la laryngite striduleuse ni dans le croup spasmodique, mais il en a obtenu des avantages notables dans l'asthme spasmodique. Dans deux cas qui avaient résisté à toutes les méthodes connues de traitement, le bromure de potassium administré à fortes doses, nuit et jour, produisit une remarquable rémission des accès. L'auteur cite l'observation de la femme d'un médecin qui, après trois mois d'asthme spasmodique pour lequel elle avait usé d'éther, d'opiacés, de gaz acide carbonique, d'inhalations de chloroforme, de saignées, d'huile de croton en frictions, fit usage du bromure de potassium, d'abord à petites doses, puis à fortes doses, et fut améliorée en peu de jours.

Dans la pensée que dans ces affections des organes respiratoires, l'action morbide est transmise par le nerf pneumo-gastrique et que l'effet thérapeutique passe par ce nerf, Begbie pense qu'il n'est pas déraisonnable de conclure que d'autres organes plus éloignés du cerveau peuvent, dans le cas de maladie, être favorablement impressionnés par ce médicament. Il a observé que le bromure a été utile dans certains cas de vomissements et dans d'autres affections où le système nerveux ganglionnaire est troublé.

Begbie s'est inspiré des expériences de Claude Bernard sur la fonction glycogénique du foie, sur la production du sucre à la suite de l'excitation du bulbe, sur la cessation de la sécrétion du sucre qui suit la section du pneumo-gastrique, des résultats expérimentaux annoncés par Harley et d'autres, d'après lesquels l'irritation locale du foie peut produire du sucre dans l'urine, des observations de lésions du cerveau suivies de glycosurie, des effets altérants résolutifs du bromure sur le foie, ainsi que de son influence calmante sur l'irritabilité du système nerveux, et il a eu l'idée de traiter le DIABÈTE par le bromure de potassium.

Le premier cas où il l'employa concerne un monsieur âgé de 60 ans, atteint d'un diabète invétéré. Il avait été traité par Welford au moyen des remèdes ordinaires ; le malade était pâle et cachectique ; son urine était pâle et abondante, fortement sucrée ; le foie était plus volumineux qu'à l'état normal, la soif excessive ; il fut soumis uniquement à l'usage du bromure de potassium aux doses de 20 grains ($1^{gr},20$) prises trois fois par jour.

L'amélioration fut appréciable de semaine en semaine ; l'appétit et la soif diminuèrent ainsi que la quantité d'urine et de sucre ; et, six semaines après le début par le traitement du bromure, il n'y avait plus traces de sucre. Trois mois après, la guérison de M. X... s'était maintenue ; au bout d'un certain temps, du sucre reparut dans l'urine en petite quantité. Le traitement bromuré fut repris, et le sucre disparut.

Peu après cet essai, Begbie fut consulté avec Simpson et Ross pour une dame qui était diabétique depuis trois ans, et dont la santé était fort compromise. Le traitement par le bromure de potassium fut institué ; au bout de quelques semaines, la santé de cette dame s'était beaucoup améliorée. Chez un autre malade, la médication bromurée ne produisit aucun effet favorable.

Un enfant de 13 ans, diabétique depuis neuf mois, qui avait été traité sans succès par différents moyens, commença à prendre du bromure de potassium, au commencement de septembre; à cette époque, il était pâle et émacié, sa faim était excessive, la quantité d'urine sucrée considérable. Après sept semaines de traitement par le bromure de potassium, sans que le régime eût été surveillé, la quantité d'urine était redevenue normale, et toute trace de sucre avait disparu; l'appétit était devenu ordinaire.

Ces cas, ajoute Begbie, montrent suffisamment qu'il y a des formes de diabète dans lesquelles le trouble fonctionnel du foie et la production du sucre sont suspendus par un médicament sédatif du système nerveux.

Begbie a publié trois ans plus tard quelques observations de guérison de la COQUELUCHE par ce médicament (1).

5° *Mélancolie.* — *The medical Times* du 30 mars 1867 rapporte une observation de mélancolie où le bromure de potassium a réussi dans les mains du D⁻ Broadbent à l'hôpital Saint-Mary de Londres.

Il s'agit d'une femme âgée de 53 ans qui avait été déjà atteinte trois fois des mêmes symptômes : nuits sans sommeil et sans repos, crainte constante et pénible de la mort ou d'un événement malheureux; craintes ; anxiété, dépression ordinaires, mais parfois excitation. Elle se plaignait de douleurs dans les hanches, le long de la colonne vertébrale et à l'occiput. La physionomie était triste, le regard incertain, la face rouge et couverte d'acné. Sa première entrée à l'hospice Saint-Mary fut en février 1866. Le D⁻ Broadbent la traita d'abord par la valériane à hautes doses, par de la morphine ; mais la malade tomba dans la stupeur et l'immobilité; elle allait donc plus mal, lorsque le bromure fut administré à la dose de 20 grains (2 grammes) répétée trois fois par jour.

Pendant quinze jours, il ne se produisit aucune amélioration; la dose du médicament fut alors doublée. Depuis ce temps, elle commença à aller mieux, et deux mois après elle était guérie.

Les symptômes mélancoliques reparurent deux autres fois dans le courant de cette même année, et la médication eut le même heureux résultat.

(1) *Bulletin de thérapeutique,* 13 février 1870, p. 136.

6° *Irritabilité nerveuse.* — Bidd, de Philadelphie (1), a conclu de ses observations que le bromure de potassium diminue la sensibilité en agissant sur la périphérie des nerfs plutôt que sur les centres nerveux, qu'il n'est pas hypnotique, mais qu'il diminue la sensibilité des extrémités périphériques des nerfs, et rend ainsi possible le sommeil. Il le considère aussi comme étant un anesthésique des membranes muqueuses, et comme diminuant leur excitabilité. Pour Bidd, le rôle avantageux de bromure de potassium dans l'épilepsie, en général, s'explique par l'influence qu'il exerce sur les attaques épileptiques d'origine périphérique.

7° *Vomissements des femmes enceintes.* — Le Dr Hodgkings (2) a signalé le premier l'heureuse influence du bromure de potassium sur les vomissements des femmes enceintes. La première observation concerne une dame qui, vers le sixième mois de sa grossesse, avait considérablement maigri par suite de vomissements incoercibles, et qui, après avoir pris, en 12 heures, 3 grammes de bromure de potassium, cessa de vomir.

Cette première observation fut bientôt corroborée par le fait signalé par Edward Ireland (3) d'une femme qui fut atteinte vers le quatrième mois de sa grossesse, de vomissements qu'aucune médication ne pouvait arrêter. Pendant six semaines, Ireland administra le bromure de potassium à la dose de 5 grains (30 centigrammes), et les vomissements furent suspendus.

Le Dr Packward (4) a obtenu plusieurs fois les mêmes résultats en administrant 20 grains (1^{gr}, 30) de bromure de potassium toutes les 3 heures, jusqu'à ce que les vomissements aient diminué.

8° *La date de l'emploi en France du bromure de potassium* dans DIVERS ÉTATS NERVEUX a été, comme pour l'épilepsie, postérieure de plusieurs années aux premiers essais des médecins anglais.

9° *Dyspnée asthmatique.* — En 1864, G. Sée, se fondant sur les effets sédatifs du bromure de potassium sur les centres nerveux, encéphalique,

(1) *Amer. journal of medical Science*, 1868.
(2) *Boston journal*, 9 avril 1868 et *Medical Times*, 1868, 1er août.
(3) *Medical Times*, 29 août 1868.
(4) *American journal med. Science*, juillet 1868.

bulbaire et spinal, a employé avec succès le bromure de potassium dans
le traitement de la dyspnée asthmatique (1).

OBSERVATION I. — Une femme, âgée de 34 ans, était traitée, dit-il, dans mon service
pour un asthme nerveux dont les accès se répétaient toutes les nuits avec une intensité
croissante; pendant le jour, l'oppression diminuait sans disparaître, le poumon présentait une sonorité tympanique et des râles sibilants. On employa successivement les
fumigations de papier nitré, l'arsenic, la belladone, le datura stramonium; le papier nitré produisait d'abord un peu de soulagemant; les autres remèdes étaient restés sans
effet. Au bout de quatre mois de traitement inutile, je prescrivis le bromure de potassium à la dose de 1 gramme et demi à 2 grammes par jour; après quarante-huit
heures la respiration devint plus libre, les paroxysmes nocturnes disparurent complète-
ment, et la malade resta encore un mois à l'hôpital sans présenter aucune trace de
dyspnée, ni aucun phénomène nerveux.

OBSERVATION II. — Un ancien officier, âgé de 58 ans, était affecté depuis deux ans
d'une dyspnée asthmatique; les accès se manifestaient principalement la nuit, mais
aussi pendant le jour, avec une intensité telle, que tout mouvement devenait impossible. Je le vis au milieu d'un paroxysme d'orthopnée; le murmure respiratoire s'entendait à peine, la sibilance occupait tout le poumon, qui était le siége d'un emphysème
très-prononcé. Au bout de quatre jours de traitement à l'aide du bromure de potassium
et des cigarettes nitrées, le malade put se livrer à la marche et entreprendre un petit
voyage. Depuis deux mois qu'il fait usage des mêmes moyens, la respiration continue à
se faire librement, bien qu'il reste encore quelques râles à la base du thorax.

OBSERVATION III. — Un pharmacien, asthmatique depuis quatre ans, me consulta il y a
quatre mois : les accès d'oppression se manifestaient par série pendant lesquelles la respiration ne se dégageait pas entièrement; la dyspnée était intense, et accompagnée de
catarrhe bronchique; les attaques duraient plusieurs jours et se répétaient toutes les
trois ou quatre semaines. Sous l'influence du bromure, l'oppression perdit son caractère
excitatif et ne reparut plus qu'à l'occasion du catarrhe, l'asthme devint catarrhal.

G. Sée a conclu de ces observations que le brome lui paraît indiqué
dans l'asthme irritatif, plus que dans l'asthme humide : «On est en droit,
ajoute-t-il, de supposer que le brome agit sur le nœud vital soit seul, soit
en même temps sur le pneumo-gastrique qui en dérive. Nous savons par
les expériences de Kuthe que, lorsque l'on prive les origines du nerf
vague du sang artériel, il en résulte une série de phénomènes très-
analogues à ceux de la paralysie du nerf; or le brome détermine
une contraction des vaisseaux du bulbe, c'est-à-dire une olighémie du
nerf vague et par conséquent une paralysie qui se traduit par un ralentissement du nombre des respirations et par l'énergie plus efficace des

(1) *Nouveau dictionnaire de médecine et de chir. pratiques.* Art. *Asthme,* p. 712.

mouvements inspiratoires. En un mot, on abrége la durée de la phase
initiale de l'accès, je veux dire de la période d'excitation pour arriver
plus rapidement à la période paralytique qui se traduit, comme on sait,
par des respirations rares, profondes et en même temps par la sécrétion
bronchique et l'emphysème. Si cette doctrine est exacte, on comprend
pourquoi le bromure est sans effet direct sur le catarrhe, et présente, au
contraire, une incontestable utilité pour combattre l'oppression té-
taniforme, résultats pleinement confirmés par mes collègues Frémy
et Moulard Martin. »

10° *Effets sédatifs et hypnotiques du bromure de potassium.* — Ainsi
que l'avaient fait Garrod et Behrend, Debout a signalé l'effet hypnotique
du bromure de potassium (1), et il a noté en plus que ce médicament faisait cesser les spasmes du canal de l'urèthre. Depuis, la chimie a très-heureusement tiré parti de cette observation ; le professeur
Gubler (2) a insisté sur les heureux effets sédatifs du bromure de potassium. « A la dose moyenne de 2 grammes par jour en deux ou trois
prises dans une potion gommeuse ou dans de l'eau sucrée, il produi
une sédation marquée du système sensitivo-moteur et de la circulation. Comme anesthésiant, ce sel porte son action plutôt sur le tégu-
ment interne que sur l'externe, et s'adresse particulièrement à la muqueuse de l'isthme du gosier, du pharynx, ainsi qu'à celles des voies
génitales.

« Mais l'influence du bromure est loin de s'arrêter à l'urèthre ou bien
au vestibule commun aux voies digestives et respiratoires ; elle se répand
dans la totalité des appareils dont ces régions dépendent, et notablement
dans l'œsophage, le larynx et l'arbre aérien. Ainsi se trouvent calmées
les dysphagies douloureuses et les contractures œsophagiennes, et les
toux quinteuses, fiévreuses et spasmodiques.

« Le bromure de potassium porte également son action contro-stimu-
lante sur les centres nerveux ; il apaise les céphalalgies congestives, pré-
vient ou modère les crises convulsives, éclamptiques, diminue l'action
excito-motrice de la moelle, et résout, par là, les contractures tétaniques, en même temps qu'il refrène les actions réflexes.

« Le système circulatoire ressent aussi l'influence du bromure de po-

(1) *Bulletin de thérapeutique,* t. LXVII, p. 97.
(2) *Bulletin de thérapeutique,* t. LXVII, p. 5 et 49.

tassium : le cœur tempère et ralentit ses mouvements ; la turgescence des capillaires s'amoindrit, et la fièvre diminue. »

La première application du bromure de potassium dans le traitement de la CHORÉE est due à M. Gubler (1). De même Bondet (2) a traité par le bromure de potassium à la dose de 1 gramme une femme qui était agitée par des sautillements continuels et qui ne pouvait ni coordonner, ni diriger ses mouvements. Tous les symptômes nerveux disparurent. Ils ont reparu plus tard ; le médicament a été prescrit de nouveau et, sous son influence, la guérison a été de nouveau obtenue.

Bondet a aussi observé un jeune enfant qui se trouvait, depuis plusieurs mois, dans un état permanent de contracture et, qui était dans l'impossibilité de marcher et d'exécuter des mouvements réguliers. Plusieurs médications avaient échoué. Bondet administra le bromure de potassium, et la guérison devint très-rapide; il se produisit une détente générale, et toutes les saillies causées par les contractions musculaires disparurent. La dose du bromure a été de 1 gramme par jour dans ces cas.

Bondet a remarqué encore les heureux effets de ce médicament sur le vomissement, la toux (3).

LE BROMURE DE POTASSIUM a été employé avec succès par J. Worms dans un cas de *chorée rhumatismale* (4). Quoique cette observation fût isolée à cette époque, elle établissait une présomption en faveur de l'efficacité de cette méthode, en raison de l'intensité exceptionnelle des accidents observés et de la rapidité avec laquelle la guérison a été obtenue.

Georges B..., employé de bureau, âgé de 15 ans, pâle, maigre, d'une faible constitution, est entré à l'hôpital le 19 décembre 1868.

Le malade en est à sa seconde attaque de chorée, la première attaque a eu lieu l'an dernier, à peu près à la même époque. Traité par l'hydrothérapie, son état a été amélioré au bout de quinze jours. Au mois de mars dernier, il éprouva un gonflement douloureux des articulations du genou, probablement de nature rhumatismale.

(1) *Gazette hebdomadaire*, 1865, p. 427.
(2) *Gazette médicale de Lyon*, 15 novembre 1868.
(3) *Gazette médicale de Lyon*, 15 novembre 1868.
(4) *Bulletin de thérapeutique*, 30 avril 1869.

Sa mère a eu plusieurs fois des attaques rhumatismales.

Malade depuis le 18 décembre, veille du jour où il se présenta à l'hôpital, il a été pris d'une agitation de tous les membres à la suite d'une vive émotion. Les accidents se sont développés brusquement et ont atteint leur summum d'intensité le jour même de leur apparition.

Le 19, on constate que les mouvements du côté gauche sont un peu plus désordonnés que ceux du côté opposé. Il n'existe pas de grimacement de la face. La langue est de temps en temps légèrement attirée au dehors et ramenée aussitôt dans l'intérieur de la bouche; la tête se penche en avant, puis se redresse brusquement, mais, tournant sans cesse de droite et de gauche, elle est fréquemment déplacée par l'agitation des muscles du cou.

Les membres thoraciques éprouvent des secousses violentes irrégulières et exécutent des mouvements forcés de pronation et de supination, d'adduction et d'abduction. La préhension est difficile; le malade porte avec beaucoup de peine à sa bouche un verre plein de liquide qu'il saisit avec les dents après avoir fait avec le bras une série de mouvements irréguliers, brusques et saccadés.

Les membres inférieurs sont vivement poussés en avant, à droite et à gauche ; la démarche est irrégulière et pénible.

Il existe en outre une grande mobilité de caractère; pas de troubles des facultés intellectuelles; hyperesthésie généralisée, légère dilatation des pupilles.

La respiration est normale ; le pouls n'a pas augmenté de fréquence, les battements du cœur sont précipités; il n'y a pas d'anxiété précordiale, l'appétit est conservé.

M. J. Worms institue le traitement par le bromure de potassium à la dose de 1 gramme.

Le 20, même état; il existe de plus une douleur dans l'articulation du poignet, un peu de gonflement et de rougeur. Prurit à la partie postérieure de l'avant-bras. Bromure de potassium 1^{gr},50.

Le 21, mêmes accidents, parole lente, prononciation difficile ; douleur dans le cou-de-pied, gonflement assez considérable sans rougeur. Le bromure est donné à la dose de 2 grammes.

Le 22, aucune amélioration. On porte le bromure à la dose de 2^{gr},50.

Le 23, l'agitation est toujours la même; les douleurs articulaires ont un peu diminué. Bromure de potassium, 3 grammes.

Le 24, agitation un peu moins vive. Bromure de potassium, 3^{gr},50.

Le 25, mieux sensible; la douleur du poignet n'existe plus, celle du cou-de-pied est à peine sensible. Le gonflement persiste; 4 grammes de bromure.

Le 26, l'agitation a presque complétement disparu. Le malade demande à sortir. On continue à donner le bromure de potassium jusqu'au 27 décembre, en diminuant les doses.

Le malade est complétement rétabli et sort le 1er janvier sans avoir eu de nouveaux accidents.

M. Gallard a traité aussi avec succès un choréique par le bromure de potassium (1).

« Il s'agit, dit-il, d'un jeune homme de quatorze ans et demi, qui est entré le 10 février dernier dans mon service, pour une chorée rhumatismale. Il avait été trois semaines auparavant traité à l'Hôtel-Dieu pour du rhumatisme. Cet enfant était mal nourri, mal logé, maltraité de toutes les façons, quand il fut atteint d'un rhumatisme aigu, qui détermina son admission à l'Hôtel-Dieu. Il ne tarda pas à guérir et fut envoyé en convalescence, le 21 janvier dernier, à Vincennes. Pendant les premiers jours, on ne remarqua rien de particulier, si ce n'est une certaine agitation; il avait déjà cassé plusieurs objets. Cependant on ne tarda pas à le trouver agité de mouvements choréiques, plus intenses du côté gauche que du côté droit, comme cela a lieu ordinairement; ses jambes étaient embarrassées. On lui fit prendre des bains sulfureux; mais on ne voulut pas le garder plus longtemps à Vincennes, et c'est alors qu'il entra dans mon service, le 10 février. Il était tellement agité, qu'on fut obligé de le porter à bras dans la salle, car il ne pouvait même pas se tenir sur un brancard; il avait avec cela une grande appréhension et il pleurait. Cependant son intelligence était assez nette, et il put lui-même nous fournir les renseignements qui font le sujet de cette observation.

M. Gallard commença par lui prescrire un bain sulfureux et une alimentation choisie. Son agitation dans le bain fut telle qu'on fut obligé de l'en

(1) *Bulletin de thérapeutique*, 30 juin 1869.

faire sortir et de le reporter dans son lit. Le lendemain on recommença les mêmes traitements qui furent suivis des mêmes insuccès; il ne dormit pas dans les deux nuits qui s'écoulèrent dans cet intervalle, et même dans la nuit du 12 au 13 février il se jeta cinq fois en bas de son lit. Enfin, le 13 février, nous lui trouvâmes des rougeurs aux coudes et au sacrum. M. Gallard n'osa pas employer l'opium, car il a vu des accidents dans la chorée, à la suite de l'administration de l'opium à haute dose, et l'opium pouvait être ici fort dangereux. Il hésita aussi pour le tartre stibié; bref, il se décida pour le chloroforme. Le lendemain, il trouva son malade amaigri, et il y avait à peine trois jours qu'il était entré dans son service. Ce fut alors qu'il prescrivit 1 gramme de bromure de potassium; l'enfant commença à sommeiller, il fit même dans la nuit des sommes de trois quarts d'heure, et il put même manger, non pas encore lui-même, mais on put le faire manger, ce qui avait été impossible jusque-là. Le lendemain, il le fit lever; l'enfant put se tenir debout quelque temps. Il commanda alors certains exercices gymnastiques, tels que la marche en cadence, etc.; il les lui fit faire d'abord avec une grande réserve, et même, les premiers jours, ces exercices furent naturellement très-irréguliers. Le bromure de potassium fut porté à la dose de 3 grammes.

Dès le sixième jour de traitement par le bromure de potassium, c'est-à-dire le 20 février, il put descendre seul l'escalier de trois étages, aller dans la cour, faire quelques exercices et remonter les trois étages. A dater de ce moment, l'amélioration était telle, qu'il n'y avait plus le moindre danger de mort. La dose fut portée à 4 grammes de bromure de potassium.

Le 27, c'est-à-dire après treize jours de traitement, la sensibilité était revenue, il mangeait seul. M. Gallard recommença à ordonner les bains sulfureux, l'enfant s'y trouva bien, et n'y eut plus d'agitation. Ce fut le 7 mars que M. Gallard supprima le bromure de potassium, le malade pouvait déjà aider la sœur dans la salle, il prit chaque jour une préparation d'oxalate de fer de 10 centigrammes; cependant il n'avait pas encore retrouvé la parfaite coordination de ses mouvements.

A partir du 20 mars, on pouvait le considérer comme guéri. Le traitement avait duré quarante jours, ce qui est assez court relativement, puisqu'en moyenne, la chorée dure de 50 à 80 jours.

C'est moins sur le traitement de la chorée en elle-même, que sur l'action rapide du bromure de potassium que M. Gallard a voulu attirer l'attention.

9° *Application à la médecine des petits enfants.* — L'utilité du bromure de potassium a été encore étendue à la médecine des petits enfants par la publication d'un mémoire de M. Moutard-Martin, intitulé : *Quelques applications nouvelles du bromure de potassium à la médecine des petits enfants* (1).

Le bromure de potassium administré à des doses modérées est, dit ce médecin, parfaitement toléré par les enfants en bas âge ; par son action sédative, il guérit l'insomnie des petits enfants ; que cette insomnie soit calme ou agitée et mêlée de cris. Administré chez les enfants qui présentent quelques-uns des accidents de la période de dentition caractérisés par l'agitation, l'insomnie, la toux, il réussit fréquemment à calmer ces accidents, et probablement, par son usage prudemment réglé, on pourrait quelquefois prévenir les convulsions. On ne doit pas administrer le bromure de potassium aux petits enfants qui ont la diarrhée. Dans certains cas exceptionnels, où l'éréthisme nerveux est prédominant, le bromure de potassium peut avoir une action prompte et décisive.

10° *Tétanos.* — Le bromure de potassium a été employé pour la première fois et presque en même temps, contre le *tétanos* par le docteur Bachencel, de la Trinité (2), et par le docteur Bruchon (3).

Le premier, appelé auprès d'une négresse blanchisseuse de son état, et qui travaillait les jambes dans l'eau, ce qui lui avait fait venir des ulcères à une jambe, la trouva atteinte d'un trismus très-prononcé. La malade avait déjà eu une violente attaque de contracture et elle se plaignait de douleurs vives.

Il lui prescrivit 4 grammes de bromure de potassium en trois heures, avec ordre de renouveler la dose après ce temps ; étant revenu le soir, il vit que cette femme était sous l'influence de vertiges bromiques, et que tout symptôme de contracture avait disparu ; les mâchoires étaient libres. Cette observation, ajoute l'auteur, ne prouvait rien, mais elle montrait que le bromure de potassium pouvait être tenté dans le tétanos, ce qui n'avait pas encore été observé.

(1) *Académie de médecine*, 1ᵉʳ décembre 1868.
(2) *The Lancet*, 27 février 1869.
(3) *Bulletin de thérapeutique*, 8 juillet 1869.

Le docteur Bruchon fut appelé à donner des soins à un ouvrier qui était tombé dans une cuve remplie d'eau acidulée et bouillante; il était couché dans son lit, son pantalon avait été enlevé, et le membre inférieur gauche apparaissait brûlé dans presque toute son étendue ; la partie supérieure seule de la cuisse était intacte ; elle était privée de son épiderme autour du genou, sur la partie antérieure de la jambe et sur le dos du pied. D'autres brûlures moins considérables siégeaient à la cuisse, à la jambe droite et sur le flanc gauche. Je ne m'occupai pas alors, dit-il, de rechercher les degrés de la brûlure, je fis le plus promptement possible du liniment oléo-calcaire avec lequel j'enduisis les parties brûlées, et j'enveloppai le tout dans de la ouate. Je reconnus plus tard que ces brûlures étaient des 2e 3e et 4e degrés. Comme le malade était surexcité, je prescrivis une potion calmante, et recommandai d'éviter le froid avec le plus grand soin. Les douleurs se firent encore vivement sentir les jours suivants, la fièvre fut modérée, il y eut un peu de délire la nuit ; somme toute, pendant quelques jours, l'état de ce malade fut assez satisfaisant. Je laissai de côté la brûlure, qui marcha régulièrement mais lentement vers la guérison, pour arriver à l'accident, sujet de cette note.

Une douzaine de jours environ après sa chute, je le trouvai, à ma visite du matin, couvert d'une sueur froide, oppressé, avec pouls aussi fréquent, mais plus développé qu'auparavant. Il me raconta que pendant la nuit il avait éprouvé à plusieurs reprises des élancements dans le talon gauche, élancements tels qu'ils lui arrachaient des cris aigus, qu'ils se propageaient dans la jambe et le pied sous forme de crampes, et qu'alors ses orteils s'écartaient en éventail, se développaient en aile de pigeon, selon son expression. En même temps ses mâchoires se fermaient; je constatai, en effet, que dans les intervalles des accès il ne pouvait pas les ouvrir autant qu'autrefois; il y avait trismus, commencement de tétanos. En recherchant quelle pouvait être la cause déterminante de cette double complication, j'appris que ce malade, d'un tempérament bilieux, d'un teint mat, d'un caractère emporté, habitait seul et laissait pendant les nuits, alors très-froides, une porte ouverte pour lui permettre d'appeler son frère, qui occupait l'appartement voisin. La chambre se refroidissait la nuit par cette ouverture, et il avait froid dans son lit lorsqu'arrivait le matin. Naturellement je la fis fermer, et je prescrivis une potion fortement laudanisée. Deux jours après, les crises étaient plus rapprochées et plus violentes, le trismus plus prononcé, au point que, la mastication étant impossible, le malade ne pouvait plus prendre que des aliments liquides ; son visage était couvert de sueur, son facies très-altéré. Comme il présentait, en outre, tous les symptômes de l'embarras gastrique, je prescrivis une bouteille d'eau de Sedlitz. Fort inquiet sur l'état de ce malade, je cherchais à quelle médication je pourrais bien recourir dans cette circonstance difficile. Deux fois déjà j'avais échoué avec les opiacés et le chloroforme. Je résolus d'employer le bromure de potassium. Le lendemain de la purgation qui avait procuré quatre ou cinq selles, l'état tétanique du malade n'ayant pas changé, je prescrivis 4 grammes de bromure à prendre dans le courant de la journée. Il y eut une légère amélioration relativement aux accès, et les sueurs diminuèrent, mais, trois jours après, les douleurs lancinantes du talon et les crampes revinrent avec autant d'intensité que précédemment. J'augmentai de 1 gramme la dose du médicament, et j'eus une nouvelle amélioration. Craignant alors que le malade ne s'habituât au remède, ou que celui-ci ne pût à cette dose continuer de dominer le mal, je n'attendis pas que les accidents revenant aussi fréquents et aussi forts me forçassent à augmenter la dose, je voulus prévenir leur retour, et, dans ce but, j'ajoutai 1 gramme de bromure tous les deux jours. J'allai ainsi jusqu'à 8 grammes par jour, et j'eus le bonheur de voir le mal aller en diminuant, puis cesser complétement.

Dès que le sel eut été donné à 5 grammes par jour, les accès allèrent en diminuant très-notablement; ils revenaient bien encore de temps en temps et spontanément, mais le plus souvent ils étaient provoqués par des mouvements actifs, soit communiqués ; c'est ainsi que le plus léger mouvement imprimé au gros orteil gauche suffisait pour ramener un accès.

Il y eut un moment, pendant que le malade était à 8 grammes, où son teint, déjà très-mat, le devint bien davantage ; cette teinte bistre frappait ses parents. Était-ce un effet du bromure? Du reste pas d'éruption cutanée.

Il faut aussi, ajoute l'auteur, apporter une grande attention au mode d'administration du médicament. Ainsi il est arrivé au malade, pour se débarrasser plus tôt de sa potion, de la prendre, à mon insu, tout entière dans la matinée. Les nuits n'étaient plus aussi bonnes et je ne savais trop à quoi attribuer ce changement, quand, en l'interrogeant, j'appris cette modification apportée à mon ordonnance que je rétablis de nouveau, en lui prescrivant de prendre son bromure de temps en temps dans le courant des vingt-quatre heures, et les nuits devinrent meilleures. L'action du médicament, pris le matin, n'était donc plus suffisante pour dominer le mal la nuit suivante; d'où cette conclusion légitime, ce me semble, qu'il faut toujours maintenir le malade sous l'influence de la même somme de bromure, jusqu'à extinction parfaite de la maladie et même au delà, c'est-à-dire quelque temps après sa cessation complète. »

Les deux autres faits connus où le bromure de potassium a été employé contre le TÉTANOS sont dus à Max Figuerra (1); dans les deux cas, la maladie a été enrayée.

Le premier malade, âgé de 39 ans, admis le 10 février, à San-José, présentait un trismus prononcé, des contractions toniques des muscles abdominaux, de la partie postérieure du tronc et des membres inférieurs. Le moindre attouchement provoquait des contractions cloniques, augmentait l'épistothonos, le trismus, et provoquait de violentes douleurs; il y avait dysphagie et raideur telle, que, soulevé par-dessous les épaules, le corps se levait comme une planche.

2 grammes de bromure furent prescrits conjointement avec l'éthérisation le long du rachis, un bain de vapeur et une saignée de 300 grammes.

De jour en jour, le bromure fut augmenté de 1 gramme et administré conjointement avec l'éthérisation. Un peu d'amélioration survenue le 14 fit refuser le médicament par le malade dont l'état s'empira aussitôt. Mais, en élevant la dose à 7 grammes par jour, l'état s'améliora de nouveau graduellement, ne présentant que de légères recrudescences qui servaient à augmenter la dose, *et toujours il parut que l'exaspération des symptômes était corrigée par l'action de ce médicament.*

Ce malade quitta l'hôpital, très-bien guéri, le 21 mars.

Le second malade, de 42 ans, entré le 1er avril à San-José, présentait des contractures des muscles de l'abdomen, du thorax, du cou et de la face, qu'il faisait remonter à quatre jours, et attribuait à un refroidissement. Un traumatisme du petit doigt de la main droite existait aussi.

(1) *Bulletin de thérapeutique*, 15 novembre 1869.

10 grammes de bromure de potassium furent prescrits, avec une saignée de 130 grammes et l'éthérisation.

Mais celle-ci provoqua des contractions et de la dyspnée qui la firent cesser. Le bromure fut élevé à 14 grammes, et, dès le 11, une amélioration sensible permit de diminuer cette dose ; enfin, le 8 mai, le malade sortit guéri.

Spasmes. — Ferrand a publié trois observations (1) dans lesquelles le bromure de potassium lui a paru très-utile contre les spasmes réflexes du rectum. Ferrand pense que ce médicament a supprimé, dans ces cas, la sensation périphérique douloureuse qui est le point de départ du spasme.

11° *Pneumonie ataxique*. — L'application du bromure de potassium au traitement de tous les phénomènes nerveux d'ordre convulsif a fait penser à Calloch, de Nantes, que ce médicament pourrait être avantageux dans la pneumonie ataxique.

Ce médecin a publié sur ce sujet un fait qui permet de bien augurer d'observations ultérieures.

Un ouvrier maçon, âgé de 36 ans, entre à l'hôtel-Dieu de Nantes, le 30 décembre dernier, avec de la fièvre et du délire. A la visite du 31 au matin, face injectée, conjonctivite avec sécrétion abondante ; réponses nettes, mais délire loquace, dès que l'on cesse de lui parler ; agitation qui nécessite bientôt la camisole de force ; toux fréquente, oppression, 30 respirations ; pouls à 112. Souffle intense dans les deux tiers inférieurs du poumon gauche ; matité correspondante. Bromure de potassium, 4 grammes, bouillon, tisane. Jusqu'au 3 janvier, continuation de l'agitation et de la nécessité de contenir le malade ; persistance de la fièvre ; le bromure a été rapidement élevé à 8 grammes par jour. Le 3 au matin, calme absolu ; réponses lentes, mais nettes ; respiration naturelle, pouls bon, quoique faible. Suspension du bromure ; vin de Malaga, 60 grammes. Le 4, mieux définitif : pas de toux, souffle disparu en grande partie, sonorité à peu près normale. Il y a eu quelques instants de délire tranquille. Retour au bromure : 3 grammes associés à du quinquina. Le 5 et les jours suivants, la convalescence se prononce de plus en plus nettement ; il n'y a que de la faiblesse. Aliments, vin de quinquina.

(1) *Bulletin de thérapeutique*, 15 mars 1868, p. 228.

Le 7, guérison. Aucun traitement n'a été dirigé contre la pneumonie ; le bromure de potassium a été le seul médicament employé, circonstance qui paraît donner à l'observation un intérêt tout particulier (1).

12° *Somnambulisme.* — Le bromure de potassium a été employé avec succès par Lévi et Pelizzo dans le somnambulisme (2).

Une femme âgée de 24 ans, mariée, était prise pendant son sommeil, deux ou trois fois par semaine, depuis dix ans, d'accès de somnambulisme qui lui faisaient quitter son lit, pour aller vaquer à ce qui l'avait le plus impressionnée dans la journée précédente. Après une demi-heure environ d'allées et de venues, elle tombait dans un sommeil profond, naturel, prolongé, sans se rappeler, au réveil, ce qui s'était passé la nuit. Le docteur B. Lévi, médecin communal de Saint-Martin de Lipari, la soumit à l'usage du bromure de potassium : 2 grammes dans 75 grammes d'eau par jour, en élevant graduellement la dose à 6 grammes, pour revenir bientôt de même à la dose primitive, à cause de la faiblesse et de la céphalée accusées par la malade. Les accès devinrent d'abord moins intenses et de plus en plus rares, au point que, depuis deux mois, il n'y en eut plus du tout.

Le D. G. Pelizzo (de Lonigo) obtint un succès plus décisif chez une petite fille de huit ans, qui, dès le début de son sommeil, était prise de sursauts, descendait de son lit, se promenait dans la chambre, ouvrait une armoire, mangeait, puis se recouchait, sans rien se rappeler le lendemain matin. 1 gramme de bromure de potassium pris matin et soir fit immédiatement cesser ces promenades nocturnes. Il n'y avait plus que des secousses, des tressaillements dans le lit, qui cessèrent en continuant ce médicament.

§ IV

ACTION SUR LA SENSIBILITÉ DU PHARYNX.

L'effet du bromure de potassium sur la sensibilité du pharynx, qu'avait signalé Huette, a été utilisé pour la première fois par Rommelaere, de Gand, pour produire l'anesthésie gutturale ; il se servait d'une solution de 4 grammes de bromure de potassium dans 30 grammes d'eau dis-

(1) *Journal de méd. de l'Ouest,* janvier 1869.
(2) *Bulletin de thérapeutique,* 15 août 1870.

tillée. Le même emploi en a été fait plus tard par Czermak pour ses observations laryngoscopiques.

§ V

USAGE DU BROMURE DE POTASSIUM DANS LES MALADIES INFECTIEUSES.

Dans un tout autre ordre d'idées, le bromure de potassium associé au brome a été employé pour prévenir les affections *contagieuses* qui sévissent dans les armées.

Goldsmith, chirurgien de la surintendance des hôpitaux de Louisville, espéra (pendant la guerre d'Amérique, en 1863) avoir trouvé dans le brome et son composé des médicaments efficaces à opposer à l'érysipèle, à la diphthérie traumatique, à la pourriture d'hôpital. — La solution dont il se servait était composée de :

Brome.....................................	30 grammes
Bromure de potassium....................	4 —
Eau distillée............................	100 —

Il l'employait en fumigations dans les salles des blessés, en applications topiques et en injections.

Il s'en servait aussi contre une sorte de diphthérie de la bouche qui survenait chez les blessés et se terminait par un état gangréneux de l'arrière-gorge.

La statistique qui a été publiée par Goldsmith, Stanford et Brinton est très-favorable à ce mode de traitement de la pourriture d'hôpital ; ainsi sur 335 cas de gangrène d'hôpital, 296 malades furent traités par la solution bromurée, 8 périrent — 288 guérirent. — Les 38 autres, traités par les méthodes ordinaires, fournirent 13 décès (1).

§ VI

HISTORIQUE DES TRAVAUX FAITS SUR LE MODE D'ACTION PHYSIOLOGIQUE DU BROMURE DE POTASSIUM.

Un certain nombre d'études purement physiologiques ont été publiées

(1) Goldsmith, *Bromide as prophylactic (Amer. med. Times,* mars 1863). — Brinton, *Report on the use of bromide (Amer. med. Times,* mai 1863). — Stanford, *Bromide in hospital gangrene (Amer. med. Times,* juillet 1863).

sur ce médicament ; les principales sont dues à Eulenburg et Guttmann, à Martin Damourette et Pelvet, Laborde et Rabuteau.

En 1867, Eulenburg et Guttmann ont tiré les conclusions suivantes
de leurs expériences sur l'action physiologique du bromure de potassium (1).

L'injection sous-cutanée de 2 à 4 grammes de bromure de potassium
produit sur des lapins une perturbation de l'action du cœur, accompagnée d'un affaiblissement de la sensibilité et des mouvements volontaires ; elle tue les animaux au bout de dix à quarante minutes, avec les
signes de paralysie du cœur.

L'administration interne d'une dose égale (en solution de 1 : 4) tue
les animaux au bout du même temps, ou même plus vite, et d'une manière semblable ; elle occasionne d'ailleurs une corrosion de la muqueuse gastrique, avec infiltration hémorrhagique et détachement de
la couche épithéliale. Les doses plus petites de (de 1 à 2 grammes) sont
rarement suivies de mort ; elles ne produisent en général qu'une altéra-
tion passagère de l'action du cœur et un état parétique de sensibilité et
de motilité (marche paralytique, ataxie des mouvements volontaires),
précédé quelquefois par de légers frissonnements des membres. L'autopsie ne démontre, dans les animaux morts, pas d'autres lésions qu'un
état congestif assez léger de la plupart des organes, et quelquefois des
ecchymoses superficielles dans les poumons.

L'injection sous-cutanée de 6 à 9 centigrammes produit sur des grenouilles une douleur vive, fréquemment suivie de contractions fibrillaires, et, au bout de dix à 15 minutes, une perte absolue de motilité,
d'action réflexe et de sensibilité, l'arrêt de la respiration, l'affaiblissement et le ralentissement des battements du ventricule, l'affaiblissement extrême de la circulation périphérique, enfin l'arrêt absolu et dias-
tolique du cœur. L'administration interne donne lieu aux mêmes
symptômes, survenant dans le même ordre.

Le bromure de potassium exerce, chez des lapins aussi bien que chez
des grenouilles, une influence énergique sur l'action du cœur : influence
exercée directement sur les appareils ganglionnaires excito-moteurs et
sur la substance musculaire.

(1) *Académie des sciences*, 24 juin 1867.

Le bromure de potassium exerce de plus une action paralysante sur les parties centrales, destinées à la conductivité motrice et sensitive dans la moelle et dans le cerveau.

Le bromure de potassium n'agit directement ni sur les nerfs périphériques, ni sur les muscles ; l'irritabilité de ces parties n'est pas même affaiblie après que la sensibilité, les mouvements spontanés et réflexes ont cessé et que l'irritation de la moelle reste sans effet.

Sous tous les rapports, le bromure de potassium répond absolument aux autres sels de potassium que nous avons examinés, tels que le nitrate, le carbonate, le chlorate, etc., de potassium. Le brome n'est nullement essentiel pour l'action de ce moyen sur le cœur et sur le système nerveux.

Le brome pur injecté en des quantités beaucoup plus grandes que celles qui sont contenues dans les doses signalées de bromure de potassium, n'a pas d'influence notable sur le cœur ni sur le système nerveux, et ne tue pas les animaux empoisonnés.

Eulenburg et Guttmann considèrent que le bromure de potassium exerce primitivement son influence sur les centres nerveux et qu'il est poison du cœur.

Un mémoire de Martin Damourette et Pelvet qui parut quelques mois plus tard, aboutit à certaines conclusions tout à fait opposées (1) : Suivant ces expérimentateurs « le bromure de potassium n'est pas un poison du cœur ; il n'exerce pas d'action primitive paralysante sur les centres nerveux ; son caractère spécifique consiste à atteindre également les propriétés des nerfs sensitifs et moteurs, du cerveau et de la moelle, ainsi que celles des muscles qu'il affaiblit graduellement pour finir par les éteindre toutes successivement ; les nerfs sensitifs perdent leurs propriétés avant les nerfs moteurs ; ceux-ci avant la moelle, et la moelle avant les muscles. Le cœur survit seul, souvent pendant plusieurs heures ; dès le début de la scène physiologique la circulation capillaire est très-amoindrie et les battements du cœur ralentis.

" La respiration ne paraît influencée que mécaniquement ; ses mouvements se paralysent plus ou moins rapidement comme tous les autres. La température s'abaisse très-sensiblement chez les animaux à sang

(1) *Bulletin de thérapeutique,* 10 et 15 octobre 1867.

chaud, d'abord et pendant plusieurs heures dans la région injectée, et ensuite dans tout l'organisme. Ce phénomène est subordonné à la diminution de la circulation capillaire, d'abord locale, puis générale. Il en est de même des sécrétions des muqueuses et de la peau qui sont réduites en proportion de l'anémie de ces surfaces. Pareillement la dépression génitale se lie à la contraction des artérioles afférentes du corps caverneux, à son anémie qui constitue une véritable rigidité.

« Nous avons montré qu'il tue tout, système nerveux et muscles, c'est un poison nervo-musculaire général. »

Dans un mémoire qu'à publié *Laborde* en 1869 sur l'action physiologique et thérapeutique du bromure de potassium (1), cet habile observateur a fait remarquer comme moi que le bromure de potassium exerce des modifications spéciales sur les actions réflexes de l'arrière-gorge, du pharynx, de l'épiglotte ; mais il a généralisé cette opinion en ajoutant que ce fait doit être étendu à tous les actes réflexes de l'économie ; c'est, dit-il, dans sa participation aux actes réflexes que la sensibilité générale se trouve frappée par l'influence du bromure de potassium.

Laborde a aussi noté que les modifications de la sensibilité réflexe qu'il a observées ont coexisté avec des modifications de la sensibilité tactile et de la sensibilité de température.

L'étude physiologique du bromure de potassium a conduit Rabuteau (2) à admettre que cet agent empêche moins que l'iodure l'élimination de l'urée ; que l'élimination du bromure par la salive et l'urine n'est complète qu'après un peu plus d'un mois. Cette conclusion concorde complétement avec celle de Namias.

§ VII

HISTORIQUE DES DIVERS MODES D'ADMINISTRATION DU BROMURE DE POTASSIUM.

Le bromure de potassium a été administré le plus souvent en potion ; il l'a été aussi en injections sous-cutanées et par la méthode de pulvérisation de Sales-Girons. Ces deux derniers procédés n'ont donné,

(1) *Gazette médicale de Paris*, 1869, n° 49.
(2) *Gazette hebdomadaire*, 19 mars 1869.

ainsi qu'on peut le voir dans les observations suivantes, aucun résultat satisfaisant.

Injections sous-cutanées. — L'emploi du bromure de potassium par la méthode des injections sous-cutanées a été fait pour la première fois par Alling, dans le service de Millard (1); mais chaque injection a été aussitôt suivie de l'apparition de taches gangréneuses de 2 centimètres environ, à centre gris, et à circonférence d'un brun foncé, rappelant certains infarctus récents des reins. Du reste, l'action du bromure de potassium par cette voie paraît avoir été nulle dans le cas cité par E. Alling.

ÉCLAMPSIE. — SAIGNÉES, FORCEPS. — INJECTIONS SOUS-CUTANÉES DE BROMURE DE POTASSIUM. — CHLOROFORME, GUÉRISON.

Hopital Lariboisière service de M. Millard, salle Sainte-Anne, n° 2.

La née C..., âgée de 24 ans, primipare, à terme, est apportée à l'hôpital le 26 novembre 1869, dans un état comateux avec des accès d'éclampsie, qui avaient commencé six heures auparavant.

Dans ces notes, je n'insisterai que peu sur les détails autres que ceux qui se rapportent aux injections de bromure de potassium.

Les accès semblent être devenus de plus en plus forts jusqu'au moment où je vois la malade. De 4 heures (heure de l'entrée) jusqu'à 6 heures et demie, elle a eu six à huit accès : ce sont des accès complets. Elle n'a pas perdu les eaux et le col effacé est dilaté, comme une pièce de 2 francs. Je lui fais une saignée de 500 grammes, une heure et demie après, forceps; puis débridement du col; enfant mort; elle perd environ 400 grammes de sang pendant l'accouchement.

Une demi-heure après, je lui fais des injections sous-cutanées de bromure de potassium. La solution est au quart (5 grammes pour 20), je lui injecte la moitié de la solution d'emblée, $2^{gr},50$ du sel; j'ai multiplié les piqûres de façon à en avoir quatre ou cinq. J'ai remarqué, qu'après avoir fait la deuxième piqûre, le siége de la première présentait un aspect particulier. Vu à la lumière du gaz, il se produisait une tache ayant 2 centimètres environ de diamètre; le centre de cette tache paraissait gris, et était entouré par une zone d'un brun foncé, en un

(1) *Bulletin de thérapeutique,* 30 avril 1870.

mot, rappelant absolument certains infarctus récents des reins ; ces taches apparaissaient successivement à toutes les piqûres que j'ai faites. Au bout de quelques minutes, de cinq à quinze, le centre, de gris qu'il était, devenait de plus en plus brunâtre, de sorte qu'à la fin, il n'y avait qu'une tache brune, mais qui a persisté toute la nuit ; je ne sais pas à quel moment elle a disparu, les ayant négligées jusqu'au moment où il y eut de nouvelles transformations sur lesquelles je vais revenir. Une demi-heure après, je lui injecte le reste de la solution, en tout 5 grammes de sel en une demi-heure.

Je n'insiste pas sur les détails de son état général, car, ayant perdu une assez forte quantité de sang et ayant été accouchée, il n'est pas possible de tirer des conclusions sur l'efficacité du bromure ; malgré cette médication active, les accès ont peu diminué, et lorsque je la revois à onze heures, elle était dans un état tellement désespéré, que ce n'était que par conscience que je me suis décidé à lui donner du chloroforme ; les attaques, quoiqu'elles ne fussent pas plus fréquentes, étaient plus fortes, et la malade ne semblait pas devoir résister encore une heure ; elle était toujours dans le coma, le pouls s'accélérait de plus en plus, la respiration des plus embarrassées s'entendait à l'autre bout de la grande salle des accouchées ; pupilles très-contractiles.

Je ne savais pas si le bromure de potassium, dans le cas où il aurait été absorbé, aurait quelque influence sur la chloroformisation ; aussi j'ai dû agir avec la plus grande prudence.

A mesure que je donnais le chloroforme, la respiration devenait de plus en plus facile, jusqu'au point de devenir presque silencieuse ; à ce moment le pouls devint petit et irrégulier et j'ai cessé le chloroforme.

Il y eut un instant d'émotion, car la respiration était devenue si facile et si calme qu'il fallait regarder de près pour savoir si la femme respirait réellement ; cette facilité dura de dix minutes à un quart d'heure, puis peu à peu, la respiration devenait de plus en plus bruyante ; j'ai donné de nouveau du chloroforme et la respiration redevint calme et silencieuse. J'ai recommencé ainsi à plusieurs reprises et à intervalles de plus en plus éloignés et je suis arrivé ainsi jusqu'à une heure un quart, c'est-à-dire pendant deux heures un quart sans attaque ; tandis que, jusque-là, elle avait des attaques en moyenne toutes les demi-heures.

A ce moment, comme il y avait une demi-heure que je ne lui donnais plus de chloroforme, et voyant les pupilles dilatées, j'ai tenté de la réveiller, elle eut une attaque que je crois par conséquent avoir provoquée; après cette attaque, je lui redonnai du chloroforme, le stertor disparut de nouveau.

Je fus appelé alors dans une autre salle et, pendant mon absence, elle a une autre attaque. Je la quitte enfin à deux heures après lui avoir donné du chloroforme pendant trois heures. Elle a eu ensuite une attaque à trois heures, puis une à quatre; elles se sont ensuite succédé de demi-heure en demi-heure jusqu'à six heures et demie, puis ont cessé pour ne plus reparaître. Je la revois à sept heures, elle a une fièvre marquée.

Je passe sur les autres détails. Elle reprend une sorte de demi-connaissance dans l'après-midi; mais ne retrouve véritablement sa connaissance que trois jours après.

Il faut cependant signaler ce fait, que le surlendemain, voyant qu'on a été obligé de la camisoler (elle voulait constamment se lever, elle parlait sans cesse, en un mot était très-agitée), je lui donne un julep avec 2 grammes de bromure de potassium; elle a continué à parler plus ou moins jusqu'à minuit, puis s'est endormie.

A aucun moment, jusqu'à sa sortie, il n'y eut le moindre accident du côté de l'utérus.

Du côté des piqûres par les injections sous-cutanées, j'avais négligé d'en suivre toutes les phases et ne les ai regardées que le cinquième jour, alors que l'une des eschares avait produit de l'inflammation autour d'elle. Seules, trois des piqûres ont donné lieu à des eschares; deux à la cuisse, l'une, la plus volumineuse, au bras, avec la chute de la rondelle de peau sphacélée est sortie du tissu cellulaire également mortifié, de façon à laisser, pour celle du bras, un trou dans lequel se serait logée une noisette; ces plaies se sont ensuite guéries sans rien présenter de particulier. La femme est sortie parfaitement guérie.

J'ai voulu signaler trois points dans cette observation :

1° Le peu d'efficacité de la perte du sang de l'accouchement forcé et des injections sous-cutanées du bromure de potassium ;

2 Le succès immédiat obtenu avec le chloroforme ;

3° La production d'eschares au niveau de quelques-unes des piqûres.

Je me demande de plus, en présence de cet aspect de la peau immédiatement après l'injection, aspect qui rappelait absolument les infarctus récents de certains viscères, si le bromure de potassium en solution au quart, peut être absorbé en injections sous-cutanées.

Méthode de la pulvérisation.—Le bromure de potassium a été employé par Sales Girons (1) *en pulvérisation*, par les voies aériennes, mais il a produit ainsi des accidents redoutables de bromisme.

Ce médecin prescrivit à son malade, homme de 50 ans, d'une forte constitution, atteint d'une laryngite ulcéreuse, de respirer deux fois par jour, pendant 2 à 3 minutes, la poussière obtenue avec son pulvérisateur, d'une solution contenant 50 centigrammes de bromure de potassium pour 250 grammes d'eau distillée.

Au bout de 8 jours, le malade était tombé dans un état grave d'intoxication bromique dont Sales-Girons eut la plus grande peine à le tirer.

Une autre observation de bromisme produit aussi par l'emploi de la pulvérisation est due à Marcq (2).

Un homme de 50 ans environ, de forte constitution et de bonne santé habituelle, était atteint depuis un an d'une laryngite ulcéreuse, à marche très-lente, mais progressive, sans rémission; pas de tubercules pulmonaires.

Quand on eut épuisé, pendant un traitement de 8 mois, médications et médicaments, les propriétés altérantes du bromure de potassium et son action anesthésique (des douleurs vives existaient au niveau du cartilage hyréoïde) le firent employer à 10 centigrammes par jour, dans de l'eau sucrée, concurremment avec quatre cuillerées d'huile de foie de morue, à l'exclusion du tout autre médicament. — Régime tonique. Un mieux sensible dans l'état général et local ne tarda pas à se manifester. Les douleurs laryngées diminuèrent graduellement; l'appétit se réveilla, l'assimilation se fit mieux. Après quinze jours, le malade, très-satisfait de son état, ne souffrait presque plus, mangeait bien, avait notablement repris de la chair et des forces. On pouvait croire l'affection enrayée. Le pronostic devenait favorable. Tout en persévérant dans ce traitement, le malade attachant une grande importance à se voir au plus tôt et radicalement débarrassé de toute sensation anormale au larynx, l'action locale du bromure fut augmentée, en le portant directement sur les

(1) *Revue médicale*, 30 juin 1866.
(2) *Union médicale*, 16 juin 1866.

parties affectées, au moyen d'un pulvérisateur : On fit une solution de 0,050 de bromure de potassium pour 250 grammes d'eau distillée ; et le malade pratiqua deux inhalations par jour, de deux à trois minutes de durée.

Huit jours après, le malade avait le teint jaune sale, les *yeux excavés*, la fixité étrange dans le regard, le visage sans expression, considérablement amaigri, les *jambes vacillantes et tremblantes ;* il était dans un *état réellement cachectique*, il était méconnaissable. Peu à peu, l'appétit s'était perdu ; des douleurs intenses étaient survenues dans le cuir chevelu, la nuit surtout. Les forces avaient diminué de jour en jour, et le tremblement s'était accru en proportion. Les battements de cœur habituels s'étaient rapprochés, en augmentant d'intensité, au point d'être intolérables. Pas de sommeil, état nerveux, agité. En revanche, le mal de gorge n'existait plus.

Une exploration minutieuse des organes ne révéla rien de particulier, ni aucun rapport de causalité avec l'état général constaté. Pouls petit, de 115 à 120, avec une pulsation manquant de temps en temps.

Aucune infraction ni exagération dans le régime ; mais le malade croyant à une exaspération du mal, et convaincu de l'efficacité du remède, avait fait trois pulvérisations par jour, en les prolongeant sans compter les minutes. Toutefois, la solution avait été renouvelée une seule fois. Moins d'un gramme de bromure avait donc été inhalé pendant les huit jours : en ajoutant les 80 centigrammes pris en potion, c'était un gramme 80 centigrammes, ce qui n'est pas extraordinaire, même en ajoutant les 2 grammes pris durant les jours précédents.

. L'idée d'une intoxication étant admise, il s'agissait d'éliminer le poison. Dès lors, abstention complète du bromure ; tisane de chiendent nitrée ; bains sulfureux tièdes peu prolongés, quotidiens, suivis de frictions stimulantes ; régime exclusivement lacté qui fut bien supporté.

Après huit jours, nulle reprise du mal pharyngien, sensibilité épigastrique tolérable, douleurs occipito-frontales diminuées, violentes seulement par exacerbations irrégulières, surtout nocturnes. Le lait était pris en abondance, avec une appétence marquée pour d'autres aliments qui répugnaient auparavant. Et pourtant la maigreur avait augmenté ; le teint toujours d'un jaune terreux aussi prononcé, forces nulles, tremblement des avant-bras, vacillation des jambes, même fréquence du pouls, meilleur aspect de la face. L'examen des organes ne révélait rien de particulier. Rien ne fut changé au traitement, sinon que la nourriture fut graduellement plus tonique.

Pendant 2 mois, l'affection continua à décroître, sauf quelques exacerbations momentanées des symptômes en voie de disparition. Les symptômes frappants furent : la persistance longtemps continuée de la maigreur, de la faiblesse générale, et surtout l'incertitude de la marche, alors surtout que la nourriture était depuis longtemps absorbée en notable quantité.

Le malade s'est remis complétement de cette crise longue et douloureuse. Il a repris des chairs et des forces ; le mal pharyngien semble guéri ; il n'y a plus de douleurs spontanées du côté, et l'on trouve à peine une sensation pénible à la pression au niveau de la partie gauche du cartilage thyroïde.

Vulpian a attiré l'attention sur les dangers et les inconvénients qu'a suscités entre ses mains le bromure de potassium (1). Il a observé quatre cas dans lesquels l'administration du bromure de potassium a produit très-rapidement des phénomènes graves qui ont consisté dans un affaissement considérable, de l'incontinence fécale et une adynamie profonde.

En lisant ses observations, il m'a paru que Vulpian avait augmenté et forcé beaucoup trop rapidement les doses d'un médicament qui ne doit être administré que d'une façon très-progressive.

CHAPITRE II

MODES D'ADMINISTRATION A EMPLOYER. — SURVEILLANCE DE LA PURETÉ DU MÉDICAMENT, DE SON ACTION ; DOSES ; DURÉE DU TRAITEMENT ; BROMISME ; CACHEXIE BROMIQUE. — ÉRUPTIONS CUTANÉES. — DIFFÉRENCES DANS LA TOLÉRANCE SUIVANT LES AGES. — ÉTAT MENTAL DES SUJETS SOUMIS AU TRAITEMENT.

Après avoir exposé aussi complétement que possible les travaux cliniques et physiologiques qui ont été faits sur le bromure de potassium, il me reste à dire de quelle façon je comprends le mode d'ad-

____

(1) *Bulletin de thérapeutique*, 30 mars 1870.

ministration de cet agent thérapeutique ; la surveillance de son action médicamenteuse, quels sont les phénomènes qui indiquent que la dose thérapeutique n'est pas assez forte et ceux qui apprennent qu'elle est exagérée ; quels sont les signes qui permettent de bien augurer de l'action du médicament, la durée qu'il faut donner au traitement, les caractères du bromisme ; certains accidents cérébro-spinaux qui en sont la conséquence, les états morbides secondaires qui résultent de la *cachexie bromique*, les éruptions cutanées que détermine ce sel et les modifications du caractère qui se manifestent chez les sujets soumis au traitement.

Il me restera à dire les différences que la tolérance et la posologie du bromure de potassium peuvent présenter chez l'adulte et chez l'enfant.

Ces considérations seront suivies d'observations personnelles au nombre de 107 dans lesquelles j'ai appliqué les principes que je viens d'énumérer et de conclusions sur la valeur thérapeutique du médicament dans ces nombreux cas d'affections et d'état nerveux.

§ I

MODE D'ADMINISTRATION DU BROMURE DE POTASSIUM. NÉCESSITÉ DE LE DONNER PUR.

Le premier point qui est capital, est de ne jamais se servir que d'un bromure pur, exempt d'iode, de sulfate de potasse et de chlorure de potassium.

Ainsi que l'ont signalé Martin et Adrian, le bromure de potassium est loin d'avoir toujours un état de pureté suffisante ; sur dix échantillons examinés par Adrian, provenant des principales fabriques qui alimentent la pharmacie, — un seul pouvait être excepté, tous les autres renfermaient des corps étrangers ; ainsi, de l'alcali libre, du carbonate de potasse non combiné au bromure, de l'iodure de potassium, du chlorure de potassium et du sulfate de potasse.

La proportion des matières étrangères au bromure était en moyenne de 10 à 15 pour 100.

Un examen superficiel ne peut servir à apprécier le degré de pureté de ce sel, vu la ressemblance qui existe entre les cristaux du bromure de potassium et ceux de l'iodure et du chlorure de la même base. Un bel échantillon sous le rapport de la blancheur, de la grosseur et de la régularité des cristaux peut être, à l'analyse, un des plus impurs.

L'iodure de potassium se trouve, maintenant qu'il est cher, moins fréquemment mêlé au bromure que le chlorure de potassium et la potasse libre ou carbonatée.

L'on comprend aisément qu'il ne soit pas indifférent de faire prendre à un malade tel ou tel produit vendu sous le nom de bromure pur; aussi le médecin doit, s'il veut réussir dans le traitement, s'assurer lui-même de la qualité du médicament, ou en faire faire une analyse soignée. L'expérience m'a appris, pour l'épilepsie, entre autres, qu'il était de la plus grande importance de surveiller la pureté de ce sel.

Aussi j'ai pris l'habitude de faire analyser le bromure que prennent tous mes malades, tout en me réservant de l'essayer moi-même au moyen des procédés simples que chacun connaît: l'épreuve en particulier par l'amidon et l'acide nitrique ou le bichlorure de mercure seul, pour reconnaître l'iodure de potassium; celle par le nitrate d'argent et l'ammoniaque pour déceler l'existence du chlorure (1).

Quant au mode d'administration du bromure, je me suis toujours conformé aux règles suivantes qui permettent encore d'éviter la fraude, à laquelle sont exposés les malades qui se servent de sirops tout faits d'avance.

Les malades versent chaque matin, dans un verre rempli d'eau, la quantité de bromure pesée d'avance, additionnent ou non cette eau d'un peu de sirop d'écorces d'oranges amères et en boivent le liquide en deux moitiés, l'une au commencement du déjeuner, l'autre au commencement du dîner. J'ai souvent remarqué que l'ingestion du bromure

(1) La présence de l'iodure de potassium se reconnaît :

1° En ajoutant au bromure de potassium, de l'amidon et de l'acide nitrique ; la coloration bleue indique la présence de l'iode;

2° En traitant la solution suspecte par le bichlorure de mercure qui ne donne rien avec le bromure pur, et qui forme avec l'iodure de potassium un très-beau précipité rouge de biodure de mercure.

La présence du chlorure se reconnaît par l'action successive du nitrate d'argent et de l'ammoniaque en excès. La solution ammoniacale sursaturée par l'acide nitrique reproduit à l'état de chlorure d'argent tout le chlorure de potassium primitivement mêlé au bromure.

avant les repas mettait les malades à l'abri de la sensation pénible épigastrique que provoque quelquefois ce médicament pris à jeun.

Je recommande aussi aux personnes qui prennent du bromure de
l'avaler sans le garder dans la bouche; en agissant ainsi je les expose
moins à la carie dentaire que peut produire le contact du bromure.

§ II

CRITERIUM D'ACTION THÉRAPEUTIQUE. — DOSES. — SURVEILLANCE DE L'ACTION MÉDI-
CAMENTEUSE DU BROMURE DE POTASSIUM. — HYGIÈNE DE L'INDIVIDU TRAITÉ.

Doses. — *Criterium d'action thérapeutique.* — Il faut continuellement
surveiller les effets physiologiques du médicament si l'on veut amélio-
rer ou guérir l'épilepsie, et si l'on veut éviter les accidents de bromisme.

En premier lieu, il est nécessaire d'étudier souvent chez le malade, l'état des actes réflexes qui appartiennent au bulbe et à la
moelle.

Je me suis jusqu'à présent très-bien trouvé d'explorer entre autres
l'état de la nausée, du larmoiement et de la toux que l'on détermine
en introduisant une cuiller à la base de la langue jusqu'à l'épiglotte ;
celui de l'éternument et du larmoiement produits par la titillation des
narines et des fosses nasales avec les barbes d'une plume.

On sait que la nausée et le vomissement que l'on produit en introduisant une cuiller à la base de la langue nécessitent l'intervention de la
moelle allongée et de la partie supérieure de la moelle épinière, par
suite de la transmission aux noyaux d'origine des nerfs qui mettent en
activité les muscles abdominaux et diaphragmatiques, d'impressions
transportées par les nerfs glosso-pharyngiens, linguaux et pneumogastriques.

L'acte réflexe, nausée, ne peut donc se faire que par l'intermédiaire
des parties supérieures de la moelle et plus précisément de ses régions
postéro-latérales, celles qui jouent le plus grand rôle dans les convulsions épileptiques. Eh bien, le bromure de potassium a une action
évidente sur cette partie de la moelle épinière ; il diminue et supprime la
nausée réflexe et les autres actes réflexes dont j'ai parlé, et agit comme
un sédatif sur la force excito-motrice de la moelle.

C'est en observant ces actes réflexes que je puis me rendre compte de l'influence que le médicament exerce sur le bulbe au point de départ des phénomènes épileptiques, et connaître la dose qu'il faut atteindre chez tel ou tel individu pour être en droit de dire que l'on a fait tout ce qu'il fallait contre sa maladie. J'ai l'habitude d'augmenter les doses jusqu'à ce que je sois arrivé à supprimer complétement la nausée réflexe et à promener jusqu'à l'épiglotte un levier en bois.

Dans l'ignorance où l'on est le plus souvent des doses réellement curatives des médicaments et dans l'impossibilité où l'on se trouve de se rendre compte de leur action intime, il m'a paru favorable d'avoir pour le bromure de potassium des indices de dose thérapeutique, qui permettent d'en augmenter, ou d'en diminuer rationnellement les quantités et de graduer l'intensité de la médication d'après des données physiologiques.

J'ai été heureux, du reste, de voir **M. Cl.** Bernard, que j'avais entretenu de cette question, approuver ma manière de procéder, dans ses dernières leçons au collége de France.

Besson, élève de Sée, a aussi adopté ce *criterium* d'action thérapeutique.

J'ai l'habitude depuis plusieurs années d'employer ce *moyen d'épreuve*, chez tous les malades que je soigne et d'étudier l'état de ces actes réflexes avant de commencer l'administration du bromure, puis je continue à faire ces examens pendant toute la durée du traitement, tous les huit jours, tous les quinze jours au plus.

J'augmente la dose, jusqu'à ce que je sois arrivé à supprimer entièrement la nausée réflexe; et alors je cesse de l'augmenter et ne lui fais plus subir que de légères variations.

C'est ainsi que j'ai obtenu des résultats satisfaisants chez 40 malades dont j'ai commencé le traitement il y a six ans.

Le bromure de potassium a supprimé la nausée réflexe chez 37 d'entre eux, qui ne présentent plus de phénomènes épileptiques depuis quatre ans au moins, sur ce nombre 17 peuvent être considérés comme guéris; 18 sont améliorés, 2 ne le sont pas.

Quant aux 3 autres malades dont la nausée réflexe n'a pu être supprimée, un seul est amélioré.

En agissant ainsi, je me suis assuré que les doses à employer variaient de 50 centigrammes à 12 grammes par jour.

La dose à donner varie en effet suivant l'âge, la constitution, la force, et suivant la maladie. Elle doit, en général, être faible dans la première enfance et dans la vieillesse, elle peut être souvent aussi forte, sinon plus forte dans l'enfance que dans l'âge adulte.

La dose doit être très-peu élevée chez les malades impotents, infirmes, alités, chez ceux qui prennent peu d'exercice. Il m'a paru que la non-tolérance et le bromisme qui se produit quelquefois avec une étonnante rapidité tenaient principalement à l'absence ou à la faiblesse de la perspiration cutanée et de l'élimination du médicament par les sécrétions.

Aussi il est indispensable de surveiller l'appétit des malades et de les engager à prendre de l'exercice, à aider à l'entretien d'une perspiration cutanée suffisante, et de provoquer même la sueur par des moyens naturels.

Des diurétiques doivent être régulièrement donnés pour favoriser la sécrétion urinaire et l'élimination du bromure de potassium par les reins, afin d'empêcher certaines éruptions cutanées du caractère le plus désagréable pour les malades, et l'emmagasinement du médicament dans l'organisme. Le fer doit être fréquemment associé au bromure de potassium, pour empêcher l'anémie et la cachexie qu'il produit assez souvent

En second lieu, on peut juger par d'autres signes que la nausée réflexe, que le médicament n'est pas donné à dose assez élevée; ainsi l'absence de lassitude, de courbature, d'action anti-anaphrodisiaque, hypnotique, sédative générale indiquent certainement que le malade n'est pas suffisamment impressionné par le remède.

§ III

PRONOSTIC DE LA MÉDICATION. — DURÉE DU TRAITEMENT PAR LE BROMURE DE POTASSIUM.

C'est sur les indications exposées ci-dessus que je fonde le pronostic de la médication; aussi la lassitude, les effets sédatifs généraux, l'influence hypnotique, la facilité de suppression des actes réflexes, l'action anti-anaphrodisiaque, sont de bons augures; mais lorsque l'excitation génitale est déterminée par le bromure, et à plus forte raison lorsqu'elle ne disparaît pas, il est à croire que le bromure de potassium ne produira aucun effet satisfaisant.

La durée du traitement d'un épileptique ne saurait être aujourd'hui indiquée, sans s'exposer à l'erreur.

La thérapeutique curative du mal comitial est trop récente pour que l'expérience ait pu se prononcer définitivement à cet égard.

Le nombre des observations d'épileptiques qui sont restés guéris depuis dix ans et plus, n'est pas assez considérable, pour que l'opinion soit fixée. J'ai publié sur ce sujet une première série de faits tirés de la pratique d'Herpin (1), et j'ai donné un exemple qui devra être suivi. Ce sont, en effet, des observations de longue durée, qui autoriseront un jugement définitif sur la durée du traitement de l'épilepsie.

Jusque-là, en présence des rechutes survenues après six, huit ans et même plus, je considère que cette durée doit être au moins de dix ans ; et j'inclinerais à penser que le bromure de potassium doit rester, pour ainsi dire, un *aliment* pour l'épileptique qu'il a guéri, ou dont il a suspendu la maladie.

§ IV

ACCIDENTS ET PHÉNOMÈNES MORBIDES QUI RÉSULTENT DE L'ADMINISTRATION DU BRO-
MURE DE POTASSIUM.

1° *Bromisme*. — Le bromure de potassium peut produire quelquefois, soit du bromisme dont il est nécessaire de connaître les signes avant-coureurs, soit quelques accidents du côté des voies respiratoires, soit des états morbides secondaires qui dépendent de la cachexie bromique, soit des éruptions cutanées.

Le bromisme survient de deux façons différentes, l'une brusque, l'autre lente, dans des conditions pourtant identiques de doses, de durée de traitement, d'âge et de condition des individus.

Le bromisme apparaît chez des individus qui sont soumis depuis plusieurs mois, plusieurs années, à des doses de 4 à 10 grammes, sans qu'on puisse déterminer rigoureusement la raison d'être de l'intoxication à un moment, plutôt qu'à un autre.

J'ai vu le bromisme, succéder en peu de jours à des doses de $1^{gr},50$ à 2 grammes, lorsque les malades étaient alités.

(1) *Bulletin de thérapeutique*, 15 mars 1870.

La température extérieure ne m'a pas paru exercer la moindre influence sur la genèse de ces accidents.

La forme rapide, brusque du bromisme, s'est présentée de la façon suivante, chez des malades qui, depuis trois à quatre ans, prenaient du bromure de potassium aux doses de 6 à 10 grammes :

Titubation, difficulté considérable de la marche, impossibilité de s'exprimer, abaissement des paupières, somnolence, céphalalgie, diarrhée, regard éteint, stupeur ; en même temps, l'écriture est tremblée, mal tracée, les phrases sont écrites d'une façon à peu près incompréhensible, parce qu'il y manque des portions de mots, des mots entiers. Dans des pages que je me suis fait écrire, des mots sont répétés plusieurs fois ; des lettres sont mises à la place d'autres. Ainsi, un malade très-instruit m'a écrit le jour même des accidents : « Je suis allé damir par cette grante chateur rue ru faubg Poiss. et de là rue basse du Rempart. En revenant, il m'a pris un tel mal tête que j'allais tout branlant et qu'arrive au teinleries j'ai été très-fontint de marreur sur un instant, sur un totoir. Après pis tous mes effons pour arri chez gaiffer à laquelle je racontai tout et qui ne m'aurut pas fait donner un verre beau, j'allai en trébuchant jusqu'à la mai on je me nus au bot, là on me mit de sinaspismes de soldes d'eau sédative sur le front, puis à mesur que cela n'au n'arrive, je buvais j'allais à la selle jusqu'à ce matin » (sic).

La langue devient au bout de quelques heures, rouge, sèche et large. Les malades ont très-soif.

Dans ces cas, il faut supprimer de suite l'administration du bromure de potassium. J'ai vu des accidents céder en quelques jours à des bains de vapeur sèche, à du café noir, à des purgatifs, à des tisanes diurétiques et à une alimentation liquide très-nourrissante.

La forme lente du bromisme, s'annonce à l'avance par des signes très-significatifs et peut se présenter sous deux aspects entièrement différents.

Dans le premier cas, l'intoxication lente s'annonce par un teint blanc mat de la peau et surtout de la peau de la face, par de l'hébétude, de la stupeur, de la sécheresse de la bouche dont le mucus devient collant ; un amaigrissement considérable ; par de la titubation ; par un sommeil profond ; par de la difficulté de parler et de trouver les mots : puis le malade tombe dans un état adynamique profond ; le teint est jaune sale, les yeux sont caves et fixes, le visage est amaigri, l'expression est celle de la stupeur et de l'hébétude; l'individu est dans un état de profond abattement, d'anéantissement; la vue est excessivement affaiblie, l'ouïe est dure, la parole est hésitante, la voix éteinte, la conception des idées difficile, la mémoire obscurcie, les gencives sont douloureuses, quelquefois rouges, tuméfiées; la langue, les lèvres, la muqueuse buccale présentent un mucus filant; les narines sont obstruées par un mucus épais et des croûtes jaunâtres; la déglutition est difficile lorsque le malade la tire hors de la bouche, les mains tremblent aussi pendant les mouvements volontaires, il existe en même temps de la diarrhée. Dans ces conditions, la station debout, la marche sont impossibles; car l'individu trébuche et a toutes les apparences de l'homme ivre.

Je n'ai jamais manqué, lorsque je trouvais des malades dans cet état, d'étudier leur sensibilité générale et je n'ai jamais observé la moindre différence d'avec l'état normal. Il n'en est pas de même des actes réflexes qui ont pour siége l'arrière-gorge et dont je n'ai jamais pu provoquer la manifestation dans de semblables circonstances.

Lorsque cet état d'intoxication s'aggrave, les individus tombent dans un coma de moyenne intensité, avec fièvre, et présentent alors quelquefois du catarrhe pulmonaire auquel ils peuvent succomber.

Lorsque le bromisme s'améliore, le malade reste pendant quelques jours somnolent, endormi, hébété; il est nécessaire de le faire manger, mais la difficulté de la déglutition est parfois si grande que l'on ne peut que faire avaler des aliments liquides, qui reviennent souvent par le nez. Dès que la fièvre a cessé, l'on trouve le pouls excessivement déprimé.

Tous les phénomènes vont du reste rapidement en décroissant, aussitôt que la médication instituée répond à la cause des accidents.

Le traitement qui m'a toujours le mieux réussi consiste d'abord dans la suppression du bromure, puis dans des bains de vapeur sèche, des tisanes sudorifiques et diurétiques, dans du café noir, une forte alimentation liquide, lait, bouillon, jus de viande, extrait de viande, vin et dans des lavements d'eau simple.

Dans le second cas de bromisme lent, l'on observe des accidents cérébro-spinaux caractérisés par un délire général qu'accompagnent des hallucinations, des idées de persécution, des violences, de l'ataxie des membres et de la langue, du trouble de la parole. J'ai eu récemment encore l'occasion d'observer dans ces conditions un malade qui m'avait été adressé par un médecin de province, comme atteint de folie simple.

Je trouvai, à ma première visite, ce malade dans une chambre d'hôtel, en proie à une agitation furieuse, criant à l'assassin, appelant le commissaire de police. Il avait des hallucinations terrifiantes de l'ouïe, entendait la voix d'un homme qui lui parlait par le trou d'un mur, sentait de la pluie l'inonder, voyait des cordes que l'on tendait auprès de son lit, ne reconnaissait plus les siens, se désespérait et avait cherché à se suicider. Dans un moment d'exaltation, il venait de jeter des meubles par la fenêtre.

Ce malade était traité comme épileptique depuis plusieurs mois. Le bromure de potassium avait été porté, depuis quelques mois, aux doses de 6 à 8 grammes. Dix jours avant le développement de ces accidents, il était survenu de l'abattement; le caractère était devenu très-méchant, et il avait perdu peu à peu la conscience de son état.

Deux heures après l'état d'exaltation que je viens de décrire, je trouvais ce malade abattu, ayant l'œil terne, les mouvements lents, la marche difficile, un peu titubante, les mains très-tremblantes lorsqu'elles étaient détachées du corps; le lancement des pieds, le port en avant des doigts se faisaient en zigzag au lieu d'être précis et droits; la langue était tremblante ainsi que les lèvres et les sillons naso-labiaux lorsque le malade ouvrait la bouche et tirait la langue, la parole était gênée, bredouillée. — La sensibilité au tact et à la douleur était entière, mais la nausée et le larmoiement produits par le contact d'un corps étranger sur l'épiglotte étaient absents; il en était de même du larmoiement, de l'éternument que l'on détermine en titillant le nez avec les barbes d'une plume.

L'apyrexie était complète. — La mémoire était absente ainsi que tout sentiment d'affection et de famille. — Le caractère était très-ombrageux. Il avait encore des hallucinations, entendait que l'on complotait contre lui, se refusait à manger, à boire parce qu'il croyait qu'on voulait l'empoisonner.

Le médecin dans la maison duquel je le fis placer et deux internes de nos hôpitaux pensèrent que ce malade était atteint de paralysie générale, et refusèrent d'admettre tout d'abord le diagnostic que je portais : à savoir que nous avions à faire à une variété de bromisme, et que, dans dix jours, cet individu serait guéri.

Mon diagnostic se fondait sur les antécédents du malade, la marche rapide des phénomènes, sur la prédominance de l'état d'abattement, sur les caractères du regard, sur la démarche titubante, l'apparence de l'ivresse, l'absence de l'inégalité pupillaire.

Le traitement fut fait en conséquence : bains de vapeur sèche, lavements fréquents d'eau simple, un purgatif, alimentation tonique, café noir, eau rougie.

Sept jours après, les hallucinations, le délire, l'amnésie, l'abattement, la titubation, l'ataxie avaient complétement disparu, et treize jours après être arrivé à Paris, ce malade retournait guéri dans sa province.

2° *Toux.* — J'ai observé assez fréquemment chez des femmes, des enfants et des adolescents qui prenaient de 5 à 6 grammes de bromure, *une toux sèche, quinteuse*, avec respiration difficile, suivie de vomissements muqueux ou alimentaires et survenant par accès de deux à trois heures, surtout le soir ou pendant le repos au lit. Par sa forme, cette toux se rapproche tout à fait de celle de la *coqueluche.*— Je l'ai vue durer des mois entiers, mais, au contraire, cesser rapidement lorsque le traitement est suspendu.—J'ai pu pourtant quelquefois l'arrêter en donnant au malade de la morphine ou de la belladone.

3° *Etats morbides secondaires dépendant de la cachexie bromique.* — A côté des accidents que l'on a désignés sous le nom de bromisme, il est nécessaire de réserver une place importante à ce que j'appellerai la cachexie bromique.

Cet état morbide, qui se caractérise par une décoloration considérable de la peau, des muqueuses, des bruits de souffle vasculaires, de la langueur dans les mouvements et dans le regard, un état de débilitation générale, de l'amaigrissement, doit être pour le médecin, l'objet d'une sérieuse attention et d'une incessante observation. Il est facile d'y remédier, lorsqu'on le reconnaît à temps; mais j'ai vu des malades qui, ayant cessé de venir à ma consultation, avaient continué à prendre du bromure de potassium à haute dose, avaient suivi des ordonnances que je leur avais antérieurement données, et avaient été atteints, consécutivement à de la cachexie bromique, d'affections de la plus grande gravité et rapidement mortelles.

C'est ainsi que j'ai observé un anthrax gangréneux de la nuque, un érysipèle ambulant, une pneumonie, une entéro-colite cholériforme, qui tous ont présenté le caractère dit typhoïde, adynamique et ont été suivis de mort.

L'état *adynamique* a été le trait commun de ces affections différentes. Les parents de tous ces malades m'ont dit qu'ils avaient pâli depuis quelque temps, qu'ils avaient maigri, qu'ils ne mangeaient plus régulièrement, qu'ils étaient toujours somnolents et que leur regard était éteint.

Quant à l'explication à donner à ces faits, je pense que la *cachexie* et *l'adynamie bromiques* avaient mis ‹ ‹ us dans des conditions défavorables, pour supporter une maladie quelconque; j'ai observé, en effet, qu'aucune réaction ne s'est faite chez eux pendant le cours de la maladie, et que les signes pronostiques les plus graves se sont déclarés dès le début.

Je crois devoir conclure de ces accidents redoutables que tout malade qui prend du bromure de potassium à des doses dépassant 5 grammes par jour, doit être observé par un médecin tous les quinze jours au moins, et je considère comme dangereuse l'habitude qu'ont les pharmaciens de délivrer du bromure de potassium sur le vu d'ordonnances médicales qui ont déjà servi. Cette pratique des pharmaciens résulte, du reste, il faut le reconnaître, de la conduite du malade qui voyant son médecin lui ordonner un médicament pendant des mois, des années entières, se persuade qu'il peut se priver d'aller le consulter et se pourvoir seul du médicament. Mais il est du devoir des pharmaciens de ne pas se prêter à cette tendance. Aussi je crois bon de signaler les dangers qui en résultent et qui, dans un cas, auraient amené, sans mon intervention, une demande en dommages-intérêts contre un pharmacien.

4° *Eruptions cutanées produites par le bromure de potassium.* — Quatre éruptions diverses peuvent se montrer sur la peau des individus qui prennent du bromure de potassium.

1° En premier lieu, une éruption partielle d'acné, que l'on peut comparer à l'acné simple et à l'acné indurée ; elle se produit en général peu de temps après le début du traitement, lorsque les doses du médicament sont de 3 à 4 grammes.

L'éruption est précédée de démangeaisons assez incommodes, et se produit surtout sur la poitrine et la face; dans le premier cas, elle se

montre plus spécialement sur les épaules, et dans le second sur le front,
le nez et les ailes du nez.

La forme des boutons est tout à fait celle de l'acné simple et de l'acné
indurée ; c'est ainsi qu'on voit apparaître de petites pustules d'un rouge
violacé, ayant à peine le volume d'une tête d'épingle et entourées d'une
auréole rouge et dont le sommet présente rapidement une teinte blanche
jaunâtre. La pustule est très-dure à sa base, et reste dans le même état
pendant un certain nombre de jours, un mois parfois; puis elle se
vide de son contenu et laisse à sa place un noyau ferme et une teinte
rouge intense qui persistent très-longtemps et sont accompagnés d'une
légère tuméfaction.

Les pustules apparaissent en quantité très-variable; mais leur nombre
s'accroît surtout lorsque les doses du médicament sont fortes; rien
n'est moins régulier à cet égard. Certains états de la peau paraissent
favoriser la multiplicité de ces boutons, ainsi son épaisseur et sa lu-
bréfaction par une sécrétion grasse. Les individus lymphatiques et sanguins y sont plus spécialement prédisposés.

Cette éruption est aussi plus abondante dans la jeunesse et l'âge adulte.

Le nombre des pustules est alors quelquefois si considérable, que la
face en est couverte et notablement défigurée.

Les saisons chaude et froide n'ont aucune influence sur leur production.

La durée de ces pustules est très-variable, de huit jours au moins et
même plus. Du reste, cette durée est complétement en rapport avec la
persistance des fortes doses de bromure de potassium; c'est ainsi qu'un
malade qui présente une forte éruption acnéiforme avec des doses
de 5 grammes et au-dessus, voit diminuer le nombre des pustules
lorsqu'il ne prend plus que 3 grammes et moins encore.

Les pustules laissent le plus souvent à leur suite, une tache d'un
rouge plus ou moins vif, sous laquelle persiste un noyau induré.

2° La seconde éruption n'a son analogue dans aucune des affections
connues de la peau.

Elle consiste dans l'existence aux membres inférieurs, rarement
ailleurs, de plaques de forme allongée, ou assez exactement arrondies,
de plusieurs centimètres de diamètre, à bords mamelonnés, d'une
teinte rosée ou rouge-cerise générale, mais jaunâtre, en quelques points,
comme si du pus était infiltré sous l'épiderme.

Le siége de prédilection est le mollet, même lorsque l'éruption récidive. — Chez deux de mes malades qui en ont eté atteints trois et quatre fois, les plaques se sont toujours montrées au mollet.

Le centre des plaques est quelquefois mamelonné comme les bords ; ces mamelons sont formés par des pustules acnéiformes qui se sont groupées pour constituer des tumeurs ; ils peuvent faire à la surface de la peau une saillie de 3 à 4 millimètres et ont une base très-dure ; ces mamelons restent arrondis pendant quelques jours, puis ils s'affaissent en partie, lorsque leurs sommets laissent suinter une sérosité puriforme. On voit alors, au centre de chaque mamelon, une dépression ombiliquée par laquelle suinte un liquide crémeux qui, en se séchant, forme des croûtes jaunâtres épaisses.

Ces mamelons sont très-douloureux au moindre toucher, et la marche en est parfois rendue impossible. Il est à noter que le centre déprimé des mamelons est le siége d'une insensibilité absolue au tact et à la douleur.

Ces mamelons sont entourés d'une aréole rougeâtre et d'un peu d'œdème.

Ils s'affaissent lorsque le liquide qu'ils renferment s'en est échappé ; mais cet affaissement est très-lent, et le suintement, qui peut durer un an, donne facilement naissance à des croûtes épaisses très-tenaces.

Ces plaques présentent quelquefois une persistance inouïe, parce qu'elles sont entretenues par des éruptions successives de nouveaux groupes de pustules et de nouveaux mamelons.

J'ai vu deux malades chez qui les tumeurs des jambes avaient été remplacées par des *ulcères atoniques*, ressemblant au rupia, dont le fond rosé présentait l'apparence de végétations et exhalait une odeur fétide. La pression sur ces ulcères déterminait une douleur analogue à celle des plaies par coupure des doigts. Ces ulcères se sont plus tard recouverts de croûtes épaisses, d'une couleur jaunâtre sale, et d'une odeur fétide.

Chez un de ces malades la durée de ces *ulcères* a été de trois mois, et chez le second de sept mois.

Je n'ai jamais observé de tuméfaction ganglionnaire concomitante, ni de fièvre.

Lorsque ces tumeurs et ces ulcères guérissent, ils laissent à leur suite des traces indélébiles consistant en taches jaunâtres couvertes de squammes ; pendant les premiers temps, on sent dans le tissu cellulaire sous-cutané des noyaux au niveau desquels les malades accusent des démangeaisons, et même des douleurs, des crampes.

Le diagnostic de ces tumeurs et de ces ulcères (1) a embarrassé plus d'un médecin à qui mes malades avaient été demander conseil, et j'ai vu des confrères qui n'ont voulu croire que c'était là une éruption bromurée que lorsqu'elle eut disparu en quelques jours, sous l'influence de la suspension du médicament.

Il suffit, en effet, le plus souvent, de quatre à six jours de non-administration du bromure de potassium pour que l'éruption disparaisse.

Outre ce diagnostic, que l'on pourrait appeler négatif, on peut reconnaître la nature de ces tumeurs par l'existence simultanée de pustules d'acné sur d'autres parties du membre et du corps, par l'aspect des mamelons qui sont évidemment formés par la réunion de plusieurs pustules d'acné groupées dans un petit espace, par l'apparence ombiliquée et l'insensibilité du centre des mamelons, par le suintement séro-purulent qui s'y fait et enfin, par la connaissance de la médication bromurée.

Le développement complet de ces tumeurs se produit ordinairement d'une façon rapide en quelques jours.

La durée de ces saillies varie nécessairement suivant que les doses sont fortes ou faibles, mais il m'a paru aussi ressortir de l'observation de mes malades, que cette durée est bien plus longue chez ceux qui sont sujets aux affections cutanées, et en particulier aux éruptions de nature dartreuse. Une malade en particulier, placée dans cette dernière condition, a continué à présenter plusieurs de ces tumeurs aux jambes, bien que la dose du bromure de potassium eût été abaissée à deux grammes.

J'ai remarqué aussi que ces tumeurs se formaient plus souvent l'hiver.

Le traitement que j'ai suivi, dans ces cas, a consisté à faire usage de cataplasmes de farine de fécule, lorsque la rougeur et l'érythème périphériques étaient intenses, à éviter des marches fatigantes, à tenir le membre malade dans une position horizontale. Des applications continues de cérat opiacé ou d'eau alcoolisée m'ont donné les meilleurs résultats.

L'ouverture prématurée des pustules ne m'a pas paru favorable.

(1) Planche 1.

3° Le troisième genre d'éruption que j'ai observé est plus rare que les autres. Je ne l'ai vu que trois fois; il consiste dans des plaques rouges légèrement saillantes à la surface de la peau; elles sont plates et unies, de forme très-variable, longues, oblongues, à bords nets ou irréguliers, d'une largeur de 4 millimètres à 2 centimètres, d'une longueur également variable, qui a été, dans un cas, de 6 centimètres.

La couleur est celle dite pelure d'oignon, dans le centre, et d'un rouge cerise à la circonférence; ces deux teintes existent sur une grande largeur.

La saillie qu'elles forment est très-légère et comparable à celle des plaques d'urticaire. Elles sont supportées sur un fond ferme, mais élastique au toucher, comme dans l'érythème noueux qu'elles rappellent de la façon la plus exacte par la forme des élevures, la nodosité qui supporte chacune de ces taches, et la réapparition de certaines taches par le frottement. Leur rougeur disparaît momentanément à la pression. Les plaques blanchissent lorsque les malades contractent les muscles sous-jacents ou compriment les parties environnantes. Les malades y ressentent des démangeaisons, le soir en se couchant, la nuit et lorsque la température est très-élevée; la pression à leur niveau est peu ou pas douloureuse. Leur venue est annoncée par des démangeaisons et par des douleurs dans les membres, par une sorte de raideur. Les douleurs préliminaires ont été, dans un cas, tellement intenses que la malade a dû prendre le lit quatre jours avant l'apparition des taches.

Les mouvements de la totalité des membres ont été dans un cas très-douloureux.

Les élevures se montrent sur les membres inférieurs et supérieurs, le tronc, et épargnent la face; leur nombre est au moins de quatre ou cinq dans chaque membre et de douze à quinze au plus. Elles paraissent et disparaissent avec la même rapidité, mais laissent toujours après elles la nodosité sous-dermique.

Dans un cas, les moitiés inférieures des deux membres inférieurs se sont tuméfiées et ont été le siége, pendant quatre jours, d'un œdème bien caractérisé.

Je n'ai vu qu'une fois, une véritable réaction fébrile générale, caractérisée par une élévation de température axillaire (38°2'), de la sécheresse de la peau, par l'accroissement du nombre des pulsations (92 à 104) pendant cinq jours, puis par une sueur abondante.

Dans ces cas, je recommande beaucoup aux malades de boire des boissons diurétiques simples et nitrées, et de prendre des laxatifs.

Les voies digestives ne m'ont présenté, que dans deux cas, l'aspect saburral de la langue, la diminution de l'appétit. Dans le troisième cas, elles étaient à l'état normal.

J'ai observé cette éruption pendant l'hiver seulement.

La durée de cette éruption a été de douze jours chez les malades qui ont eu la fièvre, et de six mois chez celui qui n'a pas eu de fièvre ; chez ce dernier, l'éruption ne s'est pas présentée tout ce temps avec la même intensité qu'au début, mais elle n'a réellement cessé qu'avec la venue de la saison chaude.

Quelques jours et même quelques semaines après la disparition des élevures et de toute espèce de rougeur, on sent encore, dans les parties correspondantes du tissu sous-cutané, des nodosités élastiques légèrement douloureuses à la pression.

J'ai constaté, une fois, une teinte jaunâtre ecchymotique de la peau, là où avait existé une de ces élevures.

L'apparition de ces élevures a coïncidé avec des doses assez élevées et, en tous cas, prolongées de bromure de potassium ; c'est ainsi que les deux malades prenaient depuis trois ans de 4 à 5 grammes de médicament.

La première fois que je vis cette éruption, je pensai avoir affaire à un érythème noueux, en raison des douleurs des membres, de la forme de ces élevures, de leur couleur, de l'induration de leur base, mais elle présentait aussi, avec l'urticaire, un caractère commun, la disparition et la réapparition des plaques sous l'influence de la chaleur et des frictions.

La marche de l'éruption, sa durée et certains de ses caractères, m'ont fait penser que c'était une affection entièrement artificielle.

Ainsi, elle a persisté six mois, chez un malade, tandis que la durée maximum de l'érythème noueux et de l'urticaire est de trois semaines ; si, dans l'érythème noueux, la durée est plus longue, on voit les tumeurs s'ulcérer, tandis que, dans l'érythème noueux, le diamètre maximum des taches est de 2 à 3 centimètres, il a été chez mes malades de 6 centimètres.

L'érythème noueux s'accompagne toujours de fièvre, ce qui n'a pas eu lieu chez un de mes malades.

Ce n'était pas de l'urticaire, parce qu'on ne trouve jamais l'éruption ortiée accompagnée de nodosité sous-cutanée; et pourtant cette affection artificielle se rapproche considérablement de l'urticaire par la couleur centrale et la teinte périphérique de ses élevures, par leur disparition et leur réapparition rapide et par la facilité de leur production sous l'influence des frictions, par l'existence d'un œdème dans les membres atteints.

Cette éruption artificielle m'a paru tenir à la fois de l'érythème noueux et de l'urticaire. Un de mes malades que j'avais envoyé à un célèbre spécialiste en maladies de peau, sans lui dire le traitement qu'il suivait, m'a apporté son ordonnance avec la mention : érythème ortié.

Chaque fois, j'ai diminué pendant un certain temps la dose de bromure que j'ai ramenée à 2 grammes.

4° Plusieurs de mes malades ont été aussi atteints d'eczéma sécrétant des jambes et de pityriasis très-étendu du cuir chevelu. Cette variété d'eczéma ne cède que lorsque les doses du médicament sont éloignées ou supprimées.

Ces éruptions diverses n'exercent aucune influence favorable sur l'épilepsie ainsi que le démontrent 41 observations, ayant six ans de date, de malades qui ont été soumis au traitement par le bromure de potassium.

Parmi ces 41 épileptiques, 30 ont eu de l'acné, 11 n'en ont jamais eu.

Parmi les 30 atteints d'acné, 13 peuvent être considérés comme guéris, 7 sont améliorés, 10 ne présentent aucune amélioration.

Parmi les 11 autres, 6 peuvent être considérés comme guéris, 3 comme améliorés, 2 ne présentent aucune amélioration.

Ainsi l'éruption cutanée n'a eu aucune influence; ceux qui n'en ont pas eu ont guéri un peu plus que ceux qui en ont eu.

§ V

DIFFÉRENCES DANS LA TOLÉRANCE DES ENFANTS POUR LE BROMURE DE POTASSIUM
ET DANS LA TOLÉRANCE DES ADULTES. — ANALYSES D'URINES.

Ces différences sont notables : j'ai souvent remarqué que des enfants de 8 à 15 ans supportaient des doses considérables avec une étonnante facilité, et sans présenter de fatigue, de lassitude, d'hypnotisme, de lenteur de mémoire, d'obscurcissement d'intelligence, d'inappétence, de diarrhée, ni de diminution dans les actes réflexes de l'arrière-gorge.

L'enfant m'a paru moins impressionné que l'adulte par ce médicament, je parle de l'enfant valide, car l'enfant infirme, alité, présente moins de tolérance que l'adulte.

Ce fait de tolérance pouvait s'expliquer par une élimination par les reins plus rapide que chez l'adulte.

J'ai donc recueilli un certain nombre d'urines d'enfants et j'ai prié M. Sonnerat, ancien interne en pharmacie des hôpitaux, de m'aider dans ces recherches.

Première analyse. — Urine d'un enfant de 7 ans prenant $3^{gr},50$ de bromure de potassium par jour, depuis six mois.

(Tempér. extérieure $+ 27°$ à $+ 30°$.)

Caractères généraux. — Volume total pour vingt-quatre heures $= 500$ centim. cubes.

Limpidité parfaite.

Coloration jaune d'ambre.

Odeur normale.

Densité $= 1024$ à $+ 15°$ centigrades.

Au bout de douze heures d'exposition en un lieu frais, il surnage dans l'urine un peu de mucus.

Ni albumine ni sucre.

Dosage du bromure de potassium. — On a opéré sur 50^{cc} d'urine.

Poids avant traitement par chlore.................... $10^{gr},595$
Poids après traitement par chlore.................... $10,\ 525$

La différence : $\overline{0,\ 07}$

multipliée par 1,798, correspond à 120 milligrammes de brome et à 187 milligrammes de bromure de potassium. — Ce qui fait pour la quantité totale —

$$\frac{500 + 0,187}{50} = 1^{gr},87.$$

Vérification. — L'eau chlorée nous a donné pour résultat $1^{gr},92$ de bromure.

Deuxième analyse. — (Urine d'un enfant âgé de 14 ans. Malade prenant $0^{gr},75$ de bromure par jour, depuis un an).

(Température extérieure $+ 25°$ à $+ 30°$.)

Caractères généraux de l'urine. — Volume total pour les vingt-quatre heures, 1800ᶜᶜ.

Odeur normale.

Coloration jaune rougeâtre.

Densité = 1030 à + 15° centigrades.

Limpidité incomplète par suite de la présence de mucus.

Réaction acide.

Ni albumine ni sucre.

Dosage du bromure. — 90ᶜᶜ ont été soumis à l'expérience.

La différence, après le traitement par le chlore, étant de 12,675 — 12,545 = 0,130, le brome sera représenté par 0,130 × 1,798 = 0ᵍʳ,24.

90ᶜᶜ renferment donc 0ᵍʳ,24 de brome ou 0ᵍʳ,357 de bromure de potassium ; ce qui pour les 500ᶜᶜ émis en vingt-quatre heures équivaut à 7ᵍʳ,91, d'après les équations indiquées dans les analyses suivantes.

Pour cette analyse, nous n'avons pu faire la vérification, par suite d'un accident survenu au liquide qui nous restait.

Troisième analyse. — Urine de vingt-quatre heures d'une enfant de 11 ans, qui prend depuis un mois 13 grammes de bromure de potassium, volume total pour les vingt-quatre heures : 500 centimètres cubes qui sont mis en expérience. — Caractères généraux : Limpidité imparfaite ; coloration jaune pâle ; odeur normale ; — Densité = 1020 (cette densité étant prise à l'urinomètre par une température de + 15° centigrades).

Réaction sur les teintures végétales : Très-faiblement acide :

Après un séjour de vingt-quatre heures en un endroit frais, l'urine laisse déposer une matière blanchâtre, peu abondante, que nous reconnaissons pour être du mucus.

Séparée de ce dépôt par la filtration et soumise aux réactifs généraux, elle s'est comportée ainsi qu'il suit :

1° Elle ne s'est pas troublée par la chaleur, même après addition d'une goutte d'acide nitrique; donc absence d'albumine ;

2° Elle n'a pris aucune coloration en présence du réactif de Brucke; donc absence de bile ;

3° Évaporée, puis soumise à l'action de l'eau chlorée, une portion de l'urine a pris la teinte brune propre au brome que nous avons d'ailleurs recueilli en agitant le liquide avec du sulfure de carbone; donc présence de bromure de potassium ;

5° Avec le réactif cupro-potassique de Fehling, pas de réduction; donc absence de sucre ;

6° Enfin le microscope ne nous fait découvrir ni globules sanguins, ni pus ni d'autres anomalies.

Dosage du bromure de potassium. — 31^{cc},25 d'urine ont été évaporés à siccité avec un peu de soude à l'alcool ; le résidu obtenu a été ensuite calciné avec soin, repris par de l'eau acidulée par AzO^5, et épuisé complétement.

Le liquide ainsi obtenu et filtré a été ensuite traité par le nitrate d'argent en excès : dépôt blanc jaunâtre, caillebotté de bromure d'argent et de chlorure d'argent (ce dernier provenant des chlorures de l'urine).

Ce précipité a été lavé avec soin, pour le débarrasser de tout l'excès du nitrate d'argent employé à le précipiter plus complétement.

Après un certain nombre de lavages, alors que l'eau distillée employée à cette opération ne précipitait plus par une solution chlorurée, le précipité a été séché, placé dans un tube à boule, puis fondu.

Le tube ayant été taré avec son contenu, on y a fait passer un courant de chlore pendant plusieurs heures ; puis le tube a été pesé de nouveau, après avoir été débarrassé du chlore qui se trouvait dans son intérieur.

Nous avons alors constaté une diminution de poids de 0^{gr},082 milligrammes.

Le brome éliminé par le chlore dans cette opération étant à la perte de poids 0,082 comme l'équivalent du brome 80 est à (80 — 35, 5), différence des équivalents du brome et du chlore, il suffit de multiplier 0,082 par 1,798 d'après l'équation $\dfrac{x}{0,082} = \dfrac{80}{(80 - 35,5)}$.

Le produit égale 0^{gr},147.

31^{cc}, 25 d'urine renferment donc 0^{gr},147 milligrammes de brome, soit 4^{gr},704 milligrammes par litre.

Ce qui correspond après calcul des équivalents à 7 grammes, 003 milligrammes de bromure de potassium. L'urine analysée renferme donc par litre 7 grammes 3 milligrammes de bromure de potassium. »

E. Sonnerat.

Quatrième analyse. — Voici, d'autre part, l'analyse quantitative d'une urine de vingt-quatre heures d'un adulte qui prenait par jour depuis deux

ans et plus 10 grammes de bromure de potassium. La quantité rendue
en vingt-quatre heures a été de 2 litres 90 grammes.

M. Sonnerat a opéré sur 360 gr. de cette urine : « L'urine est trouble,
peu colorée, possède une odeur assez forte et une densité égale à 1,020.

La réaction au tournesol est neutre. Après addition de soude pure,
le liquide est évaporé *à siccité*, *puis calciné* dans une capsule de porcelaine ; il donne ainsi un résidu blanchâtre, ne renfermant que des *bromures*, *chlorures alcalins*, et *d'autres sels* propres à l'urine.

Ce résidu est dissous entièrement dans l'eau bouillante ; puis la
solution obtenue est *précipitée par du nitrate d'argent en excès*, additionné d'acide nitrique.

Après *agitation*, *repos* et *lavages fréquents* avec de l'eau distillée bouillante (ces opérations étant faites à l'abri des rayons solaires), je recueille
avec soin un précipité blanc jaunâtre de bromure et de chlorure d'argent ; une portion chauffée avec un peu d'eau régale a donné les vapeurs
rutilantes et *fétides* caractéristiques du brome ; nous les avons recueillies
dans le chloroforme, ce qui nous a donné une coloration d'un brun
intense due au brome en dissolution.

Enfin je fonds ce précipité dans une petite capsule en porcelaine.
Voulant renouveler mes essais plusieurs fois, je n'opère d'abord que sur
$3^{gr},696$ de précipité fondu exactement, cette proportion correspondant à $132^{cc},16$ cent. d'urine, et je suis pour la séparation du brome le
procédé indiqué par M. Wackenroder, procédé qui consiste à *réduire* le
mélange par un courant d'hydrogène pur sous l'influence de la chaleur,
à *peser* après refroidissement le résidu d'argent métallique, puis à tirer
des formules indiquées par l'auteur la quantité de brome contenue dans
le mélange.

J'ai ainsi obtenu $2^{gr},670$ d'argent métallique, ce qui d'après les formules
donne les proportions suivantes :

1° $0^{gr},260$ de brome pour $132^{cc},16$ d'urine ;
2° Soit $0^{gr},396$ de bromure de potassium pour la même quantité ;
3° et $3^{gr},004$ de bromure par litre.

Ces chiffres ont été contrôlés à deux reprises différentes, en ayant re-
cours à d'autres modes de réduction et j'ai toujours obtenu des chiffres
très-approchants.

Je puis donc garantir l'exactitude des résultats obtenus. »

E. SONNÉRAT.

Cinquième analyse. — Analyse de l'urine de vingt-quatre heures de M. S., âgé de 30 ans, prenant 7gr,50 de bromure par jour depuis un an.

La température extérieure est de + 25° à + 30°.

Caractères généraux. — 1° Volume total de la quantité émise en vingt-quatre heures = 2300cc ;

2° Limpidité incomplète (par suite d'un commencement de fermentation ; le microscope nous y montre en effet la présence de corpuscules granulés de mucus, de cellules épithéliales et de petits vibrions) ;

3° Coloration pâle ;

4° Odeur assez forte ;

5° Densité = 1018 à + 15° centigrades ;

6° Réaction franchement acide ;

7° *L'urine n'est pas albumineuse.* — En effet, elle ne se coagule pas sous l'influence de la chaleur, elle ne précipite ni le prussiate jaune de potasse additionné d'acide acétique, ni la solution concentrée et acide de sulfate de soude;

8° *L'urine ne renferme pas de sucre de diabète.* — En effet, elle ne colore pas, à chaud, la liqueur de potasse; elle ne réduit, sous l'influence de la chaleur, ni le réactif au bismuth de Boëttger, ni celui au bichlorure d'étain de Maumené, ni celui au tartrate cupro-sodique de Fehling. Elle ne dévie pas au saccharimètre le plan de la lumière polarisée.

Dosage du bromure de potassium. — Le vingtième du volume total (soit 115cc d'urine) a été évaporé avec soin dans une capsule de porcelaine, après addition d'une petite quantité de soude caustique pure.

Le résidu a été calciné, en évitant toute projection, et le produit de la calcination a été épuisé par l'eau distillée bouillante, jusqu'à ce que les eaux de lavage n'aient plus été troublées par le nitrate d'argent. La solution ainsi obtenue a été complétement précipitée par l'azotate d'argent acidifié. (Avant d'opérer cette précipitation *complète* pour cette urine et pour les suivantes, nous nous sommes assuré, comme le recommande Gerhardt, de la présence assez considérable du bromure par rapport aux chlorures contenus normalement dans l'urine.)

Le précipité blanc jaunâtre formé a été lavé à l'eau distillée, jusqu'à ce que cette eau n'ait plus précipité par le nitrate d'argent. Nous l'a-

11

vons alors desséché, puis introduit dans un tube à boule et fondu.

Nous avons suivi pour ce dosage le procédé qui consiste à peser le corps fondu, puis à le soumettre, sous l'influence de la chaleur, à l'action d'un courant de chlore, à peser après refroidissement, et à multiplier la différence de poids ainsi obtenue par le nombre constant 1,798. Le résultat trouvé représente la quantité de brome contenue dans le volume d'urine mis en expérience :

$$
\begin{aligned}
\text{Poids avant traitement par chlore} &= 10{,}493 \\
\text{Poids après} \quad - \quad - \quad &= 10{,}373 \\
\hline
\text{Différence} & 0{,}120
\end{aligned}
$$

$0^{gr},120 \times 1,798$ (nombre constant) $= 0^{gr},215$ de brome. Ce brome, d'après l'équation suivante, correspond à la proportion de bromure indiquée ci-dessous $\dfrac{119.1 \text{ de bromure potassique}}{80 \text{ de brome}} = \dfrac{x \text{ quant. de bromure cherchée.}}{0,215 \text{ quantité de brome connue.}}$

d'où $x = \dfrac{119,1 \times 0,215}{80} = 0^{gr},32$ centigrammes.

115^{cc} d'urine renferment donc $0^{gr},32$ centigrammes de bromure de potassium.

2300^{cc} (ou la quantité émise en vingt-quatre heures) renferment $\dfrac{0,32 \times 2300}{115} = 6^{gr},40.$

Vérification. — Nous avons vérifié ce dosage par l'eau chlorée titrée préalablement (L. Figuier).

26^{cc} d'urine ont été calcinés, épuisés par l'eau, et cette dernière ramenée à un petit volume.

Il a fallu pour la saturation complète $6^{cc},8$ de solution chlorée correspondant à $0^{gr},10$ centigrammes de bromure par 9^{cc} d'eau chlorée. D'après le rapport :

$$\frac{0,10 \text{ centigr. de bromure}}{9 \text{ d'eau chlorée}} = \frac{x \text{ de bromure cherché.}}{6,8 \text{ d'eau chlorée employée.}}$$

$$x = \frac{6,8 \times 0,10}{9} = 0^{gr},0755.$$

26^{cc} d'urine renferment donc $0^{gr},0755$ de bromure, et 2300^{cc} renferment $\dfrac{0,0755 \times 2300}{26}$ $6^{gr},67$, quantité qui diffère assez peu du résultat précédemment trouvé.

Sixième analyse. — Urine d'un jeune homme de 19 ans, prenant $10^{gr},50$ de bromure de potassium par jour, depuis un mois.

(Température extérieure $+ 25^\circ$ à $+ 30^\circ$.)

Volume total pour les vingt-quatre heures $= 2160^{cc}$.

Limpidité parfaite.

Odeur normale.

Coloration jaune, normale.

Densité $= 1028$ à $+ 15^\circ$ centigrades.

Réaction acide.

Ni albumine ni sucre.

Pas de sédiment.

Dosage de bromure de potassium. — 108^{cc} d'urine ont été mis en expérience.

$$
\begin{array}{lll}
\text{Poids avant traitement par chlore} \dots\dots\dots\dots\dots\dots & = & 12^{gr},797 \\
\text{Poids après} \quad\quad — \quad\quad\quad — \quad\quad \dots\dots\dots\dots\dots\dots & = & 12\ ,555 \\
\hline
\text{La différence} \dots\dots\dots\dots & = & 0\ ,242
\end{array}
$$

correspondant à $0,242 \times 1,798 = 0^{gr},435$ de brome, et $= 0^{gr},647$ de bromure de potassium, d'après l'équation :

$$
\frac{80 \text{ de brome}}{119,1 \text{ de bromure}} = \frac{0,435 \text{ la quantité de brome trouvée;}}{x \text{ la quantité de bromure cherchée;}}
$$

d'où $x = \dfrac{119,1 \times 0,435}{80} = 0^{gr},647$ milligrammes.

108^{cc} d'urine renfermant $0^{gr},647$ de bromure de potassium, 2160 ou la quantité totale, renfermeront $\dfrac{0,647 \times 2160}{108} = 12^{gr},94.$

Vérification. — Avec l'eau chlorée, nous avons trouvé $13^{gr},10$ de bromure pour les vingt-quatre heures.

Nota. (Il est donc émis dans ce cas plus de bromure qu'il n'en a été pris chaque jour.)

Le fait ne nous paraît pas extraordinaire, l'absorption complète du médicament pouvant avoir été ralentie la veille pour une raison ou pour une autre et s'être opérée le lendemain, en même temps que celle du bromure ingéré.

Septième analyse. — Urine de vingt-quatre heures d'une femme de 25 ans, qui prend, depuis deux mois, 5 grammes de bromure de potassium.

« Le liquide qui m'est confié le 9 décembre 1870 par M. le docteur Aug. Voisin, est l'urine émise dans les vingt-quatre heures.

Propriétés générales. 1° Ce liquide a un volume de 1600 centimètres cubes ;

2° Il est louche ;

3° Il laisse déposer lentement un nuage gélatineux, emprisonnant des bulles d'air, blanchâtre et peu abondant. Ce nuage recueilli sur un filtre donne un enduit brillant, sous-forme de couche très-mince et semblable à un vernis — (*caractères propres au mucus*) ;

4° Le liquide filtré est limpide ;

5° Il possède une coloration jaune d'ambre, normale ;

6° Il a une odeur *sui generis ;*

7° Il a un poids spécifique moyen égal à 1020, la température ayant été ramenée à + 15° centigrades ;

8° Il est presque neutre, car il rougit à peine le papier de tournesol ;

9° Sous l'influence de la chaleur, qu'il ait été acidifié ou non, par une goutte d'acide nitrique, il ne se coagule pas ;

Il ne renferme donc pas d'albumine.

10° Il ne colore pas en brun la liqueur de potasse ;

Il ne réduit pas le réactif cupro-potassique de Barreswill ;

Il ne réduit ni le réactif de Böttger, ni celui de Maumené, lorsqu'il est échauffé avec ces différents réactifs. *Il ne contient donc pas de sucre.*

L'examen des propriétés optiques de l'urine au saccharimètre nous confirme d'ailleurs ce résultat.

11° De l'acide azotique superposé à l'urine ne donne pas lieu, au point de contact des deux liquides, à l'*anneau vert caractéristique de la présence du pigment biliaire ;*

12° Recherche du bromure de potassium. — Une portion de l'urine concentrée, puis traitée successivement par les réactifs généraux du brome, nous donne les résultats suivants :

A. Le sulfate d'indigo en solution acidifiée par l'acide nitrique et chauffé avec de l'urine se décolore ;

B. Celle-ci, traitée par du chlore et de l'éther, abandonne à ce dernier le brome qui le colore en jaune ;

C. Le nitrate d'argent produit dans l'urine un précipité jaunâtre de bromure d'argent, insoluble dans l'acide nitrique et peu soluble dans l'ammoniaque; le précipité se colore en violet à la lumière.

L'urine renferme donc le bromure de potassium ingéré par la fille L...

Dosage du bromure de potassium. — Nous avons opéré sur 250 centimètres cubes d'urine seulement.

Nous avons évaporé à un feu doux, avec de la soude caustique, le liquide, en évitant toute projection; puis nous avons calciné la matière.

Nous avons ainsi obtenu un charbon grisâtre que nous avons épuisé par l'eau distillée bouillante, jusqu'à ce que celle-ci ne se soit plus troublée en présence du nitrate d'argent.

Le liquide recueilli ainsi a été précipité par le nitrate d'argent en excès et acidifié par de l'acide nitrique; pour dissoudre le carbonate d'argent formé, nous avons recueilli le mélange de bromure et de chlorure d'argent que nous avons de nouveau lavé avec le plus grand soin, séché, puis fondu.

Le poids de ce mélange était de 5^{gr},915 milligrammes.

Nous l'avons placé dans une petite nacelle et exposé dans un tube de porcelaine chauffé au rouge à un courant de chlore pur et sec.

Nous avons laissé refroidir, pesé le mélange de bromure et de chlorure, puis fait repasser du chlore, jusqu'à ce que nous n'ayons plus constaté de différence de poids.

Le chiffre définitif que nous avons ainsi obtenu a été de : 5^{gr},670 milligrammes.

Il y a donc une différence en moins de 0^{gr},245 milligrammes, le brome ayant été remplacé par le chlore dont l'équivalence est moins élevée.

En multipliant cette différence par 1,798, nous aurons le poids en brome que renferment 250^{cc} d'urine (puisque c'est sur ce volume de liquide que nous avons opéré).

Or, 80 de brome : 119 de bromure potassique : : 0,44 de brome : x de bromure. D'où $x = \dfrac{0,44 \times 119}{80} = 0^{gr},654$ milligrammes.

Pour 1600^{cc} ou la quantité émise en vingt-quatre heures, il y aura $\dfrac{0,654 \times 1600}{250} = 4^{gr}$, 18 centigrammes.

L'urine émise par L... en vingt-quatre heures renferme donc 4^{gr},18 de bromure de potassium sec. »

Janvier 1871.   E. SONNERAT.

J'ai cherché en outre à savoir si l'emploi de diurétiques, tels que de la scille conseillée par Carle, augmentait beaucoup la quantité de bromure éliminée par les reins. J'ai fait prendre à la malade qui fait l'objet de la sixième analyse, pendant un mois, 5 grammes de bromure de potassium additionné de 50 centigrammes de teinture de scille, et j'ai prié M. Sonnerat de l'analyser. Le résultat n'a pas été conforme à ce que je croyais; peut-être la cause de la diminution de l'élimination par les reins doit-elle être cherchée dans le fait que la huitième expérience s'est faite en été, à une époque où l'élimination par la peau est plus active qu'en hiver, époque où eut lieu la septième expérience.

Huitième analyse. — Urine de vingt-quatre heures de cette malade :

« Le liquide qui nous est confié par M. le docteur A. Voisin offre les caractères suivants :

1° Il occupe un volume de 1175 centimètres ;

2° Il est trouble, mais il s'éclaircit au bout de douze heures d'exposition en un lieu frais et il s'est déposé un sédiment jaunâtre, dont le volume égale la quatorzième partie environ du volume total de l'urine.

Ce sédiment, d'après les caractères chimiques et microscopiques, est essentiellement constitué par de l'urate de soude ;

3° Le liquide surnageant au-dessus de ce sédiment est doué d'une odeur *sui generis*, un peu forte ;

4° Il a une densité assez élevée = 1043 à + 15° centigrades ;

5° Il est acide au tournesol ;

6° Il ne renferme pas d'albumine ;

7° Il ne contient pas de sucre ;

8° Il renferme du brome à l'état de combinaison saline; en effet :

L'eau chlorée, agitée avec une portion de l'urine et du sulfure de carbone, met en liberté le brome qui, se dissolvant dans le sulfure, colore celui-ci en jaune.

L'acide nitrique concentré produit le même effet en dégageant cet élément (brome) que nous reconnaissons à son odeur fétide.

Ces essais qualitatifs ont été faits sur de l'urine concentrée.

Dosage du bromure de potassium. — 250 centimètres cubes d'urine ont été évaporés, avec soin, à siccité, puis complétement calcinés. Il en est résulté un charbon que nous avons pulvérisé et épuisé par l'eau distillée bouillante.

Le volume total de ce liquide refroidi à + 15° centigrades a été amené à 1,000 centimètres cubes.

Ces 1,000 centimètres cubes correspondaient donc à 250 centimètres cubes d'urine.

De ce liquide nous avons prélevé 250 centimètres cubes, correspondant par conséquent à $\frac{250}{4} = 62^{cc},5$ d'urine, pour en opérer la précipitation. A cet effet, nous avons ajouté une solution de nitrate d'argent, additionnée d'une très-faible quantité d'acide nitrique (cet acide étendu ne dégageant pas le brome de ses combinaisons et nous débarrassant du carbonate d'argent formé).

Le précipité de bromure et de chlorure d'argent obtenu a été lavé un grand nombre de fois, jusqu'à ce que les eaux de lavage n'aient plus précipité par les iodures ou les chlorures.

Ce précipité a été séché et introduit dans un petit tube à boule, puis fondu dans un tube.

Le poids du tube et du précipité était de 12 grammes 169 milligrammes.

Nous y avons fait passer un courant de chlore pur et sec, le tube étant exposé à la flamme d'une lampe à alcool.

Après cette opération, le poids du tube et du précipité n'est plus que de $12^{gr},105$. Il y a donc diminution de poids de $0^{gr},064$. Cette différence, multipliée par le chiffre constant $1^{gr},798$, nous donne la proportion de brome correspondant à 62 centimètres cubes 5 d'urine, soit :

$0^{gr},115$, ou $1^{gr},84$ de brome par litre d'urine.

Cette quantité de brome correspond à $2^{gr},73$ de bromure de potassium, d'après l'équivalence suivante :

$$\frac{80 \text{ de brome}}{119 \text{ de bromure potassique}} = \frac{1,84 \text{ quantité de brome trouvée.}}{x \text{ quantité de bromure cherchée.}}$$

D'où $x = \frac{119 \times 1,84}{80} = 2^{gr},73$.

Un litre de l'urine analysée renferme donc $2^{gr},73$ de bromure de potassium, et $1^{cc},175$ millimètres cubes, quantité qui nous a été remise, en renferment $3^{gr},20$.

Nous avons fait une contre-épreuve, en suivant le procédé de Figuier par l'eau chlorée, et nous sommes arrivé à la proportion de $2^{gr},55$ de bromure par litre. Ces chiffres diffèrent peu de ceux obtenus précédemment. »

E. SONNERAT.

Août 1873.

La plupart de ces résultats ne me donnant pas une représentation suffisante des doses ingérées de bromure, je me suis demandé si le médicament ne s'éliminerait pas en notable quantité avec les matières fécales, et j'ai fait recueillir sur une malade qui prenait, depuis trois mois, 5 grammes de bromure de potassium, les fèces de vingt-quatre heures.

Neuvième analyse des matières fécales, obtenues par un purgatif drastique, de la malade qui a fourni l'urine pour la septième analyse ; elle prend depuis trois mois 5 grammes de bromure de potassium.

« Ces matières ont été calcinées avec soin, en évitant toute projection. Le charbon a été complétement épuisé par l'eau distillée bouillante, puis une portion du liquide obtenu a été mise de côté pour l'analyse quantitative ; cette portion était le tiers de la liqueur totale.

Quant au reste, nous l'avons soumis à des essais qualitatifs :

Le liquide étant très-alcalin, par la soude ajoutée pendant la calcination des fèces, nous l'avons rendu neutre par de l'acide chlorhydrique pur, étendu, produisant une vive effervescence ; c'est sur cette solution neutre que nous avons ensuite opéré.

1° Celle-ci, après addition d'acide nitrique et d'une solution d'indigo, ne décolore pas cette dernière sous l'influence de la chaleur ;

2° Elle ne jaunit nullement après addition d'eau chlorée, et ne laisse à l'éther avec lequel on la lave dans ces conditions, aucune coloration jaune.

D'où il est permis de conclure que les matières fécales ne renferment pas de bromure de potassium ou que, si elles en renferment, ce *sont des traces seulement* que les moyens chimiques ne nous permettent pas de déceler.

Nous avons pourtant soumis au même dosage et avec les mêmes précautions que pour l'urine qui a fait l'objet de la 6ᵉ analyse, le liquide que nous avions mis de côté pour cet essai quantitatif, et qui n'était que le tiers du volume total.

Après le traitement par le chlore nous n'avons obtenu que $0^{gr},02$ de diminution de poids, ce qui fait $0^{gr},02 \times 3$ pour le volume total, c'est-à-dire pour toutes les matières fécales évacuées :

$0,06 \times 1,796 = 0^{gr},10776$ sera donc la quantité de brome; ce qui d'après l'équation :

$$\frac{80}{119} = \frac{0,107}{x} = 0^{gr},153$$ milligrammes de bromure de potassium en chiffres ronds.

Il est donc permis d'affirmer que les fèces ne renferment pas ou presque pas de bromure de potassium, les réactifs ne pouvant nous en déceler la présence, et que ce sel est ou dans le torrent circulatoire, ou dans les urines ou dans les autres sécrétions. »

E. SONNERAT.

Décembre 1870.

La conclusion à tirer de ces deux dernières analyses est que l'urine et les fèces ne sont pas les seuls produits excrémentitiels par lesquels s'élimine tout le bromure de potassium, et qu'il faudrait rechercher quelle est la quantité qui sort de l'organisme par la peau et par la salive.

Elles font voir que rien n'est variable comme la quantité de bromure éliminée par l'urine et que l'élimination par les reins n'est pas plus abondante et le serait même moins chez les enfants que chez les adultes.

Si j'en juge par les cinq analyses faites sur des urines d'adultes, l'élimination par vingt-quatre heures ne se fait pas suivant des règles constantes ; tantôt la quantité éliminée est d'un peu plus de la moitié, tantôt des 3/4 et même des 4/5 par rapport à la quantité ingérée. Elle a même été une fois (Anal. 6ᵉ) supérieure à la dose quotidienne de bromure.

Ce sont ces variations et ces différences qui doivent expliquer comment des malades sont atteints de bromisme, et comment le médicament s'emmagasine dans les glandes de la peau jusqu'à produire les éruptions si incommodes que j'ai décrites plus haut.

Quant à l'enfant et à la difficulté avec laquelle il est impressionné par ce médicament et les actes réflexes qui diminuent ou disparaissent chez lui, il faut évidemment que l'élimination du sel se fasse largement par une autre voie que les reins, c'est-à-dire par la peau.

Cette dernière voie me paraît d'autant plus probable que les enfants infirmes condamnés au lit ne supportent pas des doses de 3 à 4 grammes sans présenter quelques signes de bromisme.

Il est certain que par ses ébats, ses jeux, ses mouvements, l'enfant

12

aide considérablement à la perspiration cutanée et à l'élimination d'un médicament par cette voie.

Ce dernier point a besoin, du reste, pour être éclairci, d'expériences qu'il faut souhaiter voir se réaliser.

§ VI

CARACTÈRES DES MALADES SOUMIS AU TRAITEMENT.

Le caractère des épileptiques soumis au traitement bromuré devient quelquefois insupportable, acariâtre, violent, surtout lorsque les phénomènes convulsifs sont supprimés ; mais j'ai remarqué que ces troubles du caractère arrivaient à diminuer et même à disparaître lorsque la maladie était définitivement dominée.

Je serais disposé à croire que ces troubles du caractère que présente plus ou moins tout épileptique et qui sont parties constituantes de sa maladie, ressortent davantage ou bien s'accentuent lorsque l'état convulsif a cessé.

CHAPITRE III

OBSERVATIONS D'ÉPILEPTIQUES TRAITÉS PAR LE BROMURE DE POTASSIUM.

Les individus que j'ai classés dans la catégorie des malades guéris ont cessé d'avoir aucun phénomène épileptique depuis 20 mois au moins.

J'ai placé dans la catégorie des améliorés un certain nombre d'individus chez qui la cessation des phénomènes morbides ne date encore que de 1 an à 18 mois. Je considère qu'une période de 20 mois à 2 ans, sans troubles morbides, est, avant tout, nécessaire pour autoriser le classement d'un de ces malades parmi les guéris, sans toutefois que cette répartition signifie le moindrement que l'épileptique ne doit plus être traité. Telle n'est pas, tant s'en faut, ma pensée, car je ne crois pas que l'on puisse aujourd'hui déterminer la durée du traitement du mal comitial, mais je poserais volontiers en principe que le bromure de potassium doit rester, pour ainsi dire, un *aliment* pour l'épileptique qu'il a guéri, ou dont il a suspendu la maladie.

J'aurais peut-être à m'excuser de donner des observations trop longues et en trop grand nombre, mais j'ai pensé que, pour démontrer la curabilité possible de l'épilepsie, je ne saurais apporter trop de preuves.

§ 1. GUÉRISONS (1).

OBSERVATION I. — *Epilepsie idiopathique provoquée par la peur.* — Attaques au nombre de 20 à 25 ; guérison par le bromure de potassium et sa persistance jusqu'à l'époque de sa mort survenue en 1871, par la variole.

H... (Geneviève), 19 ans, à Larue, commune de Chevilly (Seine) ; bien constituée, physionomie éveillée, père et mère bien portants, a eu un frère mort hydrocéphale, quatre sœurs bien portantes. A l'âge de 12 ans, elle eut peur dans une séance de fantasmagorie ; pendant cette séance, attaque convulsive ; depuis, à intervalles éloignés de trois à quatre mois, attaques qui se sont produites deux fois tous les mois, depuis l'établissement de la menstruation à l'âge de 15 ans. Chaque attaque est caractérisée par les signes suivants : pas de symptôme précurseur, pas de cri, chute sur le côté gauche ou le menton, raideur générale ; face cyanosée, bouche déviée, langue mordue, écume, mouvements des mains comme pour écarter une constriction thoracique ; convulsions cloniques des membres, stertor, pas d'évacuation involontaire d'urine. L'attaque dure en tout une demi-heure, les convulsions de cinq à dix minutes.

Intelligence normale ; doit aimer les plaisirs vénériens, voudrait se marier ; tristesse à cause de sa maladie. Léger souffle carotidien, ne tousse jamais ; les règles durent trois jours, le sang est rosé. Le manche d'une cuiller introduit à la base de la langue détermine de la nausée.

Elle vient à ma consultation le 15 juillet 1866 et est mise au *traitement par le bromure de potassium* à la dose initiale de 3 grammes par jour.

11 août. Menstruation pendant quatre jours, sang plus rouge qu'ordinairement ; une attaque ; la malade dit qu'elle a été moins forte qu'habituellement. Son haleine n'est pas bromurée ; il y a diminution de la nausée réflexe, aucune sensation épigastrique pénible. Céphalalgie et bourdonnements d'oreilles depuis l'attaque. Bromure de potassium, 4 grammes par jour.

31 août. Pas d'accès, hypnotisme intense. Bromure de potassium, 5 grammes par jour pendant 15 jours.

17 septembre. Rien de morbide. Menstruation le 8 septembre, d'une durée de trois à quatre jours ; n'a rien éprouvé depuis ; absence de nausée réflexe, haleine bromurée ; a eu mal aux dents cinq fois pendant quinze jours. Bromure de potassium, 6 grammes par jour pendant quinze jours.

19 octobre. Menstruation le 10 octobre (trois à quatre jours) ; rien de morbide, a eu plusieurs reprises du mal de dents ; grand nombre de boutons d'acné sur les joues et les côtés du nez, pas de démangeaisons, pas de troubles de la digestion ; pas de courbature, physionomie éveillée, haleine bromurée désagréable, papilles du bout de la langue rouges et saillantes, sommeil profond, calme. Bromure de potassium, 5^{gr},50 par jour pendant quinze jours.

4 et 5 novembre. Coliques, diarrhée, faiblesse des jambes (a pris depuis le 1er du bro-

____

(1) Les époques fixées dans ces observations sont calculées jusqu'à juin 1874.

mure de potassium chez un autre pharmacien). Le 7 novembre, menstruation qui dure quatre jours. Bromure de potassium, 4^{gr},50 par jour.

12 novembre. A des pustules, de nombreux boutons d'acné ; pas d'accès, hier des coliques. Bromure de potassium, 4 grammes par jour, pendant quinze jours.

10 décembre. Pas d'accès, pas de nouveaux boutons d'acné ; a eu pendant quelques jours, il y a deux ou trois jours, un peu d'étourdissement vers cinq heures du soir, légère nausée réflexe. Bromure de potassium, 4^{gr},50.

26. Rien de nouveau ; menstruation le 11, finie le 14. Même dose de bromure.

11 janvier. A eu ces jours derniers un abcès à la mâchoire inférieure par suite d'une carie dentaire ; pendant ce temps, elle a cessé durant deux jours de prendre du médicament. Aucun malaise épigastrique, menstruation le 7, finie le 10. Bromure de potassium, 4^{gr},55 par jour.

15 février. Pas d'accès ; menstruation le 10, finie le 14. Depuis quatre ou cinq jours, plaques rouges sur les membres inférieurs, accompagnées d'un peu d'empâtement du tissu sous-cutané correspondant et d'un peu de démangeaisons ; ces plaques ont existé l'année dernière à pareille époque. Elle ne prenait pas alors de bromure, le médicament lui est un peu désagréable par son goût salé ; aucun malaise épigastrique, pas de nausées, pas de coliques, bon appétit. Bromure de potassium, 4^{gr},40 par jour, pendant quinze jours.

4 mars. Va bien. Même dose.

18 mars. Bien ; menstrues le 10, finies le 14. Bromure de potassium, 4^{gr},50 par jour, pendant quinze jours.

6 avril. Va bien. Même dose.

17 avril. Va bien ; menstruation le 7, finie le 12 ; a quelques boutons d'acné sur la face ; absence complète de nausée et de toux réflexes, mais un peu de larmoiement. Bromure de potassium, 4^{gr},20 par jour, pendant quinze jours.

15 mai. Les 2 et 3 mai, deux nuits passées à un bal de noces ; menstruation le 6, finie le 10 ; pas de nouveaux boutons d'acné, absence absolue de nausée réflexe ; vers la fin de mai, deux nuits passées au bal. Bromure de potassium, 4^{gr},10 par jour, pendant quinze jours.

14 juin. Aucun accident morbide ; plusieurs boutons d'acné sur la face, menstruation le 4, finie le 8 ; la menstruation a été accompagnée pendant un jour de coliques très-vives ; absence absolue de nausée réflexe. Bromure de potassium, 4^{gr},25 par jour, pendant trente jours.

19 juillet. Va bien ; menstruation le 2, finie le 6 ou le 7 ; a éprouvé vers le 15 ou le 16 juin des vomissements et de la diarrhée, absence absolue de nausée réflexe. Bromure de potassium, 4 grammes par jour, pendant un mois.

8 octobre 1870. A continué à prendre de 3 à 4 grammes par jour de bromure. N'a pas eu d'accès, s'est mariée en 1869, a un enfant bien portant jusqu'ici.

En résumé, cette malade atteinte d'épilepsie depuis sept ans a été guérie par le bromure de potassium. La cessation des phénomènes morbides a duré jusqu'à sa mort survenue par variole en 1871.

OBSERVATION II. — *Épilepsie idiopathique causée par la peur.* — 15 à 20 attaques. Guérison par le bromure de potassium depuis sept ans et demi.

Sendr... à Bourg-la-Reine, âgé de 14 ans, vient à ma consultation, le 5 novembre 1866. Grands-pères et grand'mères maternels et paternels bien portants. Mère grande, forte, a toujours été très-peureuse. Père très-fort, irascible. Trois autres enfants, bien portants, très-peureux.

A l'âge de 8 ans, après une grande frayeur causée par la vue d'un homme ivre qui se livrait sur la porte de sa maison à des actes de violence, S... est devenu très-peureux, irascible. Sa première attaque est survenue un mois après ; en voici le tableau : frémissement des lèvres, il court après sa mère ; perte de connaissance, chute à terre, pâleur du visage, puis rougeur livide, bruit rauque de la gorge, raideur générale, écume buccale, sanguinolente, convulsions cloniques, paupières écartées, fixité des globes oculaires, immobilité des pupilles, urination involontaire, morsure de la langue ; durée, deux à trois minutes. L'enfant se rappelle ses attaques à cause du frémissement initial des lèvres, qu'il éprouve d'ailleurs aussi quelquefois sans attaques convulsives.

Les attaques suivantes sont arrivées tous les cinq à six mois ; un traitement belladoné les a éloignées de huit, dix, et même une fois de dix-huit mois, il y a deux ans. M. Thore, qui le soignait avec la valériane, a dit à sa mère qu'il était guéri et a cessé le médicament ; mais il y eut rechute un mois après. Au mois d'août dernier, il a eu des attaques après dix mois d'intervalle ; depuis il en a eu quatre, la dernière le 3 novembre ; en somme, 15 à 20 attaques depuis le début, attaques qui viennent la nuit.

État, le 5 novembre : Visage pâle, physionomie assez intelligente. Peureux, répond nettement ; est chagrin de son mal ; traces de morsures sur la langue. Pouls à 84 pulsations, fort ; peau de chaleur exagérée, sèche ; pupilles égales, pas de céphalalgie. Lactate de zinc, 4 grammes en 20 paquets ; 3 par jour.

12 novembre ; n'a rien éprouvé de morbide, sauf un soir où il a senti des battements dans la lèvre inférieure ; sommeil plus tranquille. Lactate de zinc, 6 grammes en 21 paquets, 3 par jour.

26 novembre. Pas de mal de ventre depuis le début du traitement.

10 décembre. Sommeil bon, plus de cauchemars, soubresauts nombreux dans le premier sommeil ; secousses portant sur tous les membres. Lactate de zinc, 12 grammes ; puis, huit jours plus tard, 14 grammes en 20 paquets.

24 décembre. Pas d'accès, physionomie plus intelligente. Appétit intense, sommeil tranquille, pas de boutons d'acné, caractère très-remuant. Lactate de zinc, 15 grammes, puis, huit jours plus tard, 15gr,50 en 20 paquets.

7 janvier 1867. Le 31 décembre, a eu des soubresauts et des secousses fortes dans la lèvre inférieure ; sa mère lui a jeté de l'eau à la face, et cela s'est passé après une durée de quelques secondes ; celle-ci n'a vu ni pâleur ni perte de connaissance ; au début de ces secousses, l'enfant a appelé sa mère. Lactate de zinc, 17 grammes, huit jours plus tard, 17gr,50, 18 grammes en 20 paquets.

12 janvier une attaque, étant couché ; le 17 s'est mis fortement en colère, son père l'a frappé ; à 9 heures du soir une attaque, étant couché. Le 18, à 7 heures du matin, une attaque, étant couché ; ce matin, avant une attaque, il a fait quelques pas, puis perte de connaissance ; convulsions toniques, cloniques, durée 4 minutes ; sommeil, céphalalgie consécutifs. Bromure de potassium, 2 grammes par jour, pendant huit jours, à partir du 20. Bromure de potassium, 3 grammes par jour, pendant huit autres jours. Je constate, ce 12 janvier, de la nausée réflexe en introduisant une cuiller dans l'arrière-gorge. Vésicule d'herpès sur les lèvres ; langue un peu saburrale. Citrate de magnésie, 40 grammes.

L'enfant a la physionomie fatiguée, les yeux cernés ; le prépuce est un peu tuméfié et couvre beaucoup le gland. Le père croit à l'onanisme et me fait remarquer que l'enfant ne dort presque jamais la nuit et a le sommeil très-léger. Caractère très-difficile et très-colère ; au moindre motif se fâche. Pleure et tremble, rien qu'en voyant un cheval ou une personne tomber à terre.

1ᵉʳ février. Pas d'attaque ni de malaise; diminution de la nausée réflexe, même caractère colère, sommeil plus calme. Bromure de potassium, 3ᵍʳ,50 par jour, pendant dix-sept jours.

24 juin. A eu vers le 10 juin, pendant son sommeil, un accès de somnambulisme. A minuit, il s'est levé, a couru vers le lit de sa mère, en disant : «Maman, ne te dérange pas, ce n'est rien.» La physionomie était égarée; puis il a pris le vase de nuit, a uriné, et s'est remis au lit. Il n'a pas souvénance de cela. — Caractère très-difficile, ne veut pas faire souvent ce que lui dit son père, est volontaire, entêté, très-intelligent du reste à son ouvrage. Bromure de potassium, 3ᵍʳ,60 par jour, pendant quinze jours.

15 juillet. Bien. Bromure de potassium, 3ᵍʳ,50 par jour, pendant quinze jours.

29 juillet. Bien. Même dose. Mauvais caractère; absence de nausée réflexe; n'a plus eu de somnambulisme. Tendance profonde au sommeil, qui est calme. Bromure de potassium, 3ᵍʳ,40 par jour, pendant quinze jours.

12 août. Bien; apparition sur le tronc, les bras, de boutons rouges accompagnés de démangeaisons. L'enfant pèse 72 livres. Bromure de potassium, 3ᵍʳ,60 par jour, pendant quinze jours.

Du 12 août au 13 décembre, même état; dose de bromure variant de 3ᵍʳ,50 à 4 grammes.

13 août. Chute accidentelle d'un premier étage. Contusion forte du poignet droit. Pas d'accès consécutifs. Bromure de potassium, 4ᵍʳ,25 par jour.

Même état jusqu'au 30 mars 1868, même traitement. A cette date, je constate que l'enfant a beaucoup grandi. Il va bien.

Du 30 mars au 18 janvier 1869, bonne santé. Doses de bromure variant de 4 grammes à 3ᵍʳ,80. Ce jour, je constate que l'enfant a beaucoup grandi et a pris de l'embonpoint.

Du 11 janvier au 28 mars 1870, continuation du traitement. Le jeune homme a considérablement grandi; son intelligence est bien développée; son caractère est calme, sérieux. Il est encore colère à de rares intervalles.

Jamais je n'ai observé la moindre diminution dans la sensibilité de la peau, dans le nombre des pulsations. La nausée réflexe a toujours été suspendue.

Octobre 1870. La médication continue à être suivie à la dose de 3ᵍʳ,65 tous les deux jours.

Février 1871. Même traitement. — Mai 1874. Va bien. Prend 3 gr. de bromure tous les huit jours. En résumé, ce jeune malade atteint d'épilepsie depuis six ans a été guéri par le bromure de potassium. La cessation des phénomènes morbides date de sept ans et demi.

Observation III. — *Épilepsie idiopathique.* — Migraines depuis l'âge de 7 ans. 33 à 35 attaques. Guérison par le bromure de potassium depuis sept ans.

Mᵐᵉ H....., 26 ans, rue Neuve-des-Petits-Champs. Grand'mère maternelle morte à 76 ans; grand-père maternel mort à 74 ans; grand'mère paternelle morte à 76 ans; grand-père paternel mort jeune de maladie inconnue; tous ces parents n'avaient pas de migraines. Mère bien portante, non nerveuse, pas de migraines; père asthmatique, une sœur a des migraines. — Aucune hérédité épileptique.

Mᵐᵉ H... a des migraines depuis l'âge de 7 ans; à l'âge de 22 ans, sans cause connue, première attaque; sa mère, qui y assistait, a constaté : raideur des membres, traits grimaçants, déviés, dents serrées. Cette première crise n'a pas eu lieu pendant la menstruation, mais quelques jours avant. Jusqu'à l'âge de 24 ans et demi, les crises ont été accompagnées de migraines; celles-ci ne se sont pas produites davantage dans l'intervalle des attaques.

Deuxième crise, plusieurs mois après la première, vue par sa sœur. Depuis, à l'approche des règles, elle a eu une attaque presque tous les mois. A 23 ans, sur le conseil du docteur Lemaître, elle s'est mariée (elle avait eu déjà huit ou neuf attaques). Pendant le mariage, les crises ont eu lieu comme avant. Au bout de treize mois, premier accouchement sans suites fâcheuses; puis la maladie a suivi sa marche, et les attaques ont, comme auparavant, précédé les règles.

Attaque : cri initial, pâleur de la face; convulsions toniques, puis rougeur de la face, morsure de la langue; convulsions cloniques générales, stertor, urine involontaire, puis sommeil pendant une demi-heure; haleine fétide après les accès, qui sont surtout nocturnes.

20 septembre 1866. Deuxième accouchement à terme, enfant né bien portant.

15 octobre 1866. — Première consultation. Un peu d'anémie; pâleur de la peau, souffle carotidien et cardiaque, non sujette à la leucorrhée. Je constate l'existence de la nausée réflexe. Cette malade est d'un caractère très-insouciant et nonchalant. Bromure de potassium, 3 grammes par jour, pendant quinze jours; ni café ni thé. Lactate de fer, 15 centigrammes par jour.

21 octobre. Haleine bromurée. Bromure de potassium, 4 grammes par jour.

29 octobre. Pas d'accès, supporte bien le médicament, plus de nausée réflexe. Bromure de potassium, 6 grammes par jour, pendant dix jours. Vu l'époque prochaine des règles, sulfate de quinine, 40 centigrammes par jour, pendant huit jours.

5 novembre. Pas d'accès; n'a pas eu ses règles. Facies abattu, endormi; a de la peine à marcher ; dort presque toute la journée depuis le 1er novembre ; le sommeil de la nuit est calme; haleine bromurée. Bromure de potassium, 6 grammes par jour; sulfate de quinine, 40 centigrammes tous les deux jours.

7 janvier 1867. Pas d'accès, un peu de lourdeur de tête. Bromure de potass., 5gr,80 par jour, pendant quinze jours.

21 janvier 1867. Pas d'accès, la menstruation est en retard de près de deux mois ; aucun malaise annonçant une grossesse, pas de coliques, irritabilité du caractère. Bromure de potassium, 5gr,85 par jour, pendant quinze jours, fer et quinquina.

18 février. Pas de flux menstruel depuis trois mois; aucun phénomène épileptique, nausée réflexe absente, nombreux boutons d'acné sur le tronc. Bromure de potassium, 5gr,70 par jour, pendant quinze jours.

S'absente jusqu'en juillet et suit le traitement par le bromure pendant ce temps. Rien de particulier pendant cet intervalle.

3 juillet. Pas d'attaque. Bromure, 5gr,50 par jour.

En octobre 1867, Mme H.... cesse d'elle-même le traitement régulier.

Le 25 novembre 1869. Pas d'attaques nocturnes ni diurnes. Cette malade n'était revenue me voir qu'en février 1868, elle n'a pris de bromure qu'à de longs intervalles.

Octobre 1873 et juin 1874. La santé de madame H. continue à être bonne — elle prend 3 grammes de bromure de potassium chaque mois pendant huit jours. En résumé, cette malade atteinte depuis quatre ans, au moment où je la vis, d'attaques convulsives, au nombre de 33, et de migraines prolongées à la suite des attaques, a été guérie par le bromure de potassium. La cessation des phénomènes épileptiques date de sept ans et demi.

OBSERVATION IV. — *Épilepsie idiopathique.* — Prédisposition héréditaire aux maladies nerveuses. 6 attaques. Guérison *par le bromure de potassium* depuis près de huit ans.

C..... 24 ans et demi, tanneur. Pas d'antécédents héréditaires, mais huit mois après la première consultation que j'ai donnée à ce jeune homme, sa mère a été prise de folie mélancolique dont je l'ai guérie.

C... est un jeune homme fort, grand; peau brune, cheveux noirs ; habitudes d'onanisme au collége et depuis qu'il en est sorti. Il y a un an, son frère s'est aperçu la nuit qu'il avait un râlement, et surtout une fois qu'il avait tout bouleversé dans la chambre. Son père, il y a neuf à dix mois, le 8 ou 10 juillet 1865, a vu un véritable accès qui a duré quelques minutes ; depuis, il en a eu deux, un le 29 octobre 1865, l'autre le 8 février 1866. Il a remarqué qu'après, il restait un peu étourdi ; en dehors de ces crises, il a eu des étourdissements, des maux de tête ; son père en a remarqué un, pendant lequel il a continué à lui parler. Depuis un mois, battements de cœur pendant les mouvements un peu forts. Quand il fait froid, et après un bain, il a toujours les extrémités des mains décolorées jusqu'à la racine des doigts. 72 pulsations pleines, résistantes ; cœur normal, poitrine *idem* ; bon appétit et digestion facile ; constipation fréquente ; est obligé depuis quinze jours de prendre des lavements. Rien du côté de la vessie. Sensibilité normale, muscles forts. Intelligence moyenne. Caractère triste, sombre et très-emporté. Pas de douleur spinale.

Accès : aucun phénomène indicateur ; pas de cri, perte de connaissance absolue, immobilité des pupilles, raideur légère, secousses cloniques des membres, pas de morsure de la langue, stertor, pas d'urine involontaire.

A la suite de la dernière attaque, courbature pendant douze heures. Vient à ma consultation pour la première fois, le 28 février 1866.

Recommandation de ne pas fumer, ni de faire d'excès d'aucune sorte. — Revient le 30 avril, ne s'est pas livré depuis à l'onanisme ni à aucun excès de femmes; pas de phénomènes épileptiques. Bromure de potassium, 2 grammes par jour, pendant quinze jours. Sulfate de quinine, 0^{gr},50 à prendre les 5, 7, 9 et 12 mai. 0^{gr},30 les 16, 20, 26 et 31 mai contre la périodicité des derniers accès.

13 juillet. Rien de nouveau. Bromure de potassium, 4 grammes par jour.

14 juillet. Un accès, la nuit.

31 juillet. Boutons d'acné sur la face ; haleine un peu bromurée ; nausée réflexe facile. Rien du côté de l'épigastre ni des intestins ; bon appétit, pas de polyurie, pas de courbature ni d'affaiblissement des membres ; depuis le début de la médication, il éprouve dans la journée un violent besoin de dormir, cependant, la nuit, il s'agite beaucoup. Bromure de potassium, 5 grammes par jour, pendant quinze jours. Bain de pieds tous les jours.

28 août. Rien de nouveau, plus d'acné ; d'après une lettre du père et sur mes recommandations, il ne prend plus de café et ne fume plus. Bromure de potassium, 6 grammes par jour, pendant quinze jours.

14 septembre. Va bien. Bromure, 7 grammes par jour, pendant quinze jours.

18 septembre. Le mieux se maintient ; il supporte bien la médication. Bromure, 7 grammes par jour, pendant quinze jours.

3 octobre. Rien de nouveau. Bromure, même dose.

31 octobre. Bien ; le caractère se calme. Bromure de potassium, 6^{gr},90 par jour, pendant vingt jours ; puis 6^{gr},90 pendant dix jours.

30 novembre. Rien de nouveau ; C... se trouve plus calme, dort mieux, se trouve plus de mémoire ; peu d'acné, bonnes digestions, pas de constipation, a encore un peu de nausée réflexe, urine plus claire, non augmentée. Bromure de potassium, 6 grammes par jour, pendant quinze jours.

12 décembre. Pas d'accès. Bromure, 6^{gr},50 par jour, pendant quinze jours.

28 décembre. Pas d'accès. Médicament *idem.*

12 janvier 1867. Pas d'accès. Bromure de potassium, 6^{gr},25 par jour, pendant quinze jours.

6 mars. Pas d'accès. Bromure, 6^{gr},10 pendant vingt jours.

9 mai. Pas d'accès. Bromure, 6^{gr},25 pendant vingt-cinq jours.

29 mai. Pas d'accès. A eu depuis deux mois un grand nombre de furoncles; caractère assez doux. Bromure de potassium, 5 grammes par jour.

3 juillet. Va bien; démangeaisons anales, très-incommodes depuis quatre mois, a éprouvé la nuit des pollutions rares; n'a pas eu de douleurs de front au printemps comme précédemment, trouve sa mémoire meilleure, sa tête plus libre; je constate un peu de nausée réflexe. Bromure de potassium, 5^{gr},5 par jour, pendant quinze jours.

Janvier 1868. A continué à prendre le médicament; aucun phénomène épileptique. Bromure de potassium, 4^{gr},50 par jour.

Juillet. État de santé parfait. Bromure de potassium, 5 grammes, deux fois par semaine.

Janvier 1870. Le traitement n'a pas été discontinué.

Octobre 1870. Même état, même traitement.

Mars 1871. Même état, même traitement.

En résumé, ce jeune homme, fils d'une mère qui a eu deux accès d'aliénation mentale et atteint depuis un an d'épilepsie caractérisée par des attaques convulsives, a été guéri par le bromure de potassium. La cessation des phénomènes morbides date de huit ans. Il est marié et est père d'un enfant bien portant.

Juin 1874. Il continue à prendre, tous les quatre jours, 4 grammes de bromure de potassium.

OBSERVATION V. — *Épilepsie idiopathique provoquée par des excès sexuels.* 110 attaques. Guérison par le bromure de potassium, depuis neuf ans.

M. F... 30 ans, commerçant. Aucune maladie nerveuse chez les ascendants. Il a été très-chétif jusqu'à l'âge de 7 ans. Depuis l'âge de 9 ans, carie scrofuleuse du premier métacarpien droit. Dès l'âge de 18 ans, excès de femmes et de boissons. Début de la maladie par des secousses ou vertiges, vers 1854, à l'âge de 19 ans. Première attaque dans l'automne 1858 (après des excès de coït), un matin. Deuxième attaque, un an après. Depuis lors, elles sont revenues au nombre de neuf ou dix par an.

Les attaques ont toujours commencé par des secousses, puis la tête tourne ou s'incline à droite, les yeux sont entraînés du même côté, puis chute sur le côté droit; rigidité générale, flexion des bras; secousses dans les membres, cou gonflé, veines distendues, face tuméfiée, violette, morsure de la langue, les deux dernières fois seulement; jamais d'urine involontaire; pointillé ecchymotique de la peau de la face, après les deux dernières attaques.

Ce malade a d'abord été traité par Herpin, à l'aide du sulfate de cuivre, du lactate de zinc, de l'extrait de valériane; pendant deux ans et demi, il a eu quatre accès à cinq, sept, huit et neuf mois d'intervalle.

Il vient pour la première fois à ma consultation, le 25 octobre 1865. Je lui prescris 0^{gr},50 de sulfate de cuivre ammoniacal en vingt pilules dont trois à prendre par jour. Le dernier accès survenu hier n'a été distant du précédent que de cinq mois, tandis que l'avant-dernier l'avait été de neuf mois. F... attribue le dernier accès à des excès de femmes. Conjonctives très-rouges, céphalalgie sincipitale, parole nette, du reste; plaie au bord gauche de la langue, près de la pointe, produite dans l'accès complet d'hier.

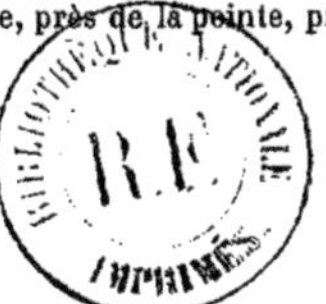

13

30 octobre. Hier, diarrhée, quinze à seize selles. Sulfate de cuivre, 0^{gr},50 en 40 pilules, dont le malade prendra par jour d'abord 3, puis 4, puis 6.

10 novembre. Pas d'accès, aujourd'hui un éblouissement. Sulfate de cuivre, 0^{gr},70 en 20 pilules.

20 novembre. Dans la nuit du 17 au 18, il s'est levé à deux reprises, en un quart d'heure, a parcouru sa chambre les yeux fermés et s'est recouché. Il a été vu ces deux fois par un de ses amis qui couche dans une chambre voisine, mais lui n'en a pas eu connaissance. Cet ami l'a empêché de se lever une troisième fois, il a alors poussé un profond soupir. Rien de particulier, la journée suivante. Dans la nuit du 17 au 18, il a été réveillé par des secousses de tout le corps, il n'a pas perdu connaissance. En ce moment, tension dans les régions sus-orbitaires. Cette nuit, chaleur de tête ; 72 pulsations très-dicrotes, résistantes, impulsives. Besoin incessant de marcher, sentiment d'oppression : devant moi, secousses dans les membres inférieurs. Sulfate de cuivre, 0^{gr},90 en 20 pilules.

2 février. Dans la nuit du 1er au 2, il s'est réveillé tout en sueur, éprouvant du malaise, il a appelé son ami, puis perte de connaissance pendant quelques minutes, période tétanique très-courte, trois convulsions cloniques très-peu fortes. L'accès convulsif passé, il s'habilla, repoussa son ami qui voulait le retenir, prononça quelques mots comme ceux-ci : *laisse-moi donc!* descendit les quatre étages, demanda le cordon et se réveilla dans la rue au bout d'une demi-heure. En somme, l'accès a été beaucoup moins fort qu'autrefois, puisqu'il n'a duré, comme le précédent, que quelques minutes au plus. En ce moment, il est encore courbaturé, pas de morsure de la langue, pas de nausées ; borborygmes, pouls à 88 pulsations très-résistantes, veines des membres supérieurs saillantes ; conjonctives oculaires rouges, les sclérotiques ont une couleur vineuses ; il fume encore ; je lui recommande de ne plus fumer.

Du 2 février au 5 juin, même médication, mais les secousses sont fréquentes et le malade est pris de quatre accès dont le dernier le 5 juin. Ce jour, j'ordonne 2 grammes par jour de bromure de potassium en deux fois, au commencement d'un repas.

2 juillet. Rien absolument ; beaucoup de bien-être ; sommeil bon, pas d'haleine bromurée ; aucune secousse dans les membres, aucun phénomène épileptique.

9 juillet. Même bien-être, le sommeil est très-calme, tandis qu'auparavant F... s'agitait beaucoup. Bromure de potassium 2^{gr},20 par jour, pendant huit jours.

8 octobre. Pas d'accès. Bromure de potassium 3^{gr},25 par jour.

7 janvier 1867. Pas d'accès pendant un voyage en Angleterre ni depuis le retour ; le 28 décembre, il a eu quelques soubresauts à Boulogne, au sortir du paquebot. Il a cessé à Londres de prendre son médicament du 20 au 28 décembre. Bromure de potassium, 4 grammes par jour.

20 mars. Va très-bien. Bromure, 3^{gr},70 par jour.

22 juillet. S'est bien porté. Bromure, 5 grammes.

A partir de cette époque jusqu'en octobre 1870, le traitement n'a pas discontinué, et l'état de santé s'est maintenu très-bon. La médication devra être encore suivie.

En résumé, ce malade est venu réclamer mes soins au bout de vingt et un ans de maladie, caractérisée par des attaques convulsives. L'épilepsie a été combattue par le bromure de potassium à la dose maxima de 5 grammes par jour. Les phénomènes morbides ont cessé complétement depuis.

OBSERVATION VI. — *Épilepsie idiopathique.* — Attaques suivies de délire maniaque. 200 attaques. Guérison par le bromure de potassium depuis sept ans.

Premières notes prises par M. Delasiauve en 1854.

Le nommé B... 30 ans, grand et d'une belle constitution, avait toujours joui d'une bonne santé, lorsqu'il y a vingt mois, il commença à éprouver dans les mains de petits mouvements convulsifs passagers. Pendant un certain temps, ils se reproduisirent quinze à vingt fois par jour, puis en plus grand nombre. La fatigue contribuait à les provoquer. Ils s'accompagnaient d'une sorte de défaillance, de perte de sentiment; il laissait tout tomber des mains. Six mois après, de grandes attaques survinrent; elles duraient un quart d'heure; sa femme l'en avertissait, sans quoi il n'en aurait pas eu le souvenir; seulement, il se sentait fatigué et sans appétit. La seconde eut lieu six semaines après la première. Depuis, elles se sont rapprochées. La dernière aurait été double. Les secousses n'ont pas cessé, il en est pris le jour comme la nuit, ne se blesse pas; il se mord quelquefois la langue pendant les attaques; elles ont amené de l'obtusion; la mémoire est chancelante. Le trouble mental qui l'a amené à Bicêtre est le premier qu'il ait éprouvé. Point de cause appréciable de la maladie; sa famille n'a aucun de ses membres qui soit épileptique, il croit toutefois que les contrariétés et la jalousie maladive qui s'est développée sans motif fondé, ou la crainte de la misère n'y auraient pas été étrangères.

Il a suivi le traitement Raspail; des poudres lui ont ensuite été données au bureau de bienfaisance, sans résultat.

Après quatre ans passés à Bicêtre, ce malade est sorti amélioré, mais non guéri; il y rentre en 1865 avec le certificat suivant, en date du 3 avril 1865 :

42 ans, traité en 1854, même délire épileptique, accès suivis de longues crises de manie; crises quotidiennes, surtout nocturnes.   Signé : LASÈGUE.

4 avril 1865. A ma première visite, le 4 avril, je trouve ce malade dans un état de prostration profonde, la face est pâle, la physionomie est obtuse. Il est impossible d'obtenir la moindre réponse. — Il a tenté de se suicider — paraît avoir des hallucinations par moments terrifiantes.

J'apprends de sa femme, qu'il vient d'avoir de nombreuses attaques; et que depuis deux ans il en a eu 152. En mai, il a eu 20 attaques convulsives complètes. En juillet, 12.

7 août 1865. Il vient d'avoir une série de six attaques.

Il est impossible d'obtenir des réponses suivies; il croit qu'on veut l'empoisonner et répète souvent cette phrase, déjà notée, il y a deux mois, dans les mêmes circonstances : « Quand il n'y sera plus, il ne vivra plus. »

La physionomie est un peu égarée, le regard fixe; il rit sans motif, parle souvent seul, comme s'il répondait à des voix. Paroles incohérentes; son langage est hésitant, il compose difficilement une phrase.

Nausée réflexe obtenue en introduisant une cuiller à la base de la langue.

Est pris devant moi d'une attaque; cri, rugissement, perte de connaissance complète, chute à terre, raideur tétanique générale; yeux convulsés en haut et en dehors, expression de laideur de la physionomie, teinte violacée de la face, pupilles immobiles. Secousses cloniques, écume à la bouche, stertor, sommeil. Durée de l'attaque, 4 minutes.

Traitement : Bromure de potassium pur, 3 grammes par jour en deux fois, à prendre au commencement de chaque repas.

10 août. 3 grammes de bromure de potassium.

11. L'urine a été recueillie depuis hier matin jusqu'à hier à 11 heures du soir. L'urine est claire et assez fortement colorée.

12. Pas de diarrhée; 3 grammes de bromure de potassium.

16 août. Séton à la nuque.

17 août. Idées de persécution, crie au secours; on lui avait ôté la camisole; a été à la fenêtre pour se précipiter dans la cour. Paroles incohérentes au milieu desquelles on saisit des idées de feu.

25 août. 5 grammes de bromure de potassium.

Lundi, 28 août. A eu hier un accès incomplet, étourdissement, 6 grammes de bromure (on est sûr qu'il les prend).

Jeudi, 31 août. N'a pas eu d'accès depuis le 28. — Prendre 7 grammes de bromure de potassium.

2 septembre. Une attaque.

Lundi, 4 septembre. 8 grammes de bromure de potassium.

Vendredi, 8 septembre. Pas d'accès, un peu d'embarras de la pensée. — 10 grammes de bromure de potassium.

Lundi, 11 septembre. Pas d'accès; il n'en a pas eu depuis le 2 septembre. Haleine bromurée assez prononcée, elle n'est pas trop désagréable. — Se lève une fois par nuit pour uriner. Prendra 11 grammes de bromure de potassium.

Vendredi, 15 septembre. N'a pas d'attaque; dit qu'il rêve de beaucoup de choses très-légères. — Odeur bromurée de l'haleine, intense, désagréable. Sensation de chaleur dans la bouche, légère rougeur et arborisations du voile du palais. — 11 grammes de bromure de potassium.

17 septembre. Pas d'accès. 11 grammes de bromure.

21 septembre 1865. Le malade offre, sur le visage, plusieurs pléiades de vésicules et de pustules d'acné; sur le front, à la racine du nez et au pourtour des ailes du nez.

22 septembre. Pas d'accès depuis le 2. Haleine bromurée intense. — 11 grammes de bromure par jour.

29 septembre. Pas d'accès.

3 octobre 1865. A eu un accès très-fort à 8 heures. Pousse un cri — face pâle, figure hideuse; pupilles dilatées ne se contractant pas devant la lumière, paupières ouvertes; agitation; convulsions toniques, cloniques plus fortes; verge en érection, pas d'éjaculation; respiration ample, forte, ronflante. Pupilles contractées, deux minutes après l'accès, sous les paupières fermées. P. 64. Temp... 36°8. Insp..... 24; respiration bruyante, ronflante.

10 minutes après l'accès P... 102. Temp... 36°8... Insp... 20.

La nuit, B... eut sept accès (la respiration n'est plus ronflante), morsure de la langue.

Mercredi, 4 octobre. Le matin, B... est levé, paraît un peu moins gai, un peu plus abattu, mais cependant a encore un peu d'appétit; parle; pas de délire.

6 octobre. Un accès, cette nuit; écorchure sur la langue, nombreuses pustules d'acné. — 10 grammes de bromure en deux fois par jour.

9 octobre. Pas d'accès. — Bromure 10 grammes par jour.

13 octobre. Pas d'accès, haleine assez bromurée, nombreuses vésicules acnéiformes, avec érythème périphérique.

16 octobre. Un accès, le 14, dans la nuit.

Un le 15, dans la soirée.

Son caractère, son humeur ne sont pas changés; il est gai. Haleine très-bromurée, — 8 grammes de bromure par jour.

Du 20 octobre 1865 au 17 mars 1866, le malade a pris de 4 à 8 grammes de bromure et n'a pas eu d'accès.

Le 18 mars, deux accès, la dose de bromure est maintenue à 6 grammes.

Trois accès, le 4 septembre 1866, à la suite d'une rixe.

Depuis ce moment jusqu'aujourd'hui 8 octobre 1870, B... n'a pas cessé de prendre par jour de 3 à 6 grammes de bromure et n'a pas été une seule fois malade. Il continue son traitement.

2 mars 1871. État de santé parfaite.

Il continue à prendre chaque jour 3 grammes de bromure de potassium.

14 mars.   Même état.

1873   Id.

En résumé, ce malade était atteint d'épilepsie depuis vingt mois, lorsque j'ai pris le service où il était placé. Il avait des attaques convulsives suivies fréquemment de délire à forme maniaque. J'ai employé le bromure de potassium à des doses variant entre 3 et 10 grammes. Les phénomènes morbides ont cessé depuis huit ans et demi (1874).

OBSERVATION VII. — *Épilepsie idiopathique*. — 75 attaques convulsives. Attaques et vertiges. Guérison par le bromure de potassium depuis huit ans.

Madame Ad... 28 ans, vient me consulter, le 5 février 1866.

Née d'un père mort d'hémorrhagie cérébrale, d'une mère qui est hydropique et d'une intelligence au-dessous de la moyenne. Cette dame a été mal élevée ; elle a été habituée à satisfaire tous ses caprices, à faire toutes ses volontés. Menstruation à 14 ans. De l'âge de 18 ans, à celui de 23 ans, trois accès de catalepsie. Mariée à 23 ans.

Cinq semaines après le mariage, elle a eu une première attaque épileptique pendant un repas. Elle fit une fausse couche de sept mois et demi et, pendant l'accouchement, eut une deuxième attaque. L'enfant ne vécut pas. Au bout d'un mois, troisième attaque, puis une par mois.

Après trois ans de mariage, nouvelle grossesse accompagnée d'un plus grand nombre d'attaques.

En septembre 1865, accouchement d'un enfant bien constitué qui eut des convulsions dès sa naissance ; il succomba au bout de huit jours à des convulsions qui durèrent vingt-quatre heures.

Deux mois et demi après sa couche, nouvel accès ; à partir des premiers jours de 1866, un accès tous les trois jours. Le nombre des accès était jusqu'en février 1866 de 75 à peu près.

Les traitements antérieurs ont été nombreux et variés sous la direction du docteur Carrière, de Saint-Dié.

Février 1866. Cette malade présente toutes les apparences d'une bonne constitution, le regard est un peu éteint, mémoire notablement affaiblie, conscience de sa position, caractère très-irascible et inquiet. Ecchymose conjonctivale et contusion frontale à gauche provenant de la dernière attaque ; traces de morsures récentes à la langue. Pupilles égales. 80 pulsations, digestions bonnes, menstruation régulière ; est très-portée pour les rapprochements sexuels ; sujette à des migraines violentes, à de la céphalalgie frontale ; les nuits sont très-agitées ; elle se remue continuellement et éprouve toujours des rêves fatigants.

Attaques. — Pas d'aura, cri, perte de connaissance, chute à terre, raideur générale, cyanose de la face, morsure de la langue, des joues, des lèvres, puis collapsus, stertor, fatigue après les attaques ; après elles, il arrive fréquemment qu'elle divague, qu'elle demande, par exemple, à sa domestique, si elle est mariée, si elle est veuve.

Outre les attaques, elle a des absences courtes et des vertiges.

5 février 1866. Je conseille au mari d'éviter les rapprochements et j'ordonne de l'extrait d'aconit, 2 centigr. par jour.

19 février. Cette nuit, légère attaque, pas de morsure de la langue, pas d'évacuation involontaire d'urine ; revenue à elle, elle appela Junon, sa domestique, qui s'appelle Julie. Extrait d'aconit, 3 centigr. par jour.

Pupilles égales, contractiles ; pas de constriction à la gorge, pas de chatouillement à la face. Des hémorrhoïdes ont flué, il y a quatre ou cinq jours.

26 février. Cette nuit, a eu un vertige ; chaque vertige est suivi d'un besoin irrésistible d'avaler de la salive ; cette semaine, embarras particulier post-sternal, donnant une sensation de corps étranger siégeant dans l'œsophage ; pupilles égales, contractiles. Éther en perles. Extrait d'aconit, 5 centigr. par jour.

3 mars. Un vertige. Extrait d'aconit, 6 centigr. par jour.

Le 4. Spasme pharyngé et petit accès, perte de connaissance, non suivie de paroles incohérentes.

Le 10. Un éblouissement.

12 mars. Dans la nuit du 12 au 13 une attaque avec stertor, les pouces ne se sont pas mis en flexion, il y a eu une légère morsure de la lèvre inférieure. Extrait d'aconit, 7 centigr. par jour.

20 mars. A eu deux éblouissements, éprouve en même temps une douleur lourde de tête, de la gêne dans la respiration, du malaise général ; elle a été obligée de s'asseoir, est devenue pâle, et n'a pas perdu connaissance. Extrait d'aconit, 8 centigr. par jour.

16 avril. Dans la nuit du 11 au 12, a eu une attaque forte, est prise d'un découragement complet ; je constate que l'introduction d'une cuiller dans l'arrière-gorge produit facilement de la nausée. Bromure de potassium, 2 grammes par jour à prendre en deux fois, pendant huit jours.

23 avril. Menstruation le 19 (quatre jours avant l'époque ordinaire). Rien au point de vue de l'épilepsie ; haleine très-légèrement bromurée ; nausée produite par l'introduction de la cuiller dans l'arrière-gorge. Bromure de potassium, 3 grammes par jour, pendant six jours.

30 avril. Dans la nuit du 23 au 24, une attaque commençant par besoin fréquent d'insaliver, par augmentation de la salive ; au bout de huit à dix insalivations, convulsions toniques, puis cloniques des quatre membres, pouces dans l'adduction, pas d'évacuation involontaire d'urine. Bromure de potassium, 4 grammes par jour.

7 mai. Haleine bromurée, pas d'accès.

14 mai. Dans la nuit du 10 au 11, deux attaques, une à 2 heures et demie, l'autre à 4 heures ; haleine bromurée ; acné sur la face et le tronc. Bromure, 5 grammes par jour pendant sept jours.

21 mai. Madame A... est tourmentée par toutes ses connaissances, pour aller consulter tel ou tel médecin et, depuis quinze jours, a été voir deux médecins et M. Velpeau, qui lui a ordonné de la strychnine.

13 juin. Je ne l'ai pas revue depuis le 21 mai.

4 juillet. Pendant six semaines, elle a suivi le traitement de M. Velpeau, et n'a rien eu en fait d'accès ; puis, elle en a eu tous les trois ou quatre jours et même 5 en deux jours, et beaucoup plus forts. Au bout de quinze jours de ces crises, elle revient me trouver ; elle présente une plaie énorme au front produite pendant une attaque ; règles, il y a quelques jours. — Bromure de potassium, 5 grammes par jour, pendant huit jours.

13 juillet. Rien de nouveau, sensations brûlantes à l'arrière-gorge et derrière le sternum ; haleine très-bromurée, tendance profonde au sommeil, lassitude profonde, caractère irritable. Bromure de potassium, 5^{gr},25 par jour, pendant onze jours.

25 juillet. Rien de nouveau ; nombreux boutons d'acné sur la face, le dos, la poitrine ; a été très-apathique une partie de la semaine ; depuis trois jours, est moins endormie ; nausée réflexe facile.

Le soir, quinte de toux sèche pendant une demi-heure ; les deux amygdales sont un peu tuméfiées. Bromure de potassium, 6 grammes par jour, pendant huit jours. Gargarisme avec sirop de mûres.

1er août, pas d'accès. Cette nuit, quintes de toux longues ; diminution de la nausée réflexe, n'a pas autant envie de dormir. Bromure, 6^{gr},50 par jour, pendant huit jours.

Du 1er août 1866 au 12 février 1869. Bonne santé. Le bromure de potassium a été pris à la dose de 7 grammes à 4^{gr},50 par jour.

Bromure 4^{gr},50 par jour.

12 février. N'a eu ni constriction à la gorge, ni étourdissement, ni étouffement, ni bourdonnements d'oreilles. Bromure de potassium, 4^{gr},30 par jour.

15 mars. Pas de nausée réflexe. Bromure de potassium, 4^{gr},60 par jour.

Madame A... repart pour Moscou.

14 août. Bien. Bromure, 4^{gr},50 par jour, pendant un mois.

6 septembre. Bien, quoiqu'elle soit restée cinq semaines sans prendre de bromure.

4^{gr},25 pendant un mois.

4^{gr},20 pendant un mois.

4^{gr},10 pendant le reste de l'année.

15 janvier 1870. Revenue à Paris, va bien. Bromure de potassium, 4^{gr},30 pendant dix jours.

Octobre 1870. État de santé excellent. Continue le traitement.

Bromure de potassium, 4^{gr},35 par jour. Tartrate ferrico-potassique, 20 centigr. par jour.

Mars 1871. Va bien. Bromure de potassium, 4^{gr},30 par jour.

8 octobre 1873. Va bien. Bromure de potassium, 4 grammes par jour.

20 mai 1874.   id.   id.   id.

En résumé, madame A... était atteinte d'épilepsie depuis cinq ans, lorsqu'elle est venue réclamer mes soins. Sa maladie consistait en absences, vertiges et attaques. Le nombre des attaques avait été jusque-là de 75.

Le traitement par le bromure de potassium a fait cesser les phénomènes morbides depuis huit ans (1874).

OBSERVATION VIII. — *Épilepsie idiopathique.* 250 attaques. Délire maniaque. — Accès. — Secousses. Guérison par le bromure de potassium depuis six ans.

C... 16 ans, est amenée à ma consultation, le 6 mai 1866. J'obtiens sur ses antécédents les renseignements suivants :

Grand'mère maternelle morte à 65 ans, subitement, d'apoplexie.

Grand-père maternel mort à 77 ans ; avait un catarrhe pulmonaire et était goutteux.

Grand'mère paternelle bien portante.

Grand-père paternel mort à 73 ans.

Mère d'une santé d'apparence délicate, quoique n'étant jamais malade ; elle n'a eu que deux fois en deux ans, des douleurs de tête accompagnées de vomissements, et tellement fortes qu'elle dut garder le lit.

Père très-bien portant, il a deux enfants, une fille de quatre ans bien portante et notre malade.

Elle a eu à trois ans la coqueluche, à dix ans la rougeole. Un an après la rougeole, étant au piano, elle a eu des mouvements et des convulsions de la face qui est devenue grimaçante et des grincements de dents.

Le 27 novembre 1864, à 13 ans, premier léger accès diurne.

En mars 1865, deuxième léger accès diurne. Depuis cette dernière époque, les mouvements de tête se sont produits au nombre de deux ou trois par jour d'abord, puis de quinze à dix-sept par jour.

Première menstruation en juillet 1866.

Au mois de mai 1865, première attaque convulsive diurne. Depuis, attaques nocturnes toutes les trois ou quatre nuits et quelquefois plusieurs par nuit.

Attaques : Perte de connaissance, chute en arrière, pâleur du visage, convulsions des yeux, figure grimaçante, laide ; raideur générale, rougeur de la face, écume buccale, convulsions cloniques, stertor, sommeil consécutif, fatigue et courbature pendant plusieurs heures.

Légers accès : Malaise intérieur général indéfinissable ; rotation convulsive tonique de la tête à gauche et en arrière, rotation contre laquelle elle ne peut lutter ; un peu de pâleur du visage, quelquefois, un peu de rougeur de la face. Pendant la rotation de la tête, les yeux suivent la même direction ; pendant cette rotation, mademoiselle C... a les yeux fixes, et ne répond pas tout de suite à une de mes questions : mais une seconde après, elle paraît comme sortir d'un rêve, et répond en même temps qu'elle remet sa tête dans la position droite. Le tout dure dix à douze minutes.

En novembre dernier, à la suite d'attaques nocturnes, coma pendant quarante-huit heures, lequel a cessé presque instantanément à la suite d'un bain tiède.

Dans les jours qui précédèrent immédiatement mes premiers soins, la malade a eu trois attaques qui ont été suivies de délire intense, puis de coma, accompagnées de beaucoup de fièvre, puls. 140. Temp. axill. 39°. Sueurs profuses. Ces phénomènes cessent vers le 6 mai 1867, et la malade rentre dans son état habituel le 10 mai. Ce jour, je constate : coloration rouge des joues ; pâleur du reste de la face ; les mains et les pieds sont presque toujours froids.

Constitution délicate, caractère timide, impressionnable ; intelligence un peu au-dessous de la moyenne ; est capricieuse et habituée à ce que tous ses désirs soient satisfaits.

Habitus extérieur normal ; l'introduction d'une cuiller dans l'arrière-gorge produit facilement de la nausée. Les dernières règles ont eu lieu le 4 mai ; rien de particulier du côté du ventre ni des membres. La malade a été traitée sans succès par plusieurs confrères.

Le 15 mai. Trois petits accès. A eu le 16 et le 17 des douleurs de jambes qui annoncent ordinairement des attaques. Bromure de potassium, 2^{gr},50 par jour à prendre en deux fois au commencement des repas.

Le 18 mai. Un mouvement de la tête (jour), le 19 mai, trois mouvements (nuit). Bromure de potassium, 3^{gr},50 par jour.

Le 20. Un mouvement (jour), bromure de potassium, 4 grammes par jour.

— Un — (nuit).

Le 21. Un mouvement (nuit), un le jour ; le 22, trois mouvements (nuit) ; le 23, trois mouvements (jour), le 24, deux mouvements (jour).

En outre, mademoiselle C... en a un, tous les soirs, au moment de s'endormir, et même le jour, lorsqu'elle s'endort le jour. Le 23 mai, elle a eu des douleurs dans des dents plombées ; ces douleurs indiquent souvent des attaques nocturnes. Il n'y en a pas eu.

25 mai. Depuis quatre jours, fatigue musculaire, un peu de toux sèche depuis quelques jours, précédée de picotements du gosier ; un peu de constipation ; a encore de la nausée réflexe. Envies de dormir très-fréquentes et très-fortes. Bromure de potassium, 4^{gr},50 par jour.

Dans la nuit du 25 au 26, deux mouvements ; du 26 au 27, trois mouvements.

27 mai. Abattement, lassitude, somnolence. Bromure de potassium, 2 grammes par jour.

29 mai. La somnolence a persisté ; il faut la forcer beaucoup pour la faire sortir ; sommeil de nuit très-profond ; a dormi, ces deux nuits, douze heures de suite. Douleurs dentaires depuis trois jours. Depuis le 27 pas de mouvements. Hier soir en se couchant, mademoiselle C... a eu pendant un moment de la tristesse, de l'ennui ; cela, dit la mère, annonce ordinairement une crise dans la nuit suivante, mais il n'y en a pas eu. Paupières demi-occluses, envie constante de dormir, lassitude, haleine bromurée, absence de nausée réflexe, un peu de gingivite, sécheresse de la bouche.

29 mai. A 4 heures le soir, et à 10 heures du soir, un mouvement. Le 30, à 3 heures du soir et à 8 heures du soir, en dormant, un mouvement. Le 31 à 2 heures, matin, à 4 heures, matin, à 6 heures et demie, matin, en dormant, un mouvement ; à 3 heures, soir, à 3 heures 1/2, soir, en dormant, un mouvement. Menstruation très-peu abondante.

1er juin. A dix heures du soir un mouvement ; à 2 heures, matin, un mouvement ; à 6 heures, matin, une palpitation sans mouvement de tête ; à minuit 3 minutes, à 6 heures et demie, un mouvement. L'écoulement menstruel n'a pas duré plus de vingt-quatre heures, et encore a-t-il été excessivement léger. Douleur vive à la jambe droite ; aucune rougeur : la malade est moins abattue, mais elle est d'une impressionnabilité très-vive, elle dit qu'elle s'ennuie de tout, qu'elle préfère avoir quinze mouvements par jour ; qu'elle est dans cet état d'ennui, depuis qu'elle n'a plus que peu de mouvements par jour. Aucun raisonnement n'a prise sur elle, elle pleure, se désole. 4 heures, matin, trois mouvements ; 5 heures, matin, trois mouvements ; 6 heures du matin, trois mouvements, en dormant. La malade n'a plus eu, depuis le traitement, de mouvements de jour ni d'attaques de nuit. La douleur de jambe paraît avoir cédé à du baume tranquille.

6 juin. La constipation a cessé depuis deux jours. La malade a encore eu des moments de désespoir, d'ennui, de découragement et a pleuré beaucoup. Moins d'hypnotisme, supporte bien le médicament. Bromure de potassium, 4^{gr},90 par jour.

Nuit du 6 au 7 juin, deux mouvements ; — nuit du 7 au 8, deux mouvements ; — nuit du 8 au 9, un mouvement ; — nuit du 9 au 10, un mouvement ; — nuit du 10 au 11, un mouvement, en dormant.

11 juin. La physionomie est meilleure, la malade supporte bien le médicament ; mêmes phénomènes hypnotiques, le sommeil est de onze à douze heures. Un peu plus de gaieté ; la mémoire est très-faible ; elle travaille difficilement aux ouvrages manuels des dames, elle ne saisit pas certainement les choses comme les autres jeunes filles de son âge ; ainsi la broderie, la couture. Ces dernières particularités ont été constatées par la mère avant les attaques, dès l'âge de 12 ans, mais, à cette époque, mademoiselle C... réussissait très-bien dans ses classes et avait des prix.

Depuis le début des attaques, c'est-à-dire depuis deux ans, elle n'a plus suivi ses classes, mais elle écrit cependant bien correctement, fait bien une narration. Pas d'acné, bonne digestion ; absence de nausée réflexe; très-peu de toux réflexe. Bromure de potassium, 4^{gr},9 par jour.

Les parents me montrent une consultation qu'ils ont été prendre chez le docteur L., le 21 mai dernier ; il y est dit que la malade a une lésion cérébrale dont les attaques et les mouvements sont les symptômes : il s'appuie surtout sur l'unilatéralité des mouvements de la tête et ordonne des drastiques tous les huit jours, et un traitement iodo-bromuré. Ce traitement n'est pas suivi par les parents.

14 juin. La malade éprouve une grande lassitude, et d'impérieux et profonds besoins de dormir; elle s'endort à table. Je constate à peine une très-légère nausée réflexe ; elle a eu un mouvement, le matin vers six heures, pendant le sommeil.

Bromure de potassium, 5^{gr},20 par jour. Sulfate de quinine, 0^{gr},50 par jour, pendant la menstruation, et trois jours après. Un bain tiède additionné d'infusion de 500 grammes de feuilles de valériane, tous les huit jours ; viandes noires; ni thé ni café.

24 juin. Depuis le 14, deux mouvements au plus par jour. Menstruation le 20, finie le 25 juin. Bromure de potassium, 5^{gr},30 par jour.

6 juillet. — Rien de nouveau, mêmes mouvements, le matin; pleurs faciles. Bromure, 5^{gr},40 par jour à partir du 19.

15 juillet. Pas d'attaques, mêmes mouvements le matin jusqu'au 4 juillet; depuis n'en a pas eu, absence de nausée réflexe depuis le 13 juillet.

25 juillet. Plus de mouvements, a eu parfois la nuit (deux ou trois fois dans le mois) de l'incontinence d'urine sans accès ; constipation; la menstruation a été peu abondante; aucune nausée réflexe. Bromure de potassium, 5^{gr},45 par jour.

14 août. Ni mouvement ni attaque; constipation; absence de nausée réflexe, de toux réflexe. Bromure de potassium, 5^{gr},60 par jour.

19 août. Depuis le 16, mouvements dans la tête à l'heure à laquelle vient le sommeil; ces mouvements ne sont pas semblables aux précédents et s'accompagnent d'une sensation de tournoiement de tête, mais aucun mouvement de rotation de tête; mêmes effets hypnotiques.

6 septembre. Aucune crise ; le 4, sorte d'éblouissement qui dure une minute à peine. Depuis trois semaines, a des mouvements du corps, presque continuels, tantôt des bras qu'elle secoue et frappe contre ses hanches, contre le dossier de la chaise; tantôt des membres inférieurs ; ces mouvements se produisent étant debout, en repos ou pendant la marche. Bromure de potassium, 5^{gr},70 par jour.

24 septembre. A encore des mouvements choréiques des jambes et des bras, pendant lesquels il y a grimaces de la bouche ; quelques mouvements rares de va-et-vient dans les yeux; menstruation le 10, durant deux jours et demi, absence de nausée réflexe. Bromure, 5^{gr},50 par jour.

22 octobre. Continuation des mouvements choréiques de la face, des bras, des jambes. Bromure de potassium, 5^{gr},80 par jour.

4 novembre. Menstruation, le 31 octobre, peu abondante; le 1er novembre, un mouvement de tête; le 2, en a eu trois. Pendant les règles, poudre de quinquina à haute dose. Bromure, 6 grammes.

Le 20 novembre; un mouvement de tête; le 6, un mouvement; — le 8, un mouvement; — le 9, un mouvement. Menstruation, le 24 novembre, peu abondante.

11 décembre. Depuis le 4 novembre, même persistance des secousses des bras et des jambes. Dans la nuit du 10 au 11, une attaque forte. Le bromure que la malade a acheté

renferme beaucoup de chlorure de potassium; le nouveau bromure est pur. Bromure de potassium, 6 grammes par jour.

8 février. Bien ; menstruation le 19, finie le 23. Le premier jour après la fin des règles, donner bromure de potassium, 4 grammes; pendant les règles, poudre de quinquina, 4 grammes.

29 février. Pas d'accès, a quelques secousses par moments, — trois jours avant les règles, et pendant les règles, 7 grammes de bromure par jour.

4 mars. Plus de mouvements de tête depuis le 9 janvier, menstruation faible depuis trois mois. Bromure de potassium, 6 grammes par jour.

9 mars. Persistance des mouvements choréiformes des membres. Pulvérisation d'éther sur la colonne vertébrale, 40 grammes pour chaque fois.

Menstruation le 12 mars, assez abondante.

21 mars. Pas d'attaque ni de mouvement de tête; persistance des mouvements choréiques des membres. Bromure de potassium, 4 grammes par jour, en dehors des règles ; 7 grammes, pendant les périodes menstruelles.

10 avril. Mêmes mouvements choréiques des jambes, bras, face, bouche. Caractère plus irrité, sombre. Mademoiselle X... supporte difficilement les conseils; cette semaine, deux mouvements des yeux, constipation.

16 avril. Caractère très-difficile, continuation des tics. Lactate de zinc, 8^{gr},15 chaque soir, gymnastique avec haltères. Bromure, 6 grammes par jour; lactate de fer, 6 pilules par jour. Bain de pied sinapisé, chaque matin.

5 mai. Menstruation très-peu abondante. Bromure de potassium, 5 grammes par jour.

26 juin. Deux tournoiements de tête; mêmes secousses choréiques. Bromure de potassium, 7^{gr},50 par jour.

17 juillet. Bien; plus de tournoiements de tête ; menstruation le 11 juillet.

13 août. Mêmes secousses choréiques. Bromure de potassium, 4 grammes pendant 15 jours, puis 5 grammes.

17 octobre. Même état. — Menstruation le 10 septembre, idem le 8 octobre, idem le 29, très-peu abondante, pendant deux jours. Bromure de 4 à 5 grammes; de 7 grammes aux époques menstruelles.

10 novembre. Il y a quelques jours, étant endormie sur un fauteuil, elle s'est réveillée en sursaut, a jeté un cri, a ressenti une commotion, et est devenue un peu pâle. Quelques jours après, étant au lit et dormant, elle a fait un bruit guttural, s'est dressée sur son lit, la tête s'est déviée à gauche.

Depuis quinze jours, augmentation du nombre des tournoiements de tête, des vacillements des yeux.

Menstruation le 30 novembre, finie le 1er décembre, très-peu abondante. Bromure de potassium, 5^{gr},50 par jour; et 7 grammes pendant les règles.

5 décembre. A eu deux à trois fois par jour des mouvements de tête.

14 janvier 1869. Bien. — Menstruation le 26 décembre, finie le 28 ; mouvements de tête deux à trois fois par jour dès que la dose est abaissée au-dessous de 7 grammes.

Menstruation le 10 février, d'une durée de deux jours.

17 mars. Menstruation peu abondante le 12 mars, froid aux pieds persistant, mêmes tics des bras, des jambes, de la face.

20 mars. Après le dîner, elle s'est levée précipitamment en criant : Mon Dieu ! Qu'est-ce que j'ai? Aussitôt teinte d'un rouge vif du visage, menace de syncope; rien de plus, aucune perte de connaissance, — a de temps en temps des mouvements convulsifs dans

les yeux. — Menstruation, le 29 mars, peu abondante. A partir du 30, bromure de potassium, 6^{gr},50 par jour, pendant les règles; après les règles, 4^{gr},90.

Menstruation le 21 avril, finie le 23, très-peu abondante.

Constipation. — Bromure de potassium 4^{gr},50, après les règles; 7 pendant les règles.

10 novembre. A de temps à autre quelques mouvements dans les yeux. Menstruation peu abondante. Bromure de potassium, 5^{gr},75, au moment des règles; 3^{gr},75, le reste du mois.

30 décembre. Même bon état. Continuer tartrate ferrico-potassique 20 centigrammes à chaque repas. Bromure de potassium, 3 grammes en dehors des règles; 6 grammes pendant les règles.

14 février 1870. Bien, menstruation très-faible, sommeil lourd, constipation; elle a des tics, des grimaces des lèvres et de la face à de rares intervalles.

5 avril. Menstruation en retard, mouvements de la face un peu plus fréquents, quatre à cinq par jour, depuis cinq à six jours. Eau ferrée.

9 mai. Bien, menstruation le 2 mai.

26 août. Bien, coliques fréquentes au moment des règles. Bromure de potassium, 4 grammes dans l'intervalle des règles, 6 grammes pendant les règles. Continuer le tartrate ferrico-potassique.

Mars 1871. Va bien, toute espèce de mouvement a cessé. Même traitement.

1872. Aucun mouvement, aucune secousse. Bromure de potassium, quatre gr. par jour.

1873.   id.   id.   id.

En résumé, cette malade était atteinte d'épilepsie depuis trois ans, lorsqu'elle est venue à ma consultation. Le nombre de ses attaques avait été jusque-là de 250, celui des secousses incalculable, et cette jeune fille avait éprouvé à plusieurs reprises du délire maniaque consécutivement à des attaques. La médication bromurée a fait cesser les phénomènes morbides depuis quatre ans.

OBSERVATION IX. — *Épilepsie héréditaire qui a éclaté dans l'enfance.*

20 attaques. Guérison par le bromure de potassium depuis sept ans. Éruption bromurée.

Ch.... âgé de 25 ans est venu me consulter, le 15 novembre 1865.

Stature au-dessus de la moyenne; il a prodigieusement grandi depuis un an; tête très-bien conformée; myopie, cheveux blonds, peau blanche, embonpoint médiocre, tempérament lymphatique, nerveux; était autrefois d'une sensibilité et d'une mobilité extrêmes, cela a diminué un peu. Il est ordinairement concentré, rêveur, est très-colère, très-intelligent, d'un esprit observateur.

Une tante maternelle du père, épileptique dès son enfance, est morte à 42 ans. Une sœur de la mère, à la suite de convulsions à l'âge de 9 mois, est restée sourde et muette, et est atteinte de chorée et de strabisme. Il n'y aurait pas eu d'aliénation mentale dans les deux familles. Mère très-vive et colère.

Le jeune homme, placé dans une maison d'éducation à Passy, n'y aurait eu d'autre maladie aiguë, qu'un érysipèle de la face, à l'âge de 9 ans, survenu à la suite d'une promenade par un soleil brûlant; je soupçonne qu'il s'agit d'un érysipèle strumeux si on peut juger par le volume du lobule du nez et une disposition érythémateuse autour des narines. Puis, il a été fréquemment sujet, jusqu'à l'âge de 7 ans, à des accès de toux comme croupale, la nuit; placé à 7 ans dans une institution à la campagne, ce symptôme a disparu.

Étant tout jeune, vers 5 à 6 ans, a rendu des vers par l'anus. Il en a été guéri.

Aucune cause occasionnelle de l'épilepsie. A la fin d'août 1854, il prit une huitaine de bains de mer. Début par une attaque, le 27 septembre 1854 (à l'âge de 14 ans et demi). Il était à Passy en congé chez ses parents; il avait très-bien déjeuné, il s'était mis au grand soleil; avait abattu des noix, il en mangea beaucoup; rentré au salon, il s'assit et se mit à lire, puis fut frappé d'une attaque.

Le 4 janvier 1855, six attaques à midi.

Pas de vertiges, mais a quelquefois des secousses dans les muscles des mâchoires.

De 1855 à 1865, il fut traité par Herpin, de Genève, au moyen du lactate de zinc, du lactate de manganèse, du cuivre et du nickel et eut, en 1855, huit attaques et un grand nombre de secousses des muscles de la face. Il se porta bien jusqu'en 1863 où, après des excès de vin et de femmes, il fut repris d'une attaque. Neuf mois après, nouvelle attaque suivie de vertiges, et d'attaques au nombre de 15, jusqu'en novembre 1865. Ces phénomènes morbides se sont à plusieurs reprises produits à la suite d'excès et ont résisté aux médications instituées par Herpin.

Après la mort d'Herpin, ce malade fut confié à mes soins en novembre 1865. La dernière attaque datait du 8 octobre, et était survenue au théâtre. Dans son attaque, il s'était fait une plaie contuse à la région temporale droite. Les attaques sont précédées de malaise dans la région faciale, d'inquiétude, d'éblouissements; ce n'est qu'après ces phénomènes qu'il perd connaissance, puis il tombe du côté droit, mais le plus souvent peut se retenir. Ne se mord pas la langue. Le jeune homme est pâle, irritable; il m'avoue se livrer à beaucoup d'excès de femmes. Intelligence moyenne, constitution lymphatique; rien d'anormal dans les membres, est sujet à de la céphalalgie frontale, aux maux de gorge; aux coryzas, jamais de rhume de poitrine.

Paupières inférieures violacées, ce qui donne au regard, l'aspect un peu abattu; clignotements de la paupière par moments. Il a remarqué, depuis le début de ses accès, que le travail assidu et le fait de tenir la tête baissée lui donnaient de la fatigue de tête. Sujet facilement à des palpitations à la moindre émotion; constipation ordinaire; jamais de douleurs dans les membres ni de crampes; tremblement des mains à la suite d'impressions même légères.

Pouls. 88 de force moyenne, assez résistant, légèrement dicrote; peau pâle; sujet à frissonner à la moindre émotion pénible ou agréable, à la vue d'un beau tableau.

Pupilles moyennes bien contractiles; vue myope, saigne facilement du nez. Il y a quelques jours, il est survenu une tache de sang sur une des conjonctives; l'introduction d'une cuiller dans l'arrière-gorge détermine de la nausée. Bromure de potassium, 2 grammes par jour.

26 janvier. Haleine bien bromurée, rougeur peu prononcée à l'arrière-gorge, miction urinaire plus abondante que de coutume. Bon appétit, pas de malaise épigastrique; soif intense, lassitude des membres inférieurs depuis douze jours; envies très-fréquentes et irrésistibles de dormir, aucun malaise épigastrique. Bromure de potassium, 5 grammes.

12 février. Haleine très-bromurée, aucune nausée par titillation de l'arrière-gorge; est obligé, la nuit, de se lever pour uriner, besoins pressants d'uriner; aucun malaise épigastrique; bon appétit, soif vive, apparition, par moments, d'acné; lassitude des membres inférieurs, physionomie fatiguée, envies très-fréquentes et irrésistibles de dormir, aucun malaise épileptique, même facilité au travail, pas de diminution de mémoire. Bromure de potassium, 5 grammes.

Du 12 février au 12 décembre a eu une attaque. Du 12 décembre au mois de mai suivant, bien. Ch. a pris pendant tout ce temps, 4 ou 5 grammes de bromure de potassium.

Mai 1866. Ch. n'a pas eu d'attaque ni d'autre phénomène; mais il a, depuis douze jours, une éruption érythémateuse noueuse sur les membres, causant quelques démangeaisons, le soir surtout; on voit des plaques rouges, larges et longues d'un centimètre à peu près, légèrement saillantes, supportées sur un fond induré, comme dans l'érythème noueux; leur rougeur disparaît à la pression, pas de douleur à la pression. Reprise du médicament à la dose de 3^{gr},50 par jour.

3 février 1868. Bien, bromure 3^{gr},50 par jour.

17 février. Certaines plaques rouges ont persisté, elles sont accompagnées toutes de démangeaisons; il en existe sur tout le corps, sauf à la face; il en est qui ont disparu sans laisser de traces à la peau, ni d'induration cutanée. Digestion bonne, appétit; une vésicule acnéiforme en arrière de l'oreille droite, nuits bonnes, sommeil calme. Bromure, 3^{gr},50 par jour; chiendent nitré, 4 tasses.

11 mars. Persistance des plaques rouges, de différente grandeur, de forme irrégulière, d'une couleur rouge-cerise au pourtour, couleur pelure d'oignon au centre, faisant une légère saillie; elles donnent l'idée de l'urticaire. Ces plaques blanchissent quand Ch... fait un effort avec le membre qui est le siége des rougeurs, ou quand il presse la partie environnante; la pression fait disparaître momentanément la rougeur qui revient aussitôt; démangeaisons sur ces rougeurs, le soir, en se couchant, la nuit, et, en général, quand il a chaud. Il en a sur tout le corps, sauf à la face; dans toutes les parties externes, antérieures, postérieures et internes des membres; ces taches et plaques disparaissent quelquefois spontanément et reviennent de même; il y en a 30 au moins sur les bras. Quelques boutons d'acné disséminés à pointe jaunâtre.

M. C... a été consulter M. Bazin qui a appelé cette éruption érythème ortié. Pas de douleurs des jointures, pas de trouble des voies digestives; très-légère nausée réflexe, lorsque la cuiller est portée jusqu'à l'épiglotte; bromure de potassium, 3^{gr},50 par jour.

18 mars. Pas de phénomène épileptique; moins de plaques, mais quelques nouvelles se sont reproduites; j'en fais reparaître quelques-unes en faisant une friction forte là où je vois une élevure ortiée ou comme une élevure produite par une piqûre de puce; pas de nausée réflexe. Bromure de potassium, 3^{gr},60 par jour.

6 avril. Depuis quelques jours, les plaques ont cessé de se montrer en aussi grand nombre et diminuent de jour en jour; rares démangeaisons, bon sommeil, pas de nausée réflexe; bromure de potassium, 3^{gr},70 par jour.

18 mai. Reproduction de ces plaques en grand nombre, dans les premiers jours de mai. Bromure, 4^{gr},50 par jour.

8 juin 1868. Persistance de l'éruption cutanée, avec démangeaisons; ces taches se reproduisent surtout par moments, pas de tuméfaction des jointures; quelques douleurs au genou gauche et dans les mains, aucun phénomène épileptique. Bromure de potassium, 4 grammes par jour.

29 juin. Persistance de l'éruption; bien du reste, absence de nausée réflexe. Bromure de potassium, 4^{gr},30 par jour.

3 août. Plus de taches depuis une quinzaine de jours; la température est devenue très-chaude depuis un mois.

21 septembre. Bien; acné sur la joue. Bromure de potassium, 3^{gr},90 par jour.

5 décembre. Il y a deux ans que le malade n'a pas eu d'attaque; depuis la dernière attaque, il va bien. Bromure, 4^{gr},15 par jour.

25 janvier 1869. Bien du reste, pas de nausée réflexe. Bromure, 4^{gr},30 par jour.

11 juillet. Bien. Bromure, $2^{gr},80$ par jour.

22 novembre. Bromure de potassium, $3^{gr},65$ par jour.

3 janvier 1870. Bien, $3^{gr},70$ par jour.

28 mars. Bien, pas de nausée réflexe ; va faire un voyage en Amérique. Bromure de potassium, $4^{gr},30$ pendant un mois. Bromure, $4^{gr},50$ pendant le reste du temps.

19 août. Bien, aucun phénomène morbide d'aucune espèce, pas de nausée réflexe. Bromure de potassium, $4^{gr},45$ pendant un mois.

Octobre 1870. Continue à se bien porter. Bromure, $4^{gr},30$ par jour.

Février 1871. Bien ; même traitement.

Août 1873. Bien ; bromure de potassium, $4^{gr},20$ par jour.

En résumé, ce jeune homme était atteint d'épilepsie depuis neuf ans, lorsque j'ai été appelé à le soigner. La maladie était héréditaire. Le nombre des attaques avait été jusque-là de 20.

Le traitement par le bromure de potassium a fait cesser les phénomènes morbides depuis sept ans et demi.

OBSERVATION X. — *Convulsions dans le bas âge.* — *Épilepsie dans l'âge adulte.* — Très-nombreuses attaques (1200 à 1300); vertiges ; accès de folie. Guérison par le bromure de potassium depuis 5 ans. — M. J..., 53 ans, vient me consulter, le 21 avril 1869. Père mort très-âgé, — mère morte de folie mélancolique à Charenton, — un frère mort d'une maladie de la moelle épinière. — Plusieurs cas d'aliénation mentale dans la famille de sa mère.

M. J... a eu des convulsions dans la première enfance, est atteint de surdité de l'oreille droite depuis longtemps, s'est marié à 40 ans. Dès 1857, diminution de mémoire considérable pour des choses et faits récents, tandis que le travail des chiffres était très-correct et net.

En 1857, a été pris, à plusieurs reprises et pendant deux ans, de suffocation subite pendant quelques minutes ; était forcé de marcher, d'aller à la fenêtre.

1859. Surdité subite de l'oreille gauche.

En 1862. Attaques cataleptiformes.

1863. Attaques épileptiques tous les quinze jours, quelquefois trois par jour, depuis cette époque.

Attaques : Il sent une *faiblesse* du cerveau dans la région frontale, une mauvaise odeur, puis pousse un gémissement, perd connaissance, présente rougeur de la face, raideur générale, convulsions cloniques générales, écume buccale, respiration bruyante, convulsions des yeux, sommeil. Lorsque l'attaque survient le jour, il tombe à terre. Durée, 7 minutes.

Vertiges : Gémissement, sensation d'une mauvaise odeur ; demi-perte de connaissance, pâleur de la face, contraction des muscles de la face.

Après les vertiges et les attaques, céphalalgie très-violente.

Des accès de folie viennent à la suite de violentes céphalalgies consécutives, elles-mêmes à des attaques, à des bourdonnements d'oreilles ; dans l'état de folie il rit continuellement, puis, il a des idées délirantes, on lui fait mal, etc. Les attaques et surtout la folie sont surtout venues après de grandes excitations génitales (sa femme en est sûre).

En décembre 1867. A la suite d'attaques, délire, rire à tous propos, surexcitation sans motif, mouvement continuel ; il disait, dans son délire, entendre des machines dans sa maison. Le lendemain, a présenté des signes d'illusions. Le Dr Charcot, appelé, ordonna la séquestration. Mais le jour suivant, M. J... allait bien, il n'avait conservé aucun souvenir de la veille et reprit ses affaires.

Au bout d'un an, en novembre 1868, mêmes phénomènes; délire de persécution, actes extravagants, il prit tout l'argent de sa caisse et se sauva de chez lui; durée de la folie trente-six à quarante heures; pendant cette folie, il a menacé son enfant.

En février 1869, nouvel accès de folie.

Février 1869. M. J... est grand, traits réguliers, très-sourd, surtout à droite, pupille droite plus étroite que la gauche; la droite n'est pas contractile, est déformée; la déformation date des convulsions de l'enfance; parole nette, langue un peu tremblante, motilité, sensibilité normales; me porte facilement sur ses épaules, mémoire considérablement diminuée pour des faits datant de dix à douze jours. Il dit que par moments il se sent perdre l'esprit; intelligence affaiblie, parle un peu comme un grand enfant; caractère très-inconstant, souvent violent. Excitation génitale très-grande.

La dernière attaque a eu lieu le 15 août 1869. — Nausée réflexe. — Bromure de potassium, 4 grammes par jour; un vésicatoire à la nuque en cas de menace de crise; sulfate de quinine, 0^{gr},40 par jour à partir du 4 mai jusqu'au 7.

7 mai. Bien, aucun accident; plus de nausée réflexe, pas de diminution dans l'excitation génitale; bromure, 4^{gr},20 par jour; bains de pieds sinapisés.

Le 24. A eu à plusieurs reprises une douleur dans la partie postéro-supérieure du cou, durant trois heures, et des bourdonnements d'oreille. Pas d'attaques, ni d'absences et vertiges; caractère assez bon; rien de nouveau au point de vue de l'ouïe; sa femme me rappelle que l'ouïe diminuait toujours beaucoup au moment des crises; digestion bonne; l'excitation génésique a augmenté depuis quinze jours, il a des érections presque continuelles. Bromure de potassium, 4^{gr},80 par jour; — lupulin, 0^{gr},15 par jour en deux pilules, — bains de pieds.

10 juin. Salivation abondante, fatigue de jambes, physionomie bonne; se sent la tête très-libre; même excitation génésique, inégalité de caractère, n'a plus eu de douleurs du cou, quelques bourdonnements d'oreilles. — Bromure de potassium, 4^{gr},60; — lupulin, 0^{gr},20 par jour.

7 juillet. Pas d'attaques, douleurs en arrière du cou, caractère meilleur, plus égal; un peu moins d'érections. — Bromure de potassium, 4^{gr},65 pendant quinze jours; id., 4^{gr},75 pendant quinze. — Mêmes pédiluves.

16 août. Pas d'attaques, a quelques boutons d'acné; a eu plusieurs fois, en mangeant, la sensation de constriction pharyngée; raideur aux pieds parfois; caractère bien meilleur; moins d'ardeur vénérienne pendant le jour et la nuit; beaucoup plus de mémoire, a l'ouïe notablement moins dure; maintenant il ne se perd plus dans ses promenades, comme il le faisait autrefois.

Bromure de potassium, 4^{gr},70 par jour.

8 septembre. Humeur égale, retour d'une grande partie de sa mémoire, pas de céphalalgie; sa femme a remarqué que le bas de sa face est un peu enflé depuis deux ou trois jours, ainsi que cela se produisait autrefois avant les attaques; bien moins d'excitation génésique. — Bromure de potassium, 4^{gr},75.

Le 16 au soir, quelques heures après une émotion assez forte (attaque d'apoplexie de sa belle-mère), et quarante-huit heures après la cessation du médicament, il a eu une crise suivie, de deux heures en deux heures, de quatre autres crises; n'a pas pris de médicament depuis deux jours. Un vésicatoire a été posé dès le 17 au soir; l'entretenir. — Bromure de potassium, 5^{gr},20 par jour.

Plusieurs jours avant ces crises et surtout la veille a eu des douleurs vives, le long des deux sterno-mastoïdiens, augmentées par la pression.

Le 18 octobre le soir, a parlé à tort et à travers, son caractère a été excentrique ; et le 19 au matin, délire ; idées d'empoisonnement, hallucinations de l'ouïe, il entendait qu'on lui faisait des reproches sur des fautes de sa jeunesse ; idées de persécution.

Le délire a duré trente-six heures.

Depuis, retour de l'état antérieur, mais il a eu des bourdonnements d'oreille nombreux.

5 novembre. L'humeur est devenue inégale, il s'emporte facilement pour rien. Il a conservé depuis le 18 une douleur en arrière et au-dessous des angles postérieurs du maxillaire inférieur. Je place, sur ces deux points, les *excitateurs d'une pile de Remak* (éléments 20) ; la séance dure un quart d'heure à peu près ; cessation des douleurs qui ne se reproduisent pas, lorsque j'enlève les excitateurs. — Bromure, 5 grammes par jour.

17 novembre. La douleur n'a pas reparu, au même endroit, mais il en existe plus bas un peu en arrière de l'os hyoïde ; dit avoir depuis deux à trois jours par moments une sensation instantanée et rapide d'éblouissement ; plus de céphalalgie. *Électrisation* pendant dix minutes sur les points douloureux avec 30 *éléments de Remak*.

Cessation des douleurs au bout de cinq minutes.

Bromure de potassium, 4^{gr},90 par jour.

1er décembre. Il a eu, il y a quelques jours, des moments de colère indicible, presque extravagante ; il a même cru pendant deux jours que sa femme voulait l'empoisonner, il a fureté dans les armoires. Plus de douleurs de cou, bourdonnements dans les deux oreilles, même la gauche, retour de l'excitation génésique plus forte depuis quelques jours. — Bromure, 5^{gr},10 par jour.

17 décembre 1869. N'a pas eu de colères aussi violentes, ni de douleurs de cou. — Bromure de potassium, 5^{gr},05 par jour.

5 janvier 1870. Bien, est un peu pâle ; parfois bouffissure de la face ; un peu d'impuissance génitale. — Bromure de potassium, 5^{gr},15 ; — eau ferrée tous les deux jours.

25 janvier 1870. Va bien, humeur meilleure, n'a pas de bouffissure de la face. — Bromure de potassium, 5^{gr},10 par jour.

11 mai. Caractère meilleur ; apparence de santé physique complétement bonne. — Bromure, 4^{gr},65 par jour.

30 septembre. Bien, très-bonne mine, caractère bien amélioré. Le médicament est continué à la dose de 4^{gr},90 par jour.

15 octobre. Bien.	Brom. pot.,	4^{gr},80 par jour.
10 novembre. Bien.	—	4 70 —
20 décembre. Même état satisfaisant.	—	4 75 —

25 janvier 1871. Continue à se bien porter. Il n'existe plus d'excitation génitale. Brom. pot., 4^{gr},60 par jour.

10 mars. Bien.	Brom. pot.,	4^{gr},65 par jour.
20 juin. Bien.	—	4 50 —
Octobre 1873. Bien.	—	4 30 —
Juin 1874. Bien	—	4 30 —

En résumé, ce malade était atteint d'épilepsie depuis sept ans lorsqu'il est venu réclamer mes soins. Dans l'enfance, il avait eu des convulsions.

L'affection était caractérisée par des attaques, des vertiges, des absences et fréquemment par des accès de délire maniaque accompagnés d'hallucinations.

Le nombre des attaques avait été jusque-là de plus de 1,200.

La médication bromurée a fait cesser tout phénomène morbide depuis cinq ans.

OBSERVATION XI. — *Épilepsie causée par l'onanisme.* — 24 attaques, nombreux vertiges et absences. Guérison par le brom. de potassium depuis huit ans.

L..., commis, 19 ans, ne présente aucun antécédent héréditaire. Dès l'âge de 5 ans, à la suite d'une grande frayeur causée par l'incendie de la maison de son père, il est devenu très-peureux. A l'âge de 9 ans, il a commencé à présenter dans le cou, les paupières, des tics ; il s'est livré à un onanisme effréné ; — aucune hérédité.

En 1861, étant âgé de 14 ans, il a éprouvé quelques vertiges, et six mois après, il a été atteint de sa première attaque.

Deuxième attaque, en janvier 1862. La troisième, en novembre. La quatrième, en décembre.

En 1863, il eut cinq attaques ; en 1864, dix. Il en eut cinq dans les premiers six mois de 1865 et un nombre considérable de vertiges et d'absences.

Lorsque ce jeune homme vint réclamer mes soins, en juillet 1865, je constatai une bonne conformation, une intelligence ordinaire, un caractère doux et timide, crédule, très-susceptible et impressionnable, une tête ovale, une face allongée, un embonpoint médiocre.

Les *absences* durent quelques secondes ; les *vertiges* sont plus longs ; ils sont caractérisés par un trouble dans les idées, puis il s'assied, porte les mains à ses yeux, s'affaisse à terre, perd connaissance, fait quelques mouvements inconscients, quelques grimaces de la face.

Attaques : Il a un ou deux vertiges, et a ordinairement le temps de s'asseoir, mais parfois il tombe en arrière ou de côté, en état de roideur complète ; la face devient rouge, violette ; puis secousses de la tête, des membres, écume buccale sanguinolente, quelquefois morsure de la langue et enfin collapsus. Après deux ou trois minutes, il se relève, ne comprend pas où il en est, et reste dans cet état pendant un quart d'heure ; après les attaques légères, il se remet au travail, une demi-heure ou une heure après ; après les fortes, il dort pendant un temps variable de une demi-heure à deux heures. A la suite des attaques, il conserve de la céphalalgie, de la courbature et une forte douleur à l'épaule gauche, la mémoire reste indécise pendant plusieurs jours.

Le malade n'a que des attaques diurnes, il se blesse souvent la face en tombant.

L.... a été déjà traité inutilement depuis un an, au moyen de lactate de zinc et de cuivre métallique poussés à de hautes doses.

De juillet à octobre, je le traite inutilement au moyen de sulfate de cuivre ammoniacal. Les absences, les vertiges et les attaques sont aussi fréquents ; dix absences, sept vertiges, trois attaques pendant cette période ; dans une de ces attaques, il est tombé la face contre terre, et s'est fait au front une grave plaie contuse. Ce jeune homme ressent très-souvent et à la moindre émotion, une sorte de vague de l'esprit qui lui rend difficile l'expression de sa pensée.

Le 27 octobre, je commence à donner du bromure de potassium pur à la dose de 2 grammes par jour, en deux fois, au commencement de chaque repas. Je me suis assuré que l'introduction d'une cuiller au fond de la gorge produit facilement de la nausée, de la toux.

Depuis quatre mois, la susceptibilité de son caractère a augmenté notablement ainsi que la tristesse ; la mémoire a encore diminué. Le malade est de plus en plus sujet à des pollutions nocturnes.

3 novembre. Très-légère haleine bromurée, pas de mal de gorge, plusieurs boutons d'acné sur la face. Bromure de potassium, 3 grammes par jour, en deux prises.

10 novembre. Pas d'accès; a eu plusieurs fois (le soir) un sentiment de malaise céphalique, consistant en vague des idées, comme celui qui précède les absences. Léger malaise de gorge, un peu de rougeur à l'arrière-gorge. 72 pulsations de force moyenne, presque complétement dépressibles, régulières. — Bromure de potassium, 4 grammes par jour, pendant huit jours, quatre heures après le repas.

16 novembre. Pas d'accès, pas d'absences, même en venant chez moi, ce qui lui était habituel ; n'a pas eu de vague dans les idées, sauf il y a un instant, en entrant dans mon cabinet.

Depuis quelques jours, est réveillé à 5 heures par le besoin d'uriner; pas d'érections.

25 novembre. Arrière-gorge, pharynx rouges ; amygdales non tuméfiées; haleine très-bromurée; rien du côté de l'épigastre; selles ordinaires, mixtion urinaire normale ; rien dans les membres, ni vertiges, ni absences. Bromure de potassium, 5 grammes par jour, pendant huit jours.

1er décembre. Le 28 octobre au soir, une très-légère absence, en descendant un escalier ; pendant quelques instants après, sensation de chaleur à la tête et rougeur de la face ; pustules d'acné sur la peau de la face seule. Plus de mal de gorge, pas d'érections ni de pollutions; est obligé de se lever à 6 heures du matin pour uriner; pointe de la langue rouge, papilles saillantes, traces d'impression des dents sur la muqueuse buccale ; haleine très-bromurée ; aucun malaise épigastrique; les idées sont très-nettes. Le malade vient aujourd'hui d'être très-fortement impressionné par la mort d'un de ses camarades, il n'en a éprouvé aucun accès. — Bromure de potassium, 5 grammes par jour.

8 décembre. Pas d'accès, ni d'absence. Depuis quinze jours, se sent très-fatigué; le soir, après son dîner, il éprouve un besoin irrésistible de dormir.

Haleine très-bromurée, pas de mal de gorge ; appétit bon, un peu de constipation. Pas de nausée, quand on touche la luette et la base de la langue ; la sensibilité tactile y est très-nette ; sensation de sécheresse de l'arrière-gorge, un peu de toux le matin. Bromure de potassium, 6 grammes par jour.

15 décembre. Pas d'absence ni d'attaque; haleine très-bromurée, grosse pustule d'acné sur le nez, pas d'autres sur le corps; bon appétit; sommeil aussitôt après le dîner. — Même traitement.

5 janvier 1866. Deux pustules d'acné furonculoïdes à la lèvre supérieure, constipation depuis 7 jours, nécessitant de légers purgatifs. La mère a remarqué depuis quelques jours des mouvements rapides dans les muscles de la face, autour de la bouche et du nez, et autour des yeux. Bromure, 7 grammes par jour.

12 janvier. Plus de ces mouvements de la face; haleine très-bromurée, arrière-gorge assez rouge et couverte en certains points de mucus spumeux blanc ; rien de particulier à l'épigastre, ni du côté de la mixtion urinaire ; le malade me fait remarquer que depuis plusieurs semaines, il n'a plus continuellement la crainte d'accès ; il est resté plusieurs jours sans même y penser.

Du 12 janvier au 9 février, bromure, 8 grammes par jour.

Du 9 février 1866 au 8 octobre 1870, bonne santé, prend de 5 à 8 grammes de bromure de potassium.

Octobre 1870. Bien. Continue à prendre du bromure de potassium à la dose de 4 grammes 75 centigrammes tous les trois jours.

Mars 1871. Bien ; même traitement.

Juin 1671. Bien ; même traitement.

Le malade a cessé en août 1871 tout traitement.

Juin 1874. La santé reste bonne.

En résumé : ce malade était atteint d'épilepsie, depuis 5 ans, lorsqu'il a été confié à mes soins. L'affection était caractérisée par des attaques, de très-nombreux vertiges et absences. Le nombre des attaques était jusque-là de 24.

La médication bromurée a fait cesser tous les phénomènes morbides depuis huit ans et la guérison se maintient depuis 3 ans 1/2 que le traitement a cessé.

OBSERVATION XII. — *Epilepsie idiopathique.*

250 attaques. Guérison par le bromure de potassium depuis 8 ans et demi.

Madame P...... âgée de trente et un ans, demeurant à la campagne, vient me consulter le 13 octobre 1865.

Aucune cause héréditaire. Apparition des premières règles à l'âge de dix-sept ans ; la menstruation n'a jamais été normale.

A seize ans, deux mois avant la première attaque épileptique, elle a eu une vive altercation avec sa mère ; elle en a contracté une indisposition qui a nécessité l'emploi d'un vésicatoire à la cuisse. La première attaque a eu lieu en octobre 1861 et a été suivie d'une seconde au bout de deux mois. Puis les accès se sont suivis à trois semaines de distance. Outre ces accès, elle a eu des accès incomplets. Le nombre de ses attaques complètes a été de cent dix-sept depuis 1860 et de deux cent cinquante au moins depuis le début de la maladie ; les attaques sont caractérisées par les phénomènes suivants : aucun prélude ; rotation de la tête à gauche, rugissement, chute à terre, rotation des yeux à gauche ; roideur tétanique des membres et du tronc, teinte violacée de la face, puis convulsions cloniques intenses ; écume buccale sanguinolente, morsure de la langue, évacuation involontaire d'urine, stertor. Durée, cinq à dix minutes.

Le retour à la connaissance se fait rapidement ; il reste de la céphalalgie et des douleurs dans l'épaule gauche qui s'est luxée plusieurs fois.

La malade a été traitée sans succès, depuis 1861, par Herpin, au moyen du sulfate de cuivre (dose maximum 0gr,60 par jour), de la jusquiame, de l'armoise, du lactate de zinc, (dose maximum, 3 grammes par jour), du gui (dose maximum, 18 grammes par jour), de la valériane, du lactate de manganèse, du datura stramonium, du galium verum (dose maximum, 18 grammes par jour), du sulfate de nickel ammoniacal (dose maximum, 1 gramme par jour).

Je vois la malade pour la première fois, le 13 octobre 1865. Elle est bien conformée ; sa tête est ovale et régulière ; sa physionomie expressive. Son caractère est très-vif et même colère ; elle est intelligente, parle bien. Nausée réflexe facile.

Le 13 octobre 1865, bromure de potassium, 2 grammes par jour en deux fois, le matin et le soir.

Le 17 octobre, une attaque.

Le 21 octobre, bromure de potassium, 4 grammes par jour.

Le 1er novembre, une attaque.

Le 26 novembre, une attaque.

Le 9 décembre, bromure de potassium, 6 grammes par jour.

Le 21 décembre, bromure de potassium, 8 grammes par jour.

15 janvier 1866. Le médicament est bien supporté.

Bromure de potassium, 7 grammes par jour.

Du 15 janvier au 6 avril, même dose ; pas d'attaque.

16 avril. Bromure de potassium, 3 grammes par jour.

9 mai. Absence de toute nausée, lorsque j'introduis une spatule à la base de la langue jusqu'à l'épiglotte. La dernière menstruation est survenue huit jours en retard, le sang est moins abondant et moins coloré qu'avant le bromure. La malade est notablement plus calme et moins impressionnable qu'avant cette médication ; le sommeil est plus prolongé. Traitement, bromure de potassium, 3^{gr},50 par jour.

16 juin. Aucun symptôme épileptique. Traitement : bromure de potassium, 4^{gr},55 par jour.

De cette époque à janvier 1868, persistance de la guérison. La médication a été suivie sans interruption.

Janvier 1869, même état satisfaisant. Bromure de potassium, 4^{gr},50 — 3 fois par semaine.

Janvier 1870, même état, même traitement.

20 mars 1871, continuation de la guérison. Bromure de potassium, 4^{gr},50, deux fois par semaine.

Juin 1874.   id.   id.

En résumé, cette malade était atteinte d'épilepsie depuis 16 ans lorsqu'elle a été confiée à mes soins. L'affection consistait en attaques convulsives et en accès incomplets. Le nombre des attaques était jusque-là de 250.

La médication bromurée a fait cesser tous les phénomènes morbides depuis 8 ans 1/2.

OBSERVATION XIII. — *Epilepsie idiopathique.* — 3 attaques. Guérison par le bromure de potassium depuis 6 ans.

C.... trente ans, cocher, vient me consulter, le 7 avril 1866.

C'est un homme d'une taille au-dessus de la moyenne, d'une bonne constitution, fort, ne présentant rien d'anormal dans l'habitus extérieur, dans la digestion, la respiration, la circulation et les diverses sécrétions. L'intelligence est au-dessus de la moyenne : il dirige seul une écurie de huit à dix chevaux de luxe.

Sa mère est très-impressionnable. Un de ses neveux, l'enfant de sa sœur, a été atteint de chorée pendant trois semaines. Il se livre quelquefois, le matin surtout, à des excès alcooliques consistant en abus de vin blanc, mais n'allant jamais jusqu'à l'ivresse complète. Il est d'un caractère irritable et colère.

Dans la nuit du 13 mars dernier, sans cause, sans excès vénériens ni alcooliques auxquels on puisse plus particulièrement rattacher le début du mal. C.... a été pris, en dormant, d'un premier accès épileptique, que sa femme raconte ainsi : elle a été réveillée par des mouvements inusités de son mari ; elle a tout d'abord constaté un état tétanique général et du ronflement. Une bougie allumée, elle l'a trouvé en perte de connaissance complète, les dents serrées, l'écume aux lèvres. Revenu à lui, il est resté hébété et est tombé dans un profond sommeil. Il n'a pas eu de mixtion involontaire.

La journée suivante, il a été courbaturé et est demeuré triste pendant huit jours.

Depuis cette époque, il a conservé de la douleur de tête et des douleurs lombaires.

Dans la nuit du 28 mars, second accès analogue au premier, et survenu à la même heure, à une heure du matin.

Depuis cette seconde attaque, sa femme a remarqué que pendant la nuit, il éprouve de fréquentes secousses dans tous les membres, et de l'agitation.

Le 7 avril, je lui donne du bromure de potassium à la dose de 2 grammes par jour en deux fois, le matin à jeun et le soir une demi-heure avant le dîner. S'abstenir de tout excès alcoolique.

Le 16 avril, bromure de potassium, 3 grammes par jour.

Le 23, le malade n'a rien éprouvé de morbide ; l'haleine sent fortement le bromure ; la bouche est sèche le matin ; persistance de la nausée lorsqu'on introduit une spatule dans l'arrière-gorge ; rien du côté de l'épigastre, aucune douleur lombaire.

Le malade se sent la tête parfaitement libre ; quelques vésicules d'acné sur la face. Traitement : un bain de pieds sinapisé tous les soirs ; huile de ricin, 40 grammes. Bromure de potassium, 3^{gr},50 par jour, même régime.

11 mai. Diminution de la sensibilité réflexe de l'arrière-gorge ; aucun phénomène particulier dans la circulation ; aucun phénomène se rattachant à l'épilepsie. Traitement : bromure de potassium, 3^{gr},75 par jour.

21 mai. Le sommeil est maintenant très-calme ; plus de secousses la nuit, pas d'agitation comme auparavant, pas de phénomène épileptique, la sensibilité réflexe de l'arrière-gorge existe encore un peu ; intégrité absolue de la sensibilité au toucher, aux piqûres dans cette région ; pas d'angine ; bon appétit, digestion normale. Traitement : bromure de potassium, 3^{gr},80 par jour.

1er juin. Pas de symptôme épileptique. Traitement : bromure de potassium, 3^{gr},85 par jour.

22 juin. Le sommeil est très-profond, calme ; état de santé aussi bon que possible. Même traitement.

4 juillet. Rien de nouveau : bromure de potassium, 3^{gr},75 par jour.

16 juillet. Bromure de potassium, 3^{gr},25 par jour.

27 juillet. Rien de nouveau, le médicament est très-bien supporté et ne l'empêche pas de faire son métier. Bromure de potassium, 3^{gr},30 par jour.

10 août. Même état.

Depuis cette époque, le malade a eu une seule attaque le 4 mars 1867. — Le traitement a été continué et est continué sans interruption à des doses variant de 4 à 6 grammes.

10 mars 1871. Même état satisfaisant. Bromure de potassium, 4^{gr},50 par jour.

Décembre 1873. Persistance de la guérison. Le bromure est continué.

En résumé, ce malade était atteint d'épilepsie depuis un mois, lorsque j'ai commencé à le traiter. L'affection consistait en attaques convulsives que le bromure de potassium a fait cesser depuis 6 ans.

OBSERVATION XIV. — *Epilepsie du jeune âge, idiopathique.* — Nombreuses absences, 10 attaques. Guérison par le bromure de potassium depuis 6 ans.

J'ai été consulté, le 26 juin 1868, pour M. D... âgé de 15 ans et demi.

Père fort bien portant, mère lymphatique.

Le malade a eu une croissance difficile, il est nerveux ; son frère est d'une nature très-robuste.

Dentition ordinaire ; vers sept ans et demi il a eu des accès de suffocation qui duraient cinq minutes avec impossibilité de parler et étouffement.

Vers douze ans et demi, a commencé à avoir des absences, fixité des yeux, perte de connaissance, pas de réponses aux questions.

Au mois de février 1868, première attaque, qui a été comparable à une syncope.

En mars 1868, deuxième attaque ; puis attaques tous les huit à dix jours, et quinze à vingt absences par jour.

En tout huit à dix attaques jusqu'ici, mais dans les derniers mois, les attaques ont été beaucoup plus fortes.

État le 26 juin. Pâleur générale, lèvres grosses, peau molle, blafarde; constitution lymphatique. Pas de ganglions tuméfiés; a le crâne très-petit, par rapport surtout au volume énorme de la face, saillies pariétales très-développées ; haute stature ; les organes génitaux sont très-peu développés. Intelligence moyenne, sens normaux ; caractère irascible, colère; la mémoire est très-bonne; un peu de nonchalance en tout temps, prédominance des sentiments instinctifs. Force musculaire normale, pèse 45 kilos.

Attaque. Perte de connaissance, chute à terre, roideur générale, figure très-laide ; se-cousses cloniques générales, yeux fixes et portés en haut, écume buccale. Stertor plaintif; se lève au bout de dix minutes, s'agite pendant deux heures; questions insignifiantes pendant deux heures après.

Traitement. Hydrothérapie ; bromure de potassium, 3 grammes par jour ; j'ai constaté l'existence de la nausée réflexe.

10 juillet. Aucun accès depuis le 28 juin; hydrothérapie ; bromure de potassium, 4^{gr},10 par jour.

20 juillet. Bien; dort beaucoup (douze heures), a envie de dormir pendant le jour ; hydrothérapie, bromure, 4^{gr},20 par jour.

28 juillet. Bien ; sommeil long (douze heures) dort une à deux heures dans le jour. La réaction se fait bien après l'hydrothérapie ; le caractère est très-irascible, il a peu travaillé; n'a eu ni attaques, ni absences. Bromure de potassium, 4^{gr},30 par jour; hydrothérapie (séance de trois minutes).

10 août. Bien ; a eu à peine quelques absences, quelques douleurs de poitrine et de poignets, diminution de la nausée réflexe. Bromure de potassium, 4^{gr},40 par jour; hydrothérapie (trois minutes).

31 août. Bien ; bromure de potassium, 4^{gr},10 par jour; hydrothérapie.

19 mai 1869. Bien; acné sur une joue. Bromure, 4^{gr},40 par jour.

20 septembre. Hier et avant-hier a eu deux fortes émotions produites par des accidents de voiture et de chevaux, qui lui sont arrivés, mais n'a pas eu d'attaques ; a toujours, par moments, des accès excessifs de colère dans lesquels, il n'est plus accessible à aucun raisonnement; mémoire non suivie; pas de profondeur d'esprit; n'aime pas approfondir un sujet; esprit superficiel ; est toujours passionné, instinctif. Bromure de potassium, 5 grammes par jour; hydrothérapie.

26 décembre. Bien.

10 janvier 1870. Bien. Bromure de potassium, 4^{gr},35 par jour.

11 mars 1870. M. D.... vient de suivre pendant deux mois, les cours du collége Louis-le-Grand, il s'est trouvé au courant pour les classes. Apprend assez facilement, mais oublie aussi facilement; l'attention soutenue lui est une chose difficile. Bromure de potassium 4^{gr},80 par jour.

4 mai. Bien ; a de l'acné à la face ; le sommeil est très-calme. Bromure, 4^{gr},20 par jour.

Septembre 1870. Va bien. Bromure de potassium, 4^{gr},40 par jour.

8 mars 1871. Bon état de santé. Bromure de potassium, 4^{gr}, 50 par jour.

Juin. Même état, même traitement. Bromure de potassium, 3^{gr},50 tous les deux jours.

Septembre 1873. Même état. Bromure de potassium, 3^{gr},50 tous les deux jours. Le caractère est égal. Il a été reçu bachelier es-lettres.

Juin 1874. Le traitement a été suspendu depuis novembre 1873. La guérison s'est maintenue.

En résumé, ce jeune homme, était atteint d'épilepsie depuis trois ans et demi, lorsque j'ai commencé à le traiter. La maladie était caractérisée par des absences très-nombreuses et par des attaques. Le nombre des attaques avait été jusque-là de dix.

La médication bromurée a fait cesser tous les phénomènes épileptiques depuis six ans.

OBSERVATION XV. — *Epilepsie idiopathique.* — Absences et 350 attaques. Guérison par le bromure de potassium depuis six ans.

Le nommé G.... 36 ans, cultivateur à Chambourcy, vient me consulter, le 17 juillet 1868. Son père est mort à 45 ans, de maladie de poitrine, causée par une imprudence. Sa mère est morte à 38 ans, de maladie de poitrine consécutive à une frayeur (aménorrhée). Une sœur morte de phthisie pulmonaire à 23 ans. Un frère mort de convulsions. — Un frère mort de fièvre cérébrale.

Il s'est bien porté dans l'enfance et la jeunesse ; est marié, a un fils âgé de cinq ans, qui est chétif et colère ; a perdu une fille du croup, a perdu un autre enfant de diarrhée, à l'âge de seize mois.

Il y a quinze ans, trois mois après son mariage qui a eu lieu à 21 ans, il a été pris d'une première attaque diurne, sans cause connue. Cinq mois après, deuxième attaque.

Depuis attaques à des intervalles variables, tous les deux ou trois mois, puis tous les quinze jours; il en a même eu, il y a quinze jours, deux dans la même journée. A eu une attaque aujourd'hui.

Les attaques ne sont caractérisées par aucun avertissement ; cri, chute à terre sur le côté gauche et sur le front, qu'il se blesse souvent, perte de connaissance, roideur générale, convulsions cloniques ; convulsions en haut des yeux, laideur de la face, peu d'écume, ronflement, sommeil — durée un quart d'heure. Stupeur, hébétude consécutives. Les crises sont plus fortes depuis deux ans ; — il y a incontinence d'urine à chaque crise, rarement morsure de la langue.

A en outre des absences, une à deux par jour. Lorsqu'il tient un objet, il le lâche, la physionomie devient hébétée.

G.... est grand, fort ; cicatrices et plaie récente du front ; motilité et sensibilité normales. Parole nette, facile ; mémoire des choses, des faits légèrement diminuée ; la facilité au travail est amoindrie, l'intelligence est moyenne ; caractère emporté, colères furieuses ; sommeil agité. Pupilles égales, contractiles. État normal du tube digestif, sauf constipation ; bon appétit, nausée réflexe, facile.

Bromure de potassium, 4 grammes par jour en deux fois, au commencement des repas ; magnésie, une cuillerée à café tous les deux jours ; pas de vin pur, ni café, ni liqueurs, ni alcooliques.

31 juillet. N'a rien éprouvé depuis le 17. — Bromure de potassium, 5 grammes par jour.

7 août. Absence de nausée réflexe. Même traitement.

12 août. Pas d'attaque, aucun malaise épigastrique ni intestinal, aucun trouble des fonctions digestives. Pas de nausée réflexe ; conservation de la sensibilité tactile et aux piqûres de l'arrière-gorge ; a eu des moments de colère furieuse. Bromure de potassium, $5^{gr},10$ par jour.

7 septembre. Bien. Bromure de potassium, 5 grammes par jour.

24 septembre. Bien. Bromure de potassium, $4^{gr},75$ par jour.

18 octobre. Bien. Bromure de potassium, $4^{gr},90$ par jour.

6 novembre. Bien. La physionomie est considérablement modifiée ; au lieu d'exprimer la souffrance, la tristesse comme avant, elle est heureuse, satisfaite, l'œil est net, vif, le teint clair ; on ne retrouve plus cette sorte de voile de l'intelligence que l'on découvrait auparavant dans l'expression du regard. Sommeil calme et prolongé, absence de nausée réflexe, augmentation de la quantité d'urine, conservation tout à fait intacte de la sensibilité générale du corps (piqûres, compas, poids, température). Sensibilité de l'arrière-gorge conservée. Bromure de potassium 4^{gr},50 par jour ; continuer la magnésie.

25 novembre. Bien. Bromure 4^{gr},40 par jour.

11 janvier 1870. Bien. Bromure de potassium 4^{gr},25 par jour.

29 janvier. Bien. Pas de nausée réflexe ; la mémoire est à peu près revenue à l'état où elle était antérieurement à la maladie, est vif, alerte ; le regard est intelligent, n'exprime plus l'obtusion. Bromure de potassium 4^{gr},70 par jour.

13 mars. Bien. Bromure de potassium 4^{gr},60 par jour.

1er septembre. S'est toujours bien porté. Bromure de potassium 4^{gr},10 par jour.

4 novembre. Bien. Bromure de potassium 3^{gr},85 par jour.

24 novembre. Bien. Est maintenant d'un caractère très-patient, ne se met plus en colère. Bonne mémoire ; sa physionomie est celle d'un homme bien portant et intelligent ; pas de nausée réflexe. Bromure de potassium 3^{gr},75 par jour.

8 janvier 1870. Bien. Bromure de potassium 3^{gr},55 par jour.

7 avril. Bien. Bromure de potassium 4^{gr},80 par jour.

3 août. Bien. Pas de nausée réflexe, n'a jamais eu d'acné, la mémoire est revenue à l'état antérieur à la maladie ; il a repris toute son intelligence, ni absences ni attaques ; jamais de diarrhée, a des garde-robes régulières, tandis qu'avant le traitement, il avait de la constipation, sommeil calme, pas d'amaigrissement, grande force musculaire.

26 août. Bien. Bromure de potassium 4^{gr},15 par jour.

25 février 1871. Bien. Bromure de potassium 4 grammes par jour.

Juin. Bien. Même traitement.

Décembre 1873. Bien. bromure de potassium 4 gr. tous les trois jours.

Juin 1874. Bien. Bromure de potassium 4 gr., deux fois par semaine.

En résumé ce malade était épileptique depuis quinze ans lorsque j'ai commencé à le traiter.

L'affection était caractérisée par de nombreuses absences, par des attaques. Le nombre des attaques avait été jusque-là de 350.

La médication bromurée a fait cesser tous les phénomènes morbides depuis six ans.

OBSERVATION XVI. — *Antécédents héréditaires névrosiques.* Convulsions dans la première enfance. Absences, vertiges, guérison par le bromure de potassium depuis cinq ans et demi.

M. L.... 24 ans, vient me consulter le 1er juillet 1868. Son grand-père paternel était original. Son père est un avocat distingué, mais original, même en famille ; homme cérémonieux, nerveux et sombre. Mère très-peureuse et nerveuse. Un frère bien portant. Une sœur aussi bien portante ; elle a eu de la lypémanie et des insomnies guéries par B.-Séquard. Un oncle a eu des hallucinations, il est mort ivrogne.

Le jeune homme a eu des convulsions à l'âge de 18 mois ; et est resté sujet à des phénomènes nerveux. Aussi loin que les souvenirs de sa mère la servent, elle se rappelle que son fils avait, deux ou trois fois par mois, des absences caractérisées par : chatouillements de la gorge, et des paroles telles que : Ah maman ! ça me pince dans la gorge ; son regard était alors égaré, cela durait quelques secondes.

16

A ces absences se sont ajoutés, depuis trois ans, les vertiges suivants : L... reste debout, pâleur, œil hagard, mouvements et claquements des lèvres, de la langue ; paroles sans suite, chantonnement, il ne bouge pas de place ; puis, fait des pas rapides, fredonne des airs connus. Il a été noté que le déplacement d'un pays à un autre amenait toujours des crises plus fortes.

Il y a douze jours, après un vertige caractérisé par du malaise, du chatouillement épigastrique ; yeux égarés, fixes ; paupières très-ouvertes, montée à la tête ; état brouillé de la vue, claquement des dents, mouvements des lèvres, demi-perte de connaissance, il est entré dans l'atelier de son beau-frère, brusquement, a marché droit à lui, l'a embrassé sur le front, l'œil était hagard ; il a dit : Je vais me venger, puis il a prononcé des paroles incohérentes, puis des banalités, au moment de reprendre connaissance : « Comme il fait beau ! » puis il a chanté des airs connus.

Après ces vertiges, il tombe dans la somnolence, et a, fréquemment après, la diarrhée ; outre les vertiges, il a des préludes qui consistent en chatouillement de gorge. Les vertiges ont beaucoup augmenté à la suite d'excès alcooliques.

L... est un jeune homme maigre, osseux. Pupilles égales en face du jour : rien de particulier dans les membres, le ventre bien ; je constate de la nausée réflexe. L'intelligence est au-dessus de la moyenne ; il est très-distrait, sombre mais sérieux, il a de la volonté.

Bromure de potassium 4 grammes par jour, abstinence de vin pur, de café, de liqueurs.

17 juillet. Est à Nantes depuis le 4 juillet ; n'a pas eu de vertiges contrairement à ce qu'on craignait de l'influence du déplacement. Bromure de potassium 5 grammes par jour, la nausée réflexe a persisté. Son beau-frère me rappelle que, depuis quelques mois, le caractère de M. L.... était devenu très-sombre et qu'il fuit la société des jeunes gens de son âge.

12 août. Bien, sauf deux à trois préludes, consistant en simple chatouillement de gorge. Bromure 5^{gr},10 par jour. M. L... supporte bien le médicament ; il n'a pas de gaieté, est toujours somnolent, diminution de la nausée réflexe.

10 septembre. Bien, sommeil calme et prolongé, un peu de nausée réflexe. Bromure de potassium 5^{gr},20 par jour.

11 octobre. Ont eu lieu le 7 octobre trois préludes, dont les personnes présentes ne se sont pas aperçues ; le caractère est toujours sombre, persistance de la nausée réflexe. Bromure de potassium 5^{gr},25 par jour.

25 décembre. N'a eu ni attaques ni vertiges ; mais a eu plusieurs préludes par semaine ; à plusieurs reprises, ces préludes ont été accompagnés d'une éructation par la bouche, et de la sortie de gaz par l'anus. M. L... est apathique, un peu sombre et distrait ; n'a plus de nausée réflexe ; sommeil long, calme, sensibilité à la douleur partout normale.

Bromure de potassium 4^{gr},80 par jour.

3 février 1869. A eu deux préludes par semaine et jusqu'à deux par jour pendant les derniers temps froids, de 7 à 10″ de durée. Ces préludes sont caractérisés par : commotion post-sternale, sensation de frissons, montée à la gorge, un peu de gêne de la parole ; pas de perte de la connaissance, de la conscience, pas de bourdonnements d'oreilles, ni tournoiement de tête. Les traits sont fatigués, tirés, le caractère est sombre de temps en temps.

Les travaux de peinture de M. L... sont en progrès ; il travaille cinq heures par jour, et n'éprouve rien, même après un fort travail, pas plus qu'il n'est empêché de travailler tous les jours, tandis que, l'année dernière, il ne le pouvait. Pas de nausée réflexe. Bromure de potassium 4ᵉʳ,95 par jour.

En mars 1869. Par suite d'une bronchite, il cesse de lui-même son médicament; mais le reprend en juin à la dose de 4ᵉʳ,20 par jour. Aucun vertige nouveau ne s'est produit, et les préludes eux-mêmes ont cessé.

Juillet 1870. M. L... va bien; il vient d'obtenir une médaille au salon de peinture, pour un tableau exécuté pendant l'hiver dernier. Même traitement.

20 février 1871. Même état satisfaisant. Continuer le bromure de potassium à la dose de 4 grammes.

Juin. Même état. Id.

Décembre 1873. Id.

En résumé, ce jeune homme était atteint d'épilepsie depuis son bas âge; la maladie, qui pendant de longues années avait consisté en absences, s'était compliquée de vertiges depuis trois ans.

La médication bromurée a fait cesser tous ces phénomènes depuis ciuq ans et demi.

Observation XVII. — *Antécédents héréditaires névrosiques.* 10 attaques, absences, influence des alcooliques. Guérison par le bromure de potassium depuis cinq ans et demi.

Le nommé L... 25 ans, garçon marchand de vins, vient me consulter le 12 septembre 1866. Sa mère avait des migraines presque tous les jours. Son père est bien portant, un frère se porte bien.

A 22 ans, en 1863, il a été renversé dans un escalier de cave par une pièce de vin qu'un camarade laissa filer trop vite à la corde. Trois mois après, première attaque sans phénomènes intermédiaires. Étant à s'habiller, il a poussé subitement un cri, est devenu très-pâle, raide des membres; a rendu un peu d'écume buccale, a laissé involontairement échapper de l'urine, puis stertor. Sommeil d'une demi-heure. Pendant un ou plusieurs jours hébétude, diminution de l'intelligence.

Cinq à six mois après, deux attaques; puis, il en est survenu depuis tous les six mois, et enfin, une le 29 août et une le 7 septembre derniers.

Les attaques sont toutes caractérisées par : cri, perte de connaissance, pâleur de la face, morsure de la langue, écume buccale, raideur générale, secousses cloniques, évacuation involontaire d'urine. Stertor. Sommeil d'une demi-heure. Pendant un ou plusieurs jours, hébétude. Il se blesse souvent la face ou un membre en tombant, se mord fortement la langue.

Le jeune homme remarque de la diminution de l'intelligence depuis quelque temps, et surtout depuis ses deux dernières attaques; il est devenu très-impressionnable, tremble facilement à la plus légère émotion. Il est grand, maigre, d'une bonne constitution; cheveux châtains; sujet aux migraines depuis l'enfance; tous les trois jours, à toutes les trois semaines; ces migraines durent sept à huit heures, cessent avec le sommeil, elles s'accompagnent de vomissements. Les douleurs existent surtout du côté gauche. Ouïe dure à droite; cicatrices profondes de la langue sur la ligne médiane et le bord gauche (partie antérieure).

Le caractère est devenu sombre depuis la maladie; le jeune homme m'affirme ne pas avoir fait de grands abus alcooliques; cependant il s'étourdit quelquefois, et il y a quinze jours, la veille et l'avant-veille de l'attaque du 29 août, il est resté étourdi par le vin et les spiritueux. Pas d'excès la veille et le jour même de l'attaque du 7 septembre; avant l'administration du médicament, je constate l'existence de la nausée réflexe. Bromure de potassium 3 grammes par jour.

1er octobre. Pas d'accès. Tête lourde, un peu de trouble de la vue. Bromure de potassium 3gr,50 par jour.

17 octobre. Pas d'accès. Même trouble de la vue, n'a plus de nausée réflexe. Bromure de potassium 4gr,50 par jour; un bain de pieds sinapisé par jour.

13 novembre. Pas d'accès. Le caractère est moins sombre. — Bromure de potassium 4gr,55 par jour; pendant quinze jours sous-nitrate de bismuth; en prendre un peu au commencement de chaque repas.

28 novembre. Absence de nausée réflexe, pas d'accès; aucun phénomène morbide. Bromure de potassium 4gr,60 par jour.

12 décembre. Pas d'accès, démangeaisons et boutons d'acné sur la poitrine; vers huit heures, éprouve tous les soirs un besoin irrésistible de dormir, sommeil calme; a de temps en temps une douleur lancinante dans la région frontale et l'œil gauches. Bromure de potassium 4gr,80 par jour.

18 janvier 1867. A eu souvent des maux de tête et de temps en temps des douleurs sus-orbitaires gauches; sommeil meilleur, calme. A depuis quatre jours des mouvements involontaires de la tête et du cou, ayant l'apparence de tics choréiques et se passant dans la partie gauche et postérieure du cou.

Depuis ce matin, il les a continuellement; en ce moment même, je vois, par instants rapprochés de une à quelques secondes, sa tête se porter à droite, suivant le plan horizontal; il en ressent parfois une sorte de craquement dans la partie postérieure du cou. En même temps qu'il a ces secousses de la tête, il éprouve un peu d'obscurcissement de la vue. — Il a eu une absence ou vertige il y a cinq jours, étant à recevoir l'argent de quelqu'un, il est resté les yeux fixes, voyait la personne, l'entendait lui parler, mais ne lui a rien répondu; a vu l'individu emporter indûment la monnaie d'une pièce de 20 francs, la pièce de 20 francs elle-même, mais n'a pas pu parler; et la personne est partie en emportant l'argent; il a perdu ainsi près de 40 francs. A la suite de cette absence, céphalalgie; la langue est aujourd'hui large, épaisse et sale. — Bromure de potassium 6 grammes par jour; un bain de pieds sinapisé chaque soir.

8 février. Persistance des mouvements involontaires (tics) une partie de la journée, et céphalalgie consécutive; n'a pas de ces secousses la nuit. Il s'aperçoit qu'il a moins de mémoire, un peu d'hypnotisme.

Bromure de potassium 6gr,25 par jour.

8 mars. Pas d'accès, a eu à peine quelques mouvements involontaires de la face; sommeil profond dès le repas. Bromure de potassium 6gr,30 par jour. A depuis hier une névralgie trifaciale à gauche, sus-orbitaire et sous-orbitaire. — Injection sous-cutanée de 0gr,0075 de chlorhydrate de morphine dans cette région. La douleur a cessé au bout de dix minutes, et n'est pas revenue depuis.

29 mars. A eu la semaine dernière, pendant trois à quatre jours, des éblouissements, de la lourdeur de tête. Constipation, langue un peu sale à la partie médiane. Il trouve que son caractère est loin d'être morose comme avant. Bromure de potassium 6gr,85 par jour; purgatif salin.

3 mai. A eu deux fois de la céphalalgie à gauche; caractère gai, besoins pressants d'uriner et plus fréquents. Bromure de potassium 6gr,50 par jour; chiendent en tisane.

27 mai. Bien; n'a plus de tics de la face et du cou. — Bromure de potassium 5gr,50 par jour.

5 juillet. Depuis quelques jours, la douleur sus-orbitaire gauche est revenue. — In-

jection sous-cutanée, dans la région sus-orbitaire gauche, de chlorhydrate de morphine 7 milligrammes et demi.

Tendance profonde à dormir le soir, est toujours impressionnable. Bromure de potassium 5^{gr},60 par jour.

19 août. A de la douleur de tête, de la fatigue générale, et des envies irrésistibles de dormir, absence absolue de nausée réflexe. Bromure de potassium 6^{gr},50 par jour.

27 septembre. Caractère notablement plus gai, envies irrésistibles de dormir dès la chute du jour ; ne peut ni lire ni écrire le soir, parce qu'il dort.

Bromure de potassium 6 grammes par jour.

13 novembre. A eu fréquemment de la courbature ; a eu moins d'envies de dormir, n'a eu aucun tic de tête. Bromure de potassium 5 grammes par jour.

20 décembre. Bien. A eu pendant cinq jours de suite, presque toutes les journées, une sensation de tremblement intérieur général (membres et tronc). En même temps, la force musculaire était moindre ; la tête était lourde, et ses idées n'étaient pas nettes absolument. Pendant ces cinq jours, il lui est arrivé de ne pas se souvenir de ce qu'on lui disait, cependant il a toujours tenu sa maison de marchand de vins. Il avait de la sueur à la face, pas d'autre malaise concomitant. Il a eu aussi, depuis novembre, deux fois la névralgie de la face, qui a duré quelques heures ; absence de nausée réflexe. Bromure de potassium 5^{gr},50 par jour.

15 janvier. Bien ; a eu avant-hier des douleurs dans le côté gauche de la tête, région temporale, pendant quelques heures. Bromure de potassium 5^{gr},10 par jour.

23 mars. Pas d'attaques ni de névralgie. Bromure de potassium 5 grammes par jour.

18 septembre. Bien ; ni attaques ni névralgies ; n'a pas pris de médicament depuis le 23 avril.

Bromure de potassium 4 grammes par jour.

12 mars 1849. Pas d'attaques, mais a eu quatre ou cinq fois des douleurs de tête qui ont occupé la région temporale gauche et la région frontale médiane (migraine). La santé physique est bonne, pas de nausée réflexe. Bromure de potassium 4^{gr},60 par jour, sauf huit jours par mois.

13 décembre 1869. La santé est bonne. Bromure de potassium 4^{gr},30 tous les trois jours.

Novembre 1870. Bien. Le bromure de potassium est continué à la dose de 4 grammes tous les trois jours.

3 mars 1871. Même état satisfaisant. Bromure de potassium 3^{gr},50 par jour.

Décembre 1873. Va bien ; est resté plusieurs fois un mois sans prendre de médicaments.

En résumé, ce jeune homme était atteint d'épilepsie depuis trois ans. La maladie consistait en attaques, en absences très-nombreuses, en névralgies épileptiformes. Le nombre des attaques avait été jusque-là de 10.

La médication bromurée a fait disparaître tous les phénomènes épileptiques depuis six ans et demi.

OBSERVATION XVIII. — *Antécédents morbides héréditaires.* Attaques convulsives. Absences. Guérison par le bromure de potassium depuis sept ans.

Le nommé C..., 31 ans, ingénieur des ponts et chaussées, vient me consulter le 4 mai 1866. Ce malade me dit que sa mère a eu un grand nombre de fois des congestions cérébrales. Il y a deux ans, elle en a eu une, accompagnée de perte de connaissance de deux heures à peu près, et suivie pendant plusieurs jours de torpeur, mais non de paralysie. Elle s'est rétablie à la suite d'une application de sangsues à l'anus ; ses congestions ont toujours cédé à des flux hémorrhoïdaires.

Son père est aliéné depuis quatre à cinq mois, son délire est calme maintenant. Le délire de son père a débuté par des actes de violence.

M. Ch..., apprenant la maladie de son père, a été frappé de cette nouvelle, a pensé de suite à l'hérédité, et a éprouvé un étourdissement ; puis, pendant quelques jours, il a eu des battements de cœur. Étant dans une salle basse et très-chaude, il a éprouvé un étourdissement simple, sans perte de connaissance, a dû s'asseoir et est resté plusieurs instants souffrant. Une application d'eau froide sur la tête a fait disparaître l'accident.

Un mois après, nouvel étourdissement sur la place de la ville de Guéret. Palpitations, étourdissements, perte de connaissance complète, vomissements alimentaires. Pas de convulsions, croit-il.

En janvier dernier, léger étourdissement, précédé de palpitations.

Le 7 février. Un étourdissement.

Le 2 mars 1866. Étourdissement léger, pas de perte de connaissance complète, pas de palpitations ; la face est devenue très-rouge, pas de grimaces de la face, ni de convulsions ni d'écume à la bouche ; le tout a duré quelques secondes.

Le 30 mars. Une heure après un déjeuner peu copieux, léger même, il a éprouvé un étourdissement. Il a fermé les yeux, s'est mis dans un fauteuil, l'étourdissement a presque entièrement cessé. M. C... s'est levé, a ouvert sa fenêtre et, à ce moment, il a eu une sensation de tournoiement très-pénible ; s'est assis et a continué à se sentir tourner et entraîner avec le canapé sur lequel il s'était étendu. Il n'a pas perdu connaissance ; cela a duré deux à trois minutes, puis il a été pris d'un malaise, de nausées, et a été se mettre sur son lit ; il a sommeillé une heure, et depuis n'a rien éprouvé.

Le 3 mai, étant dans la rue, il a éprouvé une grande chaleur du dos qui a monté à la tête ; puis il s'est assis et a vu les voitures aller dans un sens autre que le véritable, a perdu connaissance. Au bout de deux ou trois minutes, a pu continuer son chemin.

Le 4 mai, je constate l'état suivant :

Il est fort vigoureux, il a le cou court. Pas de souffle cardiaque ni carotidien, cœur non hypertrophié, 72 pulsations. Rien de particulier dans les viscères, nausée réflexe très-facile ; conjonctives oculaires injectées, pupilles égales, contractiles. Intelligence au-dessus de la moyenne ; caractère très-impressionnable et violent ; se laisse aller facilement à la colère ; n'a jamais eu de maladies vénériennes.

M. Ch... prend depuis trois mois, par ordonnance du docteur Louis, de l'iodure de potassium, à la dose de un gramme par jour.

Traitement : bromure de potassium 3 grammes par jour.

1er juin. Bien ; nausée réflexe très-facile. Bromure de potassium 3gr,50 par jour.

2 juillet. Bien. Bromure de potassium 3gr,75 par jour.

20 juillet. Bien ; plus de nausée réflexe. Bromure de potassium 3gr,60 par jour.

La médication a été continuée jusqu'à aujourd'hui, novembre 1870, et la guérison s'est maintenue.

M. Ch... s'est marié il y a un an, il a un enfant bien portant.

Le traitement est continué à la dose de 2 grammes par jour.

6 mars 1871, même état satisfaisant ; même traitement à la dose de 2 grammes par jour.

Décembre 1870. Va bien ; ne prend plus de médicaments depuis deux ans.

En résumé, ce malade, fils d'un aliéné, était atteint depuis six mois de vertiges et d'absences.

La médication bromurée a fait cesser tous les phénomènes morbides depuis sept ans.

OBSERVATION XIX. — *Épilepsie idiopathique.* 30 attaques. Nombreuses absences. Guérison par le bromure de potassium depuis cinq ans.

M. P..., 53 ans, menuisier, vient me consulter le 18 septembre 1867.

Grand-père paternel mort très-âgé, grand-père maternel mort à 86 ans.

Santé des grands'mères inconnue.

Sa mère a toujous été bien portante, son père était colère, avait des rhumatismes, mort à 68 ans.

Une sœur est choréique. M. P... a toujours eu le carctère calme, il est sobre. Depuis 30 ans eczéma humide des parties génitales et des jarrets.

Depuis 20 ans, M. P... a eu deux ou trois fois par an, le soir étant dans son lit, du tremblement analogue à un frisson violent accompagné de froid et suivi de chaleur ; le tremblement durait près d'une heure. Depuis plusieurs années, il a quelquefois, étant assis, des soubresauts de tout le corps.

Il y a trois ans, sans cause bien appréciable, il a présenté les phénomènes suivants : tremblement de la bouche, de la mâchoire inférieure, tiraillement à droite de la commissure labiale droite ; il a appelé à son secours, n'a pas perdu connaissance, mais il a conservé de cette fois une difficulté de parole. Il a été traité par des sangsues au poignet. Mêmes phénomènes quelques jours après.

Dans l'intervalle, entre ces phénomènes et ceux survenus il y a trois mois, il a eu plusieurs fois du tremblement le soir.

Jusqu'à il y a trois mois, le docteur D..., de Gisors, l'a traité pour une maladie apoplectiforme.

Depuis trois mois, nouveaux phénomènes survenant qu'il soit couché ou non. Sa femme me les raconte de la façon suivante : sensation de froid dans l'épigastre ; bruits de gaz derrière le sternum ; tremblement des lèvres, tiraillement de la mâchoire inférieure à droite, commissure labiale à droite, yeux effrayants, grimaces de la face. Perte de connaissance. Paroles telles que : A moi ! A mon secours ! Ma femme !

Raideur générale courte ; convulsions cloniques, surtout du membre supérieur gauche qui se balance ; écume buccale de peu d'importance, morsure de la langue (j'en vois la trace au bord droit). A uriné une fois, pendant une de ces attaques. Stertor. Accablement dans la journée suivante.

Éprouve presque tous les jours des secousses, des soubresauts, qu'il soit assis ou debout ; de plus, il éprouve par moment, étant couché, un tremblement analogue à du frisson. Le nombre des attaques a été de dix depuis trois mois.

M. P.... est fort, crâne bien fait, oreilles normales, sens normaux ; pupilles égales. La lèvre inférieure et la langue présentent une cicatrice récente : parole gênée depuis trois ans, cette gêne ressemble à un léger bégayement. Il a, en ce moment, un tiraillement au niveau du buccinateur droit ; signe pour lui qu'il sera malade aujourd'hui. Par moment, tiraillements dans la lèvre inférieure, comme s'il était forcé de rire. Nausée réflexe très-nette, lorsqu'on introduit une cuiller dans l'arrière-gorge. Digestions, urinations normales ; les membres ont force et apparence normales. Il dit avoir froid aux pieds quand une attaque doit le prendre ; avant sa maladie, il n'avait pas ce froid de piéds. Diminution de la mémoire depuis ses attaques ; du reste, intelligence conservée. Pouls

84 fort, régulier. Pas de bruits cardiaques ni vasculaires, battements de cœur fréquents, surtout quand les attaques doivent venir.

Il a été traité sans succès par la valériane pendant quatre mois ;

Par des semences de ciguë, par des saignées au poignet après trois attaques que le docteur D..... croyait apoplectiques.

Depuis que les attaques surviennent toutes les nuits, c'est-à-dire, depuis sept jours, ces attaques sont moins longues.

Traitement. Bromure de potassium 3 grammes par jour, pendant trois jours, puis 4 grammes pendant trois autres jours ; — puis 5 grammes pendant douze autres jours.

9 novembre. N'a pas eu d'attaques, mais il est arrivé souvent à P..... toutes les heures au moins, de sentir quelque chose montant de l'épigastre à la gorge, et aussitôt, de ne pouvoir articuler les mots, il présente en même temps un peu d'hébétude : je le vois pendant un de ces phénomènes ; je constate que les mots ne sont plus articulés ou à peine ; ceux qui le sont, le sont comme lorsqu'on a plusieurs cailloux dans la bouche. Le pouls bat alors 92 fois par minute, est de force moyenne ; un tracé sphygmographique montre que les pulsations sont plus fréquentes et plus hautes que normalement. En même temps M. P... éprouve un peu de faiblesse dans la tête, du reste il ne perd pas le moindrement connaissance.

Le malade dit bien que ces phénomènes sont tout à fait analogues à ceux qui étaient les préludes d'attaques. Un quart d'heure après ces phénomènes, je ne trouve plus que 88 pulsations. Bromure de potassium 5 gr. 30 par jour ; eau de Pullna deux verres dans deux jours et dans dix jours.

13 novembre 67. Bien, la parole n'est plus troublée ; beaucoup moins de tremblement du menton. Bromure de potassium 5 gr.50 par jour.

26 janvier 1868. — Aucune attaque, à peine quelques troubles de la parole le soir ; très-léger tremblement du menton. La mémoire des faits récents est encore faible ; absence absolue de nausée réflexe, sécheresse de la bouche et de l'arrière-gorge. Sensation de fatigue dans les jointures des membres inférieurs. Sommeil profond d'une durée de neuf à dix heures, pulsations 76 moyen. Bromure de potassium 5 grammes par jour.

2 mars. Bromure de potassium 4 gr. 80 par jour.

18 juin. Pas d'attaque ; a encore un peu de tremblement de la parole et de la langue sortie de la bouche ; toujours un peu d'amnésie. Sommeil calme, persistance de la fatigue dans les membres ; absence de nausée réflexe, supporte bien le médicament, il a quelques boutons d'acné sur le corps.

Bromure de potassium 4 gr. 50 par jour.

1er août. Bromure de potassium 4 gr. 70 par jour.

10 décembre. Bromure de potassium 4 g. 40 par jour.

10 mars 1869. S'est bien porté, parole normale. Cesser le médicament.

Novembre 1870 M. P.... se porte bien.

20 février 1871 M.... se porte bien.

28 juin 1871 M. P..... se porte bien.

Décembre 1873 bonne santé.

En résumé :

Ce malade était atteint depuis vingt ans d'épilepsie caractérisée par des secousses, des absences et des attaques. Le nombre des attaques survenues jusque-là était de 30 ; la médication bromurée a fait cesser tous les phénomènes morbides depuis quatre ans.

OBSERVATION XX. — *Epilepsie idiopathique.*

5 attaques, absences. — Guérison par le bromure de potassium depuis 6 ans.

Le né Jé..., ouvrier charpentier, âgé de 18 ans, vient me consulter, le 2 août 1865.

Taille moyenne, large carrure; très-forte complexion, tête ovale et un peu aplatie au vertex, traits forts, expression douce et intelligente ; bien musclé, embonpoint moyen, cheveux noirs.

Caractère vif, emporté, sensibilité modérée ; intelligent; sommeil agité, cauchemars.

Aucune cause héréditaire connue. Depuis 1865, j'ai appris qu'un frère a été pris, une fois, d'une perte de connaissance avec cri initial.

Il a été élevé à Paris au Gros-Caillou, nourri par sa mère; il a eu plusieurs maladies aiguës, se livre quelquefois à l'ivrognerie. Excès sexuels.

Première attaque, en juin 1863, à 16 ans et 4 mois.

Deuxième, en décembre 1863.

Troisième, en juin 1864. Il avait passé toute la nuit au bal. La quatrième, le 17 février 1865. La cinquième, le 30 juillet 1865, vers onze heures du soir (au bal). Il a eu en outre des étourdissements qui ne l'obligent pas à s'appuyer sur quelque chose.

Attaques. Lès premières fois, étourdissement, puis perte de connaissance ; la dernière fois il ne s'est aperçu de rien. Le 17 février, le malade était dans la chambre de son frère avec un air égaré : on lui a dit : Qu'as-tu ? Il a répondu : Rien ; puis il y a eu rotation des yeux en haut ; il a fait quelques pas en avant comme s'il eut trébuché ; il a tourné sur lui-même ; son frère l'a saisi, et a amorti la chute. La figure est devenue d'un rouge écarlate ; il s'est débattu de tous les membres ; écume buccale, râle, collapsus pendant deux minutes, aucun souvenir. L'attaque a été suivie d'une légère ulcération à l'extrémité de la langue, pas d'urination involontaire.

Dès le 18 février 1865, J... fut traité par Herpin de Genève au moyen de lactate de manganèse, puis de sulfate de cuivre ammoniacal dont j'ai continué moi-même l'usage pendant plusieurs mois après la mort de Herpin.

Le traitement par le sulfate de cuivre ammoniacal a été continué jusqu'en mars 1867.

Le 3 mars 1867, J... a eu une attaque de une minute au plus, suivie de délire pendant plusieurs heures.

Avant de donner du bromure de potassium, je constate au moyen de l'introduction de la cuiller dans l'arrière-gorge que la nausée réflexe est très-nette.

Le 18 mars. Je donne du bromure de potassium, à la dose de 3 grammes par jour.

8 avril. Nausée réflexe conservée. Bromure de potassium, 4 grammes par jour.

29 avril. Beaucoup moins de nausée réflexe. Bromure de potassium, 4ᵍʳ,50 par jour.

3 mai. Bien; un peu de nausée réflexe, boutons d'acné à la face, dans le dos, et au devant de la poitrine. Bromure de potassium, 4ᵍʳ,90 par jour.

1ᵉʳ juillet. N'a plus de nausée réflexe ; toux réflexe, lorsque l'instrument touche l'é-piglotte. Bromure de potassium, 5ᵍʳ,15 par jour.

22 juillet. Bien ; quelques boutons d'acné sur la face et le tronc; sommeil bon, pas de nausée réflexe; toux réflexe, lente à se produire. Bromure de potassium, 5 grammes par jour.

19 Août. Bien; a reçu, le 14, une poutre sur la tête ; il n'a pas eu de plaies, mais a été étourdi, n'a présenté aucun phénomène épileptique. Envies de dormir presque continuelles, lourdeur générale, sensation de fatigue. Bromure de potassium, 4ᵍʳ,80 par jour.

6 janvier 1868. Bien ; a été très-raisonnable dans son hygiène ; absence de nausée réflexe, très-nombreux boutons d'acné sur la face, le tronc ; démangeaisons. — Depuis quelques jours inappétence. Rhubarbe, bromure de potassium, 4ᵍʳ,50 par jour.

17

27 janvier. Bien. Bromure de potassium, 4^{gr},60.

8 juin. Bien ; quelques boutons d'acné sur la poitrine. Bromure de potassium, 4^{gr},15, tous les jours.

13 juillet. Bien; quelques boutons d'acné à la face, pas de nausée réflexe. Bromure de potassium, 4^{gr},10, tous les deux jours.

Ulcérations syphilitiques du palais, ganglions cervicaux à droite, croûtes du cuir chevelu, taches cutanées, ganglions très-tuméfiés, rougeur de la peau rouge. Iodure de mercure, 0^{gr},02, par jour.

2 novembre. Bien. Bromure de potassium, 3^{gr},20, tous les deux jours.

25 janvier 1869. Bien. Bromure de potassium, 3^{gr},20, tous les jours.

6 juillet. Bien. Bromure de potassium, 3^{gr},40, tous les deux jours.

13 décembre. Bien. Bromure de potassium, 3^{gr},95, tous les quatre jours.

10 janvier 1870. Bien; pas de nausée réflexe. Bromure de potassium, 3^{gr},85, tous les quatre jours.

23 mai. Bien. Bromure de potassium, 3^{gr},50, tous les quatre jours.

22 août 1870. Bien. Bromure de potassium, 3^{gr},30, tous les quatre jours.

19 septembre. Bien. Bromure de potassium, 3^{gr},45, tous les quatre jours.

20 janvier 1871. Bien. Même traitement.

8 mars 1871. Bien. Même traitement.

25 juin 1871. Bien. Même traitement.

En résumé, ce jeune homme était atteint d'épilepsie depuis deux ans (Un frère est épileptique). La maladie était caractérisée par des absences et des attaques. La médication bromurée a fait cesser tous les phénomènes morbides depuis sept ans.

Il est juste d'ajouter à cette liste de 20, l'observation n°s 23, 26 et l'observation n° 80, d'un enfant qui est en voie de guérison.

Depuis l'époque où j'ai adressé ce mémoire à l'Académie, j'ai traité quatorze épileptiques de la ville, atteints à des degrés divers, par le bromure de potassium.

Sur ce nombre, sept n'ont plus eu d'attaques depuis deux ans au plus, un an au moins.

Sept ont été améliorés, et l'amélioration consiste pour trois à n'avoir plus que des vertiges, à n'avoir qu'une attaque en huit mois au lieu de quinze par mois : pour une autre, à n'avoir que deux attaques tous les trois mois au lieu de cinq par mois, et pour les deux autres à avoir quatre fois moins d'attaques.

Chez aucun de ces malades, l'épilepsie n'a résisté au médicament.

Dans mon service d'hôpital, les résultats sont moins favorables, mais ils sont pourtant satisfaisants. Il faut tenir compte dans ce milieu des résistances et des mauvaises volontés de toute espèce qu'y rencontre le médecin pour soigner les malades.

§ 2. — **AMÉLIORATIONS**

OBSERVATION XXI. — *Épilepsie idiopathique dans l'âge adulte.* 44 attaques, très-nombreux auras et préludes. Amélioration notable par le bromure de potassium.

S..., 30 ans, employé de commerce, vient me consulter, le 10 septembre 1865.

Pas d'hérédité morbide ; caractère très-impressionnable, beaucoup de sensibilité. Il me raconte qu'il est malade depuis 1863, et que sa première attaque s'est produite le 8 août de cette année, sans cause appréciable, sur l'impériale d'un omnibus. La seconde a eu lieu le 25 août de cette même année ; et depuis, les accès sont survenus une fois par mois au moins, si bien, qu'en septembre 1865, le mal s'était manifesté quarante-quatre fois.

L'attaque débute par une constriction épigastrique et une sensation particulière post-sternale qui gagne le cou. Le malade suffoque, il dénoue sa cravate ; un bruit guttural saccadé se fait entendre ; la perte de connaissance est complète, et le malade tombe par terre, la face rougit ; après quelques secondes, surviennent des convulsions cloniques générales, de l'écume buccale ; le malade se mord souvent la langue. Cet état dure une à deux minutes. Pendant quelques minutes, le malade divague, sa tête est lourde pendant plusieurs heures, et pendant près de vingt-quatre heures les membres restent courbaturés.

Outre les attaques, il se produit, presque tous les jours, des phénomènes légers analogues au prélude des attaques, et consistant en sensations de constriction épigastrique et post-sternale, et en éblouissement passager. S.... a déjà pris du valérianate d'atropine, et a été traité depuis six mois par Herpin, au moyen du sulfate de cuivre.

Le jeune homme est maigre, d'une constitution moyenne ; d'une intelligence ordinaire, d'un caractère doux, mais très-sensible ; la moindre chose l'émeut et le trouble, sa timidité est extrême.

Rien d'anormal dans la poitrine, au cœur, du côté du ventre et des membres. La face ne présente rien d'anormal. Le malade accuse des érections très-fréquentes. Je n'ai pu savoir au juste s'il se livrait ou non à l'onanisme.

Le 10 septembre. Début du traitement par le bromure de potassium, 2 grammes par jour en deux fois, matin et soir.

Le 15 septembre. Bromure de potassium, 3 grammes par jour.

Le 20. L'haleine sent un peu le bromure. Aucun phénomène épigastrique, bon appétit, n'a pas autant d'érections. Bromure de potassium, 5 grammes par jour.

Le 22. Bouffée de chaleur montant du sternum à la tête, léger étourdissement.

Le 24. Même phénomène.

Le 27 et le 28. Même sensation.

Le 29. Bromure de potassium, 6 grammes par jour.

9 octobre. Haleine fortement bromurée. Le malade n'a pas eu d'érections ni de sensation post-sternale ; apparition de boutons d'acné sur le front, le dos, la poitrine ; bon appétit, pas de malaise épigastrique. Par moments, difficulté de la miction urinaire.

Deux attaques le 10, je vois le malade quelques heures après, et constate les traces d'une morsure de la langue qui a eu lieu pendant les accès.

18 octobre. Bromure de potassium, 9 grammes par jour.

27 octobre. Bon appétit, haleine bromurée très-forte ; rougeur prononcée de la muqueuse de l'arrière-gorge et du pharynx. Un peu d'incertitude dans la parole.

Le malade n'a eu ni érections, ni pertes séminales, ni absences, ni étourdissements ni sensation épigastrique. 80 pulsations de force moyenne régulières. Un tracé sphygmographique montre qu'elles sont dicrotes. Traitement, même dose.

De ce moment au 1er octobre 1870, le malade a été traité par le bromure de potassium à des doses variant de 7 à 10 grammes. Il a eu de trois à cinq attaques par an.

Décembre 1873. A eu trois attaques par an, et des préludes. Même traitement.

En résumé, ce jeune homme qui était atteint d'épilepsie depuis deux ans et avait eu de très-nombreux préludes et absences et plus de quarante attaques par an, n'a plus eu que quatre à huit attaques par an, depuis qu'il est soumis au traitement bromuré.

Observation XXII. — *Epilepsie idiopathique dans l'âge adulte.* Plus de 80 attaques. Auras céphaliques. Somnambulisme. Absences très-nombreuses. Suppression des attaques par le bromure de potassium. Persistance des absences.

G..., 29 ans, employé, est entré, en 1864, à l'hospice de Bicêtre (section des épileptiques).

État à son entrée, (notes prises par Monsieur Delasiauve).

Cet homme est fort, robuste ; étant à la Rochelle, en 1846, il a eu la fièvre tierce — traité par le sulfate de quinine.

Il est entré à l'hôpital militaire pour une ascite. Depuis, il est resté le ventre gros et ayant de la peine à courir au pas gymnastique ; il était tout de suite hors d'haleine et avait des points de côté. Il fait remonter à 1859 les accidents convulsifs qu'il éprouve. Le premier accès a eu lieu la nuit ; le second a eu lieu un mois après et la nuit. Depuis, pendant trois ans, les accès se sont reproduits tous les mois dans la nuit ; parfois, il tombait de son lit ; ne se mord pas la langue. Depuis un an, les accès sont diurnes et nocturnes.

Point d'avertissement, si ce n'est quelque chose d'indéfinissable dans la tête ; tantôt il ne tombe pas, tantôt il tombe. Une fois seulement, il a eu une attaque le jour et une la nuit suivante.

Les accès sont moins violents qu'au début, les accès, le jour, l'ont forcé à quitter son emploi. Pas de traitement antérieur. — Pas d'antécédents héréditaires connus. — Pas de céphalalgie ordinaire. Affaiblissement léger de la mémoire, homme très-intelligent. — La rate est haute de 6 centimètres.

Hydrothérapie. — Douches froides sur la région splénique tous les jours, jusqu'à rougeur de la peau du flanc gauche.

Lorsque je pris le service, en 1865, l'état du malade était le même qu'au moment de son entrée ; il avait eu soixante-trois attaques et nombre considérable d'absences (plusieurs par jour) et quelques vertiges.

Les attaques sont caractérisées par: perte de connaissance complète, chute à terre, raideur générale ; colorations variées de la face, cyanosée, bleuâtre, puis pâle. Le haut du corps est rouge ; le thorax est coloré et injecté ; la peau est rouge comme dans une scarlatine, l'empreinte des doigts s'y marque blanche. Pupilles inégales, dilatées, immobiles à une lumière artificielle. Coma, stertor, pouls fort, serré, résistant — 120 pulsations.

Dans les absences, le malade perd connaissance, s'assied comme anéanti, sans avoir aucune convulsion. Cela dure une minute. Il reste souffrant pendant plusieurs heures, ayant des nausées et de l'inappétence.

Il lui est arrivé plusieurs fois, en 1865, d'éprouver pendant huit jours, tous les jours, de onze heures et demie à deux heures, une gêne dans la région sternale, non accompagnée de palpitation, de dyspnée, d'éructations donnant la sensation de nausée, accompagnée de soupirs. En même temps, il lui vient des idées extraordinaires (qu'il traite de folie) dont il ne peut cependant se souvenir. Il est comme dans un rêve et ne reconnait pas les personnes qui sont à côté de lui. Si cela le prend au moment où il parle, il dit des mots sans suite, bredouille des phrases inintelligibles.

Avant et après ces phénomènes, il éprouve quelques frissons ; il se couche, dort une heure ; au réveil, il se trouve bien.

En décembre 1865, à la suite de plusieurs attaques, la matité splénique était augmentée. Elle commence au niveau de la septième côte, niveau pris au-dessous du mamelon, et elle s'étend jusqu'au niveau des fausses côtes dans une hauteur de 0^m,15. En dedans, sa limite est une ligne verticale passant par l'épine iliaque antéro-supérieure gauche ; le malade n'y ressent aucune douleur, ni aucune sensation qui indique un accès. Pas de souffle vasculaire et cardiaque. — Teint coloré et ensemble pléthorique. — Puls., 76. — Pouls excessivement mou et chétif à gauche ; à droite, un peu plus développé. Il est incomplétement dépressible. La température ne présente rien d'appréciable à la main.

Dans les quatre premiers mois de 1866, treize attaques, très-nombreuses absences.

30 avril. Bromure de potassium, 2 grammes par jour.

20 mai. Bromure de potassium, 3 grammes par jour. — A eu trois attaques, une le premier mai, une le cinq, une le 21 (de nuit).

8 juin. Légère rougeur du voile du palais, nausée encore facile lorsqu'on introduit une cuiller au fond de la gorge. Depuis un mois, il éprouve du somnambulisme ; il se lève, fait une ronde dans les deux salles et parle à chaque malade, demandant à chacun comment il va.

Pendant deux nuits, il a eu sept accès légers. Bromure de potassium, 4 gr. par jour.

11 juin. Pas d'attaques. Bromure de potassium, 4 grammes par jour.

18 juin. Pas d'accès.

26 juin. Pas d'accès. Bromure de potassium, 4 grammes par jour.

3 juillet. Pas d'accès ; a eu cependant quelques étourdissements, un vertige, dans lesquels il prononce quelques paroles sans suite. A eu un accès incomplet le 7 juillet. Bromure de potassium, 4 grammes par jour.

9 juillet. A perdu connaissance, étant assis sur une chaise, comme anéanti, mort ; n'ayant aucune convulsion, il est resté souffrant toute la journée, ayant des nausées et de l'inappétence. Nausée réflexe, lorsqu'on introduit une cuiller dans l'arrière-gorge.

Depuis cette époque, le malade n'a plus eu d'accès. Il n'a éprouvé que des absences.

La dose du bromure a varié de 5 à 7 grammes.

Novembre 1870. La médication est continuée.

Mars 1871. A toujours des absences, pas d'attaques. Continuation du traitement.

En résumé, ce malade atteint depuis cinq ans d'épilepsie, caractérisée par des attaques (80) depuis le début, par des absences, par des accès de somnambulisme, a cessé d'avoir des attaques pendant les sept années qu'il a pris du bromure de potassium. Les absences n'ont pas cessé.

Cet individu est mort à la fin de 1872. L'autopsie a révélé l'existence d'une tumeur qui occupait la surface supérieure de l'un des hémisphères.

Il est remarquable que le bromure ait pu suspendre les attaques convulsives.

OBSERVATION XXIII. — *Epilepsie dans l'adolescence due aux conséquences d'un traumatisme du crâne et du cerveau. Atrophie d'un membre supérieur*. Près de 1000 attaques. Nombreuses absences. Trouble mental de nature mystique. Affaiblissement considérable de l'intelligence. Traitement par le bromure de potassium. Suppression des attaques, des absences depuis quinze mois. Retour à l'état mental antérieur à la maladie. Aucun phénomène épileptique depuis quatre ans.

M. L***, 24 ans, vient me consulter le 3 décembre 1868 ; son père instituteur. Mère, très-impressionnable, sujette à des migraines.

A deux ans et demi, ce jeune homme a fait une chute sur la partie postérieure de la tête. Il s'est produit une plaie, une fracture comminutive, des esquilles ont été extraites ; dès le moment de l'accident, le jeune homme a perdu la connaissance et la parole pendant cinq jours ; il est resté malade pendant deux mois. Pas de céphalalgie consécutive ; à dix-huit ans, il a commencé à avoir des accès caractérisés par perte de connaissance, pâleur, un peu de gémissement ; yeux fixes, un peu latéralisés ; inclinaison de la tête à gauche, un peu d'écume buccale, incontinence d'urine, quelques mouvements d'extension. Durée, une minute au plus.

Engourdissement général consécutif, besoin de repos, lourdeur des membres. Ces accès se sont reproduits depuis l'âge de 18 ans, deux où trois fois au plus par jour, tous les deux mois au plus.

Il a eu depuis l'âge de 19 ans, et même encore maintenant, tous les huit jours, lorsqu'il fait des promenades longues, des pertes séminales diurnes.

Ce jeune homme est grand, maigre ; tête forte ; physionomie très-hébétée, intelligence moyenne, mémoire bien affaiblie, parole lente, difficile. Cicatrices osseuses à l'union de l'occipital et du pariétal droit, n'y souffre pas à la pression. Le membre supérieur gauche est moins fort que le droit ; à l'épaule, il y a trois centimètres de circonférence de moins qu'à droite ; au poignet, un centimètre de moins qu'à droite. Cicatrice dans la région précordiale ; a eu là une tumeur (il y a huit jours), suite de traumatisme ; elle a été enlevée par un médecin de Palaiseau. Rien de particulier dans les poumons et le cœur ; caractère un peu mélancolique et sombre, parole saccadée, brève ; non colère, mais impressionnable. Insomnies chaque nuit, nausée réflexe très-facile ; pas de tuméfaction ganglionnaire. Il a été traité par un médecin de Versailles, sans que la maladie ait été le moindrement modifiée.

Bromure de potassium, 3 grammes par jour, en deux fois, au commencement des repas. Hydrothérapie, chaque matin.

Le 5. Un prélude caractérisé par montée chaude de l'épigastre à la tête. Un prélude. Un vertige : immobilité, perte de connaissance complète ; regard fixe, a l'air de chercher quelque chose à terre, s'étend dans une chaise, regarde fixement, et prononce des paroles incohérentes.

Le 7. Une absence : petit cri, a tourné la tête de côté et d'autre, regard égaré. Durée, deux minutes.

Le 9. Une absence, un vertige.

Le 12. Une absence.

Le 13. Une absence.

Le 15. Une absence.

Le 16. Une absence.

Le 17. Un vertige. Apparence lourde et somnolente, un peu de courbature, moins de vivacité dans la physionomie. Haleine bromurée, peu de nausée réflexe ; sommeil bien meilleur, ne s'est plus réveillé à une heure et à quatre heures du matin, pas de changement du caractère. Bromure de potassium, 3^{gr},50.

Le 19. Une absence, accompagnée d'un peu de mâchonnement.

Le 20. Une absence.

Le 22. Une absence, un vertige.

Le 23. Un vertige.

Le 25. Une absence. Rien jusqu'au 4 janvier.

4 janvier 1869. Bromure de potassium, 4 grammes.

Le 8. Une absence.

Le 9. Lourdeur des membres, difficulté de se mouvoir, fatigue générale, un peu de stupeur, nonchalance, sommeil calme; pas d'excitation dans le caractère; acnés sur la face et le dos. Bromure de potassium, 4^{gr},15. Continuer l'hydrothérapie.

Le 20, 21, 22, 24, 26, a eu des absences; elles ont été caractérisées par perte de connaissance, tête inclinée sur la poitrine; un peu de salivation, immobilité absolue, lourdeur générale; réponses aux questions faites, mais le malade ne s'en souvient pas. Caractère bon.

18 Juin. Bromure de potassium, 4^{gr},30 par jour; a eu, en outre, trois pilules.

Le 29 janvier. Une absence simple.

1er février. Deux absences.

Le 5. Deux absences accompagnées d'un peu de raideur de la main gauche.

Le 10 février. Une absence sans raideur.

De 11. Une absence, accompagnée de mots involontaires qui ne sont pas en rapport avec la situation où il se trouve.

Cette quinzaine, la durée des absences a été notablement moins longue que la précédente; n'a pas eu de salivation; il présente toujours un peu de lourdeur, absence absolue de nausée réflexe.

Bromure de potassium, 4^{gr},50 par jour.

Le 22 janvier. Un vertige.

Le 23. Deux vertiges.

Le 24. Trois vertiges.

Le 25. Deux vertiges caractérisés par : yeux fixes, tête inclinée en avant. Bromure de potassium, 4^{gr},60 par jour.

8 juillet. Le 26 juin un accès diurne, perte de connaissance pendant dix minutes; yeux portés à gauche, quelques mouvements de flexion dans les mains, quelques paroles incohérentes après. Pas d'écume buccale. Un accès moins fort, trois quarts d'heure après. Deux autres moins forts.

Le 28 juin. Quatre accès sans paroles incohérentes.

Le 30. Deux accès moins forts encore.

Le 2 juillet. Deux accès moins forts encore.

Le 27 juillet. Un peu de délire; a parlé de rectifier la divinité du Saint-Esprit; il a encore un peu ses tendances. Ce délire s'est produit depuis le commencement de la maladie, à la suite d'accès répétés.

Depuis le 27, la physionomie est sombre, rêveuse. Pas de nausée réflexe, a eu, après chaque accès, une sensation douloureuse post-sternale et épigastrique qui a disparu après l'injection d'un verre d'eau.

Bromure de potassium, 4^{gr},00 par jour.

13 août. Bien. Bromure de potassium, 4^{gr},60 par jour.

13 Septembre. Bien; n'a même pas eu de préludes; physionomie très-intelligente, tout à fait changée, depuis qu'il n'a pas d'attaques ni de préludes; pas de céphalalgie, tête très-libre; acnés sur l'épaule droite.

Bromure de potassium, 4^{gr},60 par jour.

14 octobre. Teint clair. Bromure, 4^{gr},60 par jour.

26 novembre. Bien; physionomie tout autre que pendant la maladie, pas de céphalalgie; caractère emporté, est très-entêté. Bromure de potassium, 4^{gr},80 par jour.

26 décembre. Bien. Bromure de potassium, 4^{gr},30 par jour.

28 janvier 1870. A eu, par une dent cariée, deux névralgies, avec douleurs extraordinaires. Le caractère devient de meilleur en meilleur, il est moins entêté, n'a plus d'idées délirantes relatives à la religion. Bromure de potassium, 4^{gr},65 par jour.

28 février. La physionomie est complétement changée; elle est ouverte, intelligente, la face a bien engraissé. N'a éprouvé aucun phénomène épileptique, pas même de prélude. Pas de nausée réflexe. Bromure de potassium, 4^{gr},60 par jour.

1er avril. Bien. Ses parents notent que son intelligence est redevenue normale; et lui me dit : qu'il n'a plus jamais de vague, ni de difficulté à comprendre. Bromure de potassium, 4^{gr},50 par jour.

1er août. Bien. La mémoire revient; il tient maintenant des conversations qui ont de la suite, et n'ont pas le caractère enfantin des conversations précédentes. Il se rappelle maintenant ses camarades du séminaire, qu'il n'a pas vus depuis cinq ans, et qu'il avait oubliés avant le traitement même. Le regard n'a plus le caractère hébété qu'il avait lors de ses premières visites. Physionomie très-éveillée, s'exprime bien. Bromure de potassium, 4^{gr},80 par jour.

31 août. Bien. Bromure de potassium, 4^{gr},75 par jour; continuer les affusions froides.

5 octobre. Bien; pas de nausée réflexe. Bromure de potassium, 4^{gr},85 par jour.

Mars 1871. Bien. Même traitement.

Décembre 1873. Bien. 4 grammes de bromure par jour.

En résumé, ce malade était atteint depuis six ans d'épilepsie d'origine infantile, caractérisée par des attaques, des absences, du délire et de l'affaiblissement de l'intelligence. Le nombre des attaques avait été de plus de 1000; celui des absences était incalculable.

Le bromure de potassium a suspendu tout phénomène épileptique depuis quatre ans, mais l'intelligence est restée affaiblie.

OBSERVATION XXIV. — *Épilepsie idiopathique survenue dans l'âge adulte.* 845 attaques à peu près. Démence. Actes de violence. Diminution des attaques par le bromure de potassium. Bromisme.

F..., âgé de 58 ans, estampeur sur bijoux, est entré à Bicêtre, dans le service de M. Delasiauve, le 12 mars 1855.

Je l'examine, le 27 septembre 1865, peu après mon entrée dans le service : je trouve le malade d'une constitution robuste, d'une intelligence affaiblie, et bégayant considérablement, ayant de nombreux accès d'épilepsie, dix à quinze en moyenne par mois, depuis le commencement de l'année 1865.

Les notes que m'a transmises sur son compte M. le docteur Delasiauve, m'apprennent que F... a toujours été impressionnable, est devenu bègue à dix ans, à la suite de submersion brusque dans l'eau froide; que le premier accès d'épilepsie est venu inopinément sans cause appréciable, en 1852, et a été suivi d'un second au bout de six semaines. Depuis, les accès se sont rapprochés; ils se produisent tous les huit jours au plus, et toutes les trois semaines au minimum. Il a eu trente accès en 1859, quatre-vingt six en 1860, quatre-vingt-sept en 1861, quatre-vingt-treize en 1862, quarante-six en 1863, soixante-treize en 1864, cent trente-quatre en 1865, avant mai.

Il tomberait subitement sans connaissance du côté droit, le plus souvent, et sur la tête; serait pris de petites secousses toniques et cloniques, écumerait de la bouche, et éprouverait, à la suite, de la fatigue et de l'accablement.

Il avait suivi, avant son entrée à Bicêtre, de très-nombreux traitements; tous sont restés inefficaces.

Depuis son entrée à Bicêtre, jusqu'au jour où j'ai commencé à le traiter, F... a eu trois cents accès. Le 26 septembre, enfin, il a eu douze accès.

Je vois le malade le 27, et le trouve considérablement hébété, ne répondant qu'avec peine à mes questions, se livrant, par moments, à des actes violents d'impatience.

Rien d'anormal dans la motilité, la sensibilité, dans la digestion, dans la respiration. — Chaleur de la peau un peu exagérée. — 96 pulsations impulsives.

Les accès épileptiques sont caractérisés par la perte de connaissance subite; pâleur de la face, chute sur la tête et surtout sur le front; raideur générale, cyanose de la face et du tronc, convulsions cloniques énergiques, dents serrées, écume buccale, ronflement; retour lent à la connaissance, sommeil et abattement consécutifs.

Le 27 septembre. Traitement : bromure de potassium, 2 grammes à prendre en deux fois, le matin à jeun, et une demi-heure avant le dîner; dans la journée deux accès.

6 octobre. Bromure de potassium, 6 grammes.

10 octobre. Un accès de jour, trois de nuit.

11 octobre. Sept accès de jour, deux de nuit. Traitement : bromure de potassium, 8 grammes par jour.

13 octobre. Pas de malaise épigastrique : haleine légèrement bromurée. Traitement : bromure de potassium, 10 grammes par jour.

16 octobre. L'haleine sent fortement le bromure, aucun malaise, absence de nausée, lorsque j'introduis une spatule en bois jusqu'au larynx; conservation très-nette de la sensibilité au tact et aux piqûres du voile du palais et du pharynx. Nombreux boutons d'acné sur la face, et la partie supérieure de la poitrine ; coryza intense, toux grasse. La parole est un peu embarrassée, les mots sont difficiles à trouver. — 80 pulsations impulsives et fortes. Bromure de potassium, 10 grammes par jour.

23 octobre. Pas d'accès. Le malade accuse de la pesanteur de tête et des douleurs lombaires; abattement général, l'haleine est désagréable et sent considérablement le bromure; la pointe de la luette est un peu œdématiée et un peu déviée à la gauche.

La sensibilité générale présente quelques particularités : ainsi, les yeux bandés, une épingle enfoncée dans la main droite détermine une douleur au pourtour de l'œil droit, puis il reporte cette sensation à l'oreille droite, à la région correspondante du cou et de l'aisselle du même côté; enfin, il arrive à désigner la main qui est piquée. — 88 pulsations de force moyenne. Traitement : bromure de potassium, 6 grammes.

28 octobre. Abattement et prostration profonds; la voix est voilée, la parole est lente et rare, le malade a beaucoup de peine à prononcer les mots. Il accuse de la céphalalgie frontale; langue blanchâtre dans presque toute son étendue, rouge à la pointe et sur les bords; haleine très-fortement bromurée, un peu d'enchifrènement; conjonctives rouges, un peu œdémateuses au pourtour de la cornée; pupilles dilatées à contre-jour, contractiles à la lumière. Difficultés de se servir de ses mains, marche chancelante, déséquilibration, chute en arrière si on ne le soutient; il fait pourtant un moment deux pas en avant, puis il s'arrête alors et tombe en arrière; il ne peut ni descendre seul de son lit, ni remonter. Traitement : suppression du bromure. — Chiendent nitré, deux pots; bourrache, un pot. Le soir, M. Liouville, interne de mon service, note qu'il paraît sommeiller; mais de temps en temps il parle seul, tout haut, et dit par moments des

mots incohérents. La face est un peu rouge et la peau légèrement sudorale ; la peau du reste du corps est âcre et brûlante dans quelques points, et moite dans d'autres. 110 pulsations fortes, pleines, bien frappées, température dans l'aisselle 37° 2, 36 inspirations.

29 octobre. Pulsations 90, température 37°2, 22 inspirations. État général meilleur, moins d'accablement ; cause et parle un peu, demande même à se lever, mais les mouvements de ses membres supérieurs mêmes sont un peu chancelants et déséquilibrés ; un moment il parle seul comme un individu en ivresse ; les gestes, la voix et la physionomie rendent l'analogie frappante. Pupilles moyennes, contractiles ; le pouls est moins fort, moins plein. Même traitement.

30 octobre. Mieux notable, pas de délire, respiration régulière, calme, mais aphonie ; il a pu se lever ce matin seul, afin que l'on fasse son lit. Pulsations 88, température 37°8, inspirations 20.

Le soir. Pulsations 80, température 36°2, inspirations 20. Un peu de délire calme, parle seul, haleine bromurée infecte.

31 octobre. Un peu de prostration et de somnolence ; le malade essaye de parler, mais ne peut achever ses phrases ; il entend bien, veut répondre, mais les mots ne lui viennent pas ; son langage mimique est peu expressif, le bégayement qu'il présente à l'état ordinaire est très-augmenté.

2 novembre. Le mieux persiste ; urine très-fréquemment et abondamment.

3 novembre. Marche encore chancelante.

6 novembre. La marche est notablement plus rapide et plus sûre. Urine deux litres en vingt-quatre heures ; l'urine ne renferme ni sucre ni albumine. Deux portions.

20 novembre. L'haleine est toujours fétide ; 88 pulsations de force moyenne.

13 novembre. Bromure de potassium 0gr,50 par jour, en deux fois, les forces reviennent.

20 novembre. La marche n'est plus chancelante et les forces sont revenues à l'état normal.

18 janvier 1866. Le malade n'a pas eu d'accès depuis le 11 octobre ; son état général est aussi bon que possible, sauf de nombreux boutons d'acné et un peu d'angine, d'œdème de la muqueuse buccale, l'odeur bromurée de l'haleine et de la constipation ; le malade se trouve très-bien, il est très-gai et travaille. Traitement : bromure de potassium, 0gr,75 par jour, en deux fois.

23 janvier. Haleine à peine bromurée. Traitement : bromure de potassium, 1 gramme par jour, en deux fois.

8 avril. Un accès.

13 avril. Un accès. La nausée se produit quand on introduit une spatule à la base de la langue. Traitement : bromure de potassium, 2 grammes par jour, en deux fois.

30 avril. La nausée ne se produit plus dans les conditions déjà signalées. Traitement : bromure de potassium, 3 grammes.

8 mai. Pas d'accès. Traitement : bromure de potassium, 4 grammes par jour.

15 mai. Pas d'accès. Même traitement.

6 août. Un accès. Le malade continue à prendre du bromure de potassium, 4 grammes par jour. Son état général est aussi bon que possible.

13 août. Un accès le 7 août. Même traitement.

5 septembre. Deux accès. Bromure de potassium, 4gr,50 par jour.

En octobre. Trois accès. Bromure de potassium 5 grammes par jour.

20 décembre. Un accès. La dose de bromure de potassium a été portée progressivement de 5 à 7 grammes.

16 février. Deux accès. La dose de bromure a été portée et est maintenue à 8 grammes. Mars. N'a pas eu d'accès. Même dose.

Juillet. Pas d'accès. Ce malade est resté jusqu'en octobre sans avoir d'accès ni de délire ; mais il a succombé dans ce mois à une pleuro-pneumonie.

OBSERVATION XXV. — *Épilepsie idiopathique dans l'adolescence*. Plus de 1,000 accès diurnes et nocturnes. Suppression des accès diurnes par le bromure de potassium. Persistance des nocturnes.

Le nommé Wed..., 28 ans, cordonnier, entre à l'hospice de Bicêtre, le 20 novembre 1866.

Cet homme raconte que son père n'a jamais eu de maladie nerveuse et est sobre ; que sa mère est morte jeune. Un frère né d'un premier mariage de son père est mort à l'âge de trois ans, de maladie de poitrine. Un frère vit et est bien portant.

La maladie aurait commencé chez lui à l'âge de 15 ans, sans cause connue. Le premier accès serait survenu la nuit, et depuis il serait survenu des accès tous les jours, et même plusieurs fois par jour.

Depuis l'âge de 27 ans, à ces accès se sont ajoutés des éblouissements accompagnés de tournoiements ; quequefois d'une sensation dans laquelle il voit tourner des objets autour de lui, il ne perd pas alors connaissance et il n'est pas même obligé de s'asseoir ; il éprouve parfois en même temps une sensation d'étouffement du côté du larynx.

Les accès sont précédés d'une sensation de picotement dans la région fronto-oculaire gauche ; il a le temps quelquefois de s'asseoir, de se coucher. D'autres fois, il n'en a pas le temps, et il tombe en arrière sur la région occipitale, où il s'est fait à plusieurs reprises des blessures. Il porte sur le front des cicatrices, résultat de chutes qu'il a faites hors de son lit.

L'accès débute par un cri ; aussitôt perte de connaissance, convulsions toniques et cloniques de courte durée, écume à la bouche. Aussitôt que l'accès est passé, il revient à lui, se relève, parle et reprend son travail. Pas d'urination involontaire pendant les accès ; jamais il ne se mord la langue. Il nous dit que la nuit il lui arrive souvent d'être réveillé par un bruit de grincement de dents, qu'il répète devant nous et qui est produit par le frottement des dents incisives et molaires droites inférieures sur les supérieures correspondantes, frottement résultant d'un mouvement d'avant en arrière.

Jamais il n'a eu de paralysie des membres, ni de perte de parole à la suite des accès. Il dit que sa mémoire n'a pas diminué, mais qu'il gagne moins qu'autrefois, 2 francs, au lieu de 3 fr. et 3 fr. 50 ; il dit être dans le mois de septembre. Son instruction paraît avoir été très-négligée ; il sait bien lire, il sait écrire, mais sait à peine l'orthographe ; ne sait pas la table de Pythagore ; il sait bien additionner deux chiffres.

Rien d'anormal du côté des organes génitaux. Du 20 novembre au 1er décembre, il a eu douze accès de jour et vingt-cinq de nuit (dans son lit) ; en décembre, il a trente-quatre accès de jour et soixante-seize de nuit (dans son lit).

Il a commencé à prendre du bromure de potassium à la dose de 3 grammes par jour, le 24 décembre 1866.

7 janvier 1867. 5 accès le premier janvier, 4 le 2, 6 le 3, 8 le 4, 5 le 5, 5 le 6. Un peu de nausée réflexe.

16 janvier. 5 accès le 8, 5 le 9, 6 le 10, 5 le 11, 6 le 12, 6 le 13, 6 le 14, 3 le 15. J'assisté à un accès : début par un cri et par perte de connaissance, convulsions toniques et cloniques, écume buccale aussitôt les convulsions finies. Au bout de quelques minutes, il se relève et reprend son travail, la physionomie reste un peu fatiguée et

moins intelligente pendant quelques instants. Bromure de potassium, 7 grammes.

A partir du 21 janvier jusqu'en juin 1869, ce malade a cessé d'avoir des attaques diurnes ; mais les attaques nocturnes ont continué aussi fréquentes.

Sorti de l'hôpital en juin 1869, il cessa son traitement, mais rentra trois mois après, à la suite du retour des attaques diurnes. — Le traitement par le bromure de potassium fut de nouveau institué par M. Fabret, et les attaques diurnes ont cessé, malgré la persistance des attaques nocturnes.

En résumé, ce malade était atteient depuis treize ans d'épilepsie caractérisée par des accès diurnes et nocturnes, dont le nombreest considérable et dépasse 1,000 (5 ou 6 par jour). Le bromure de potassium a suspendu les attaques diurnes.

OBSERVATION XXVI. — *Épilepsie datant du jeune âge*. Absences et migraines depuis l'âge de 12 ans jusqu'au moment actuel. Attaques à 43 ans. Délire maniaque consécutif aux attaques. Amélioration considérable depuis trois ans par le bromure de potassium. Suppression du délire qui suivait auparavant les attaques. Absence de tout phénomène épileptique depuis plusieurs années.

M. R ... 49 ans, ancien chef d'institution, entre dans mon service à l'hospice de Bicêtre (section des épileptiques), le 12 janvier 1866.

Mère très-impressionnable, père bien portant.

Le malade a une constitution robuste, un caractère très-vif et colère ; son intelligence est au-dessus de la moyenne, et c'est avec un grand sens qu'il raconte sa maladie.

Dès l'âge de douze à treize ans, migraines accompagnées d'éblouissements et de vomissements revenant tous les trois mois ; ces sortes de migraines ont persisté, dans sa carrière de professeur, à tel point qu'il était alors obligé d'interrompre ses phrases. Il avait un moment d'absence.

Les causes de cet état lui sont inconnues ; il raconte seulement qu'étant enfant, il a été pris d'une vive frayeur à la vue d'un animal dont le cou était coupé et saignant, et ce souvenir s'est souvent depuis représenté à lui. Dans ces dernières années, il a éprouvé de grands chagrins, des revers de fortune, qui rendaient plus pénible la nécessité de soutenir sa nombreuse famille.

Les attaques épileptiques ont débuté il y a six ans ; les premières se sont produites dans le lit, la nuit ; puis, il en a éprouvé une dans une rue de Paris. Dans une de ces attaques, il est tombé dans le feu, et s'est fait une brûlure très-intense à un pied, qui l'a tenu alité pendant cinq mois. Les attaques surviennent par séries et sont suivies pendant huit jours de modifications dans le caractère ; attendrissement, pleurs, émotions. Enfin, les attaques se sont rapprochées (trois à huit tous les dix-huit à vingt jours) et l'esprit a été, par suite, si troublé, qu'il lui a fallu abandonner sa profession et entrer dans une maison de santé. Ses ressources épuisées, il est amené à Bicêtre.

État le 13 janvier. Homme fort ; physionomie très-expressive, la parole est très-facile et même élégante, mémoire conservée (dates, événements, etc.) ; crâne bien conformé, pupilles égales, bien contractiles, de deux millimètres de diamètre.

Traces de morsure sur la langue ; tous les organes ne présentent rien d'anormal, il n'a jamais rendu de vers, nausée réflexe normale. Rien de particulier du côté de la sensibilité, de la motricité, état aussi normal que possible en ce moment.

17 soir. Un accès ; cris, perte de connaissance complète, convulsions toniques, puis cloniques ; pupilles immobiles, face pâle, puis cyanosée, écume buccale sanguinolente, ronflement fort. Durée totale de l'accès deux minutes.

Le 18 au matin, perte subite de connaissance devant moi ; physionomie hébétée ; pupilles dilatées, immobiles ; il tourne la tête à droite et à gauche sans fixer les objets, prononce des syllabes et épelle des mots sans suite ; il sait répondre son nom : Régnauld Ré-regnauld, mais rien de plus ; à la question : Ou êtes-vous ? Il répond : son frère, son beau-frère. Puis il ferme les paupières, paraît s'endormir ; à ce moment, soubresauts dans le membre supérieur gauche ; puis un peu de bave s'écoule par la commissure labiale gauche. Si on le touche, il ouvre les paupières, mais son regard est égaré et fixe, la sensibilité cutanée est conservée intacte.

Le 24 janvier. Début du traitement : bromure de potassium 2 grammes à prendre chaque jour en deux fois.

5 février. La dose est portée à 4 grammes par jour.

26 février 1868. N'a pas d'accès, haleine bromurée, pas de nausée, quand on touche l'arrière-gorge ; ordinairement très-bon appétit, garde-robes normales, urination plus abondante ; à la fin de l'émission, il sent une petite douleur qu'il n'éprouvait pas avant.

Présente quelques boutons d'acné sur la face, très-rouges, assez proéminents ; de même sur le cou et l'épaule, bromure de potassium 4 grammes.

5 mars. Boutons d'acné abondants sur la face, les épaules, le dos. Même traitement.

7 mars. Haleine bromurée très-prononcée, gêne dans la gorge, difficulté à avaler ; sensation de chaleur dans la gorge, a toujours soif ; muqueuse de l'arrière-gorge rouge, la luette très-longue, beaucoup de salive dans la bouche ; empreinte des dents sur la muqueuse buccale, langue épaisse, blanchâtre, sale, coloration blanchâtre ; pas de nausée quand on titille l'arrière-gorge. Sur la face, un assez grand nombre de boutons d'acné, dont deux ont le centre jaunâtre ; plusieurs sur la partie antérieure de la poitrine, d'autres sur les jambes, les cuisses. Traitement : — 3 grammes de chlorate de potasse ajoutés à un gargarisme de sirop de mûres.

12 mars. Pas d'accès, nouvelles pustules d'acné sur la face ; rien du côté de l'épigastre, constipation ; mêmes phénomènes du côté des voies urinaires. Même traitement.

19 mars. N'a pas eu d'accès. Nombreuses pustules d'acné sur la face, de même sur la poitrine, dans le dos ; boutons très-gros, éruption abondante, rouge, vigoureuse.

26 mars. Pas d'accès, rien de spécial. Bromure de potassium 3 grammes par jour.

2 avril. N'a pas eu d'accès. Rien de spécial ; quelquefois, constipation. Même traitement.

16 avril. La semaine dernière, a eu des accès, et a offert des phénomènes de découragement et de tristesse. A eu un accès le 16. Un accès le 18. Un accès le 19. Le 19, vient le matin nous trouver, dans un grand état d'abattement, de découragement : dit qu'il est perdu ; se met à pleurer, sanglote à la pensée qu'il va mourir. Le soir, écrit à sa femme une lettre désespérée, dans laquelle il lui fait ses adieux. Il vient nous voir, nous serre la main affectueusement ; nous dit que nous ne le retrouverons pas vivant le lendemain.

Dans la crainte d'un suicide dont cependant il n'a pas parlé, on le fait changer de dortoir et surveiller. Il ne se passe rien de ce qu'on craignait.

Le lendemain, figure plus reposée ; vient nous dire qu'il va mieux, qu'il se sent moins exalté et moins découragé qu'hier. Mieux notable dans ce sens, les jours suivants. Bromure de potassium 6 grammes par jour.

30 avril. Pas d'accès. Bromure de potassium 6 grammes.

14 mai. Pas d'accès. Même traitement.

23 mai. Pas d'accès. Persistance du mal de gorge à des degrés divers. Bromure de potassium 6 grammes.

5 juin. Rien de spécial à noter ; les pustules d'acné sont presque entièrement affaissées. Même traitement.

18 juin. Pas d'accès, quelques douleurs épigastriques, quelques douleurs analogues à de la courbature, au niveau des deux genoux. Bromure de potassium 6 grammes.

26 juin. Un peu de surdité ; bourdonnements de l'oreille gauche. Pas d'accès, aucun phénomène morbide. Même traitement.

3 juillet. Surdité très-augmentée, bourdonnements d'oreilles, envies de dormir profondes et fréquentes ; lassitude des jambes accrue considérablement. Même traitement.

16 juillet. Pas d'accès ; même état ou à peu près. Bromure de potassium 6 grammes par jour.

23 juillet. Besoins fréquents et presque irrésistibles de dormir le jour ; nouvelle éruption d'acné sur la face et le dos. Facultés intellectuelles parfaitement intactes. Bromure de potassium 5 grammes par jour.

31 juillet. L'éruption de la jambe gauche sécrète beaucoup. Pansement avec poudre d'amidon.

6 août. Pas d'accès ; l'ouïe redevenue normale, physionomie éveillée. Bromure de potassium 5 grammes par jour.

22 août. Pas d'accès. Même traitement.

29 août. Pas d'accès.

Un accès le 31 août ; il y a eu morsure de la langue. Il n'y a pas de trouble de l'intelligence après l'accès, physionomie très-intelligente. Fatigue dorsale facile après un travail ou un exercice trop prolongé. Bromure de potassium 5 grammes par jour.

12 septembre. Bromure de potassium 3 grammes.

24 septembre. Deux accès le 16 — un le 18.

Le 18. Cessation du médicament à cause d'un état d'affaissement, de faiblesse des jambes, de douleurs générales dans les membres et de constriction sus-ombilicale. Reprise du médicament le 21 à la dose de 2 grammes.

8 octobre. Rien de nouveau, bromure de potassium 3 grammes par jour.

15 octobre. Pas d'accès.

21 octobre. Pas d'accès. Bromure de potassium 3^{gr},25.

30 octobre. Pas d'accès. Même traitement.

26 novembre. Un accès le 21 — un le 23 — un le 25. Bromure de potassium 5 grammes par jour.

12 décembre. Pas d'accès ; nombreux boutons d'acné aux deux jambes ; quelques-uns sur la face. Bromure de potassium 5 grammes.

7 janvier 1867. Pas d'accès. Même traitement.

4 février. Pas d'accès. À chacune des deux jambes, existent deux surfaces malades recouvertes de croûtes épaisses, sales, d'une odeur fétide ; ces croûtes sont détachées au moyen de cataplasmes, et l'on constate alors une surface irrégulière, constituée par des espèces de végétations et pouvant être comparée à l'état de l'estomac d'un bœuf. La couleur des plaques est légèrement rougeâtre et détermine une douleur peu forte, comparable à celle d'une coupure. Bromure de potassium 5 grammes par jour.

18 février. Pas d'accès. Même traitement.

14 mars. Pas d'accès ; les jambes vont mieux. Acnés sur la joue et sur le tronc ; fonc-

tions digestives bonnes, absence de nausée réflexe. État général bon. Bromure de potassium 5 grammes par jour.

10 mai. Les jambes sont guéries. Même traitement.

Sortie de Bicêtre le 11 mars, sans avoir eu de nouvelles attaques et sans avoir discontinué le traitement.

En novembre 1868. A la suite de grands chagrins a quatre attaques; mais n'a pas été atteint de délire consécutif. La médication est continuée.

Le 14 janvier 1869, a eu une attaque sans délire ni agitation consécutifs. Même traitement.

Le 26 mai 1869. Je le vois en très-bonne santé, n'ayant pas eu d'attaque. Même traitement.

Juin 1870. Il a eu deux attaques depuis cinq mois ; continue son traitement.

Depuis sa sortie de Bicêtre, ce malade a été exposé à des chagrins et des peines sans nombre dus aux obstacles qu'il a rencontrés pour essayer de se faire une position nouvelle.

Janvier 1871. N'a pas eu d'attaques. La médication est continuée à la dose de 5 grammes tous les deux jours.

Il donne maintenant des répétitions à des élèves d'un collége.

En résumé, ce malade était atteint depuis trente-huit ans d'épilepsie. De 12 ans à 43 ans, il avait eu des absences et des migraines. A partir de 43 ans, il avait commencé à être pris d'attaques convulsives et de délire maniaque consécutif qui durait trois à quatre jours (3 à 8 attaques tous les vingt jours).

Le bromure de potassium a supprimé les absences, les migraines depuis cinq ans, a réduit à 5 ou 6 par an le nombre des attaques et a empêché le développement de nouveaux accès de délire maniaque.

Ce malade enfin qui en avait été réduit à être placé dans un hospice a pu reprendre ses fonctions d'instituteur et de professeur.

Décembre 1873. Depuis 1871, l'état de ce malade s'est encore amélioré ; il n'a eu qu'une attaque il y a dix-huit mois.

Il prend chaque jour 5 grammes de bromure de potassium.

OBSERVATION XXVII. — *Epilepsie venant compliquer dans l'adolescence une surdi-mutité de naissance.* — Faiblesse mentale antérieure à l'épilepsie, 100 attaques à peu près. Diminution considérable des attaques, par le bromure de potassium.

Le nommé Ch....., âgé de 22 ans, est entré, en mars 1866, à l'hospice de Bicêtre.

Il est sourd-muet de naissance, et épileptique depuis trois ans ; pas de causes héréditaires de l'une et de l'autre affection, son père et sa mère n'étaient pas parents.

Ce malade n'a jamais pu apprendre le langage des sourds-muets, dans les asiles où on l'a placé, aussi il y a été considéré comme étant faible d'intelligence.

L'épilepsie est survenue sans cause connue ; elle se caractérise seulement par des attaques au nombre de 3 à 5 par mois.

En dehors de sa surdi-mutité, il ne présente rien de particulier, au point de vue physique, mais son intelligence est évidemment inférieure. Les réponses qu'il fait par écrit ou par signes à des questions écrites sont la plupart du temps incompréhensibles, ou non en rapport avec les demandes; on lui a appris le métier de tailleur, mais il ne sait que coudre et n'a jamais pu couper.

Les attaques sont caractérisées par : cri, perte de connaissance; immobilité des pupilles, raideur générale; cyanose et laideur de la face, convulsions cloniques, écume buccale, stertor, sommeil et hébétude consécutifs. Avant de commencer le traitement, je constate l'existence de la nausée réflexe.

31 juillet 1866. Bromure de potassium 2 grammes par jour, au commencement d'un repas.

6 août. Diminution de la nausée réflexe. Bromure de potassium 3 grammes par jour.

13 août. Absence de nausée réflexe; a eu un accès le 12. Bromure de potassium 4 grammes par jour.

22 août. Pas d'accès. Bromure de potassium 5 grammes par jour.

Du 22 août au 11 mars, 3 accès, 5 à 6 grammes du médicament.

En résumé, ce malade sourd-muet de naissance était atteint depuis trois ans d'épilepsie. Le nombre des attaques avait été jusque-là de 100. Le bromure de potassium a réduit à 2 ou 3 par an la quantité des attaques.

OBSERVATION XXVIII. — *Épilepsie idiopathique dans l'âge adulte.* — 400 attaques à peu près. Vertiges. Diminution considérable des attaques sous l'influence du bromure de potassium depuis trois ans.

Le nommé F..... âgé de 33 ans, est entré le 22 juillet 1866 à l'hospice de Bicêtre, dans un état d'agitation maniaque consécutive à des attaques d'épilepsie. Aucun antécédent héréditaire; il est d'une constitution forte, d'une intelligence moyenne.

Il raconte qu'à l'âge de 28 ans, il a été pris d'une première attaque épileptique dans une voiture qu'il conduisait lui-même comme commis-voyageur; cet accès serait survenu sans cause connue (ni frayeur ni alcoolisme). Le second accès eut lieu quelques jours après; depuis, il a eu des accès au moins tous les huit jours, quelquefois il en a eu deux de suite.

A son entrée à Bicêtre, il était dans l'état suivant : peau très-chaude et sèche, pouls fort et régulier, 100 pulsations; rien d'anormal au cœur et dans la poitrine, langue rouge et sèche, physionomie animée. L'individu livré à lui-même délire et est très-agité; si on l'interroge, il répond et donne des indications : il dit être malade depuis quatre jours. L'urine est albumineuse. Traitement : ventouses scarifiées à la nuque.

Le 24 juillet 1866. 64 pulsations, l'agitation a cessé, la nuit a été calme; la langue est rosée, humide.

27 juillet. L'urine n'est plus albumineuse.

28 juillet. Va bien, a repris toute sa raison. Depuis son entrée ici, il a déjà eu trois attaques; pas de signe précurseur, cri, perte de connaissance, pâleur de la face, raideur générale; convulsions cloniques, raideur de la face; pupilles immobiles, dilatées, stertor.

Il est pâle, plutôt maigre; bonne conformation de la tête, voûte palatine normale; les membres et le tronc sont bien faits, jamais ne tousse; respiration très-bonne aux sommets, rien d'anormal dans les yeux. Intelligence moyenne, caractère timide; avant d'instituer un traitement, je constate l'existence de la nausée réflexe, en introduisant une cuiller dans l'arrière-gorge. Depuis son entrée dans mes salles, ce malade a eu de 8 à 12 attaques par mois.

. Le 30 octobre. Bromure de cadmium, 5 centigrammes par jour au commencement des repas.

Sous cette influence F.... éprouve des vomissements chaque jour.

5 novembre. Pas d'attaque. Le 31 octobre, le 1er et le 2 novembre, F..... a eu des nausées, trois quarts d'heure après le repas, et un peu de diarrhée. Agitation et insomnie, cette nuit. Bromure de cadmium, 0gr,03 par jour.

12 novembre. Une attaque le 6, une le 10. Rien à noter. Bromure de cadmium, 0gr,04 par jour.

19 novembre. 2 attaques le 14, 2 le 16. Bromure de cadmium, 0gr,045 par jour.

26 novembre. Une attaque le 23, une le 24 et une le 25 ; a eu des vomissements deux jours de suite, une demi-heure après avoir pris le médicament. Bromure de cadmium, 0gr,055 par jour

3 décembre. Une attaque le 26, une le 29, nausée réflexe très-faible. Je donne le bromure de potassium à la dose initiale de 2 grammes par jour.

12 décembre. Une attaque. Bromure de potassium, 3gr,50 par jour.

17 décembre. Pas d'attaque ; conservation de la nausée réflexe. Bromure de potassium, 4 grammes par jour.

24 décembre. Une attaque le 22. Bromure de potassium, 4gr,50 par jour.

7 janvier 1867. Une attaque le 24 décembre. Une le 6 janvier 1867. Bromure de potassium, 5gr,50 par jour.

Pendant les années 1867, 68, 69, 70, le médicament a été donné à la dose de 6 à 7 gr. par jour. Il a eu 8 attaques par an.

Octobre 1870. F..... a continué à suivre la médication par le bromure de potassium. Il n'a plus eu qu'une attaque tous les deux à trois mois.

OBSERVATION XXIX. — *Alcoolisme du père. Habitudes alcooliques du malade.* — Excès de tous genres. Épilepsie dans l'adolescence. 300 attaques à peu près. Délire maniaque furieux et hallucinations consécutifs aux attaques. Amélioration considérable par le bromure de potassium. Suppression du délire.

Le nommé P..., 26 ans, entre à l'hospice de Bicêtre, le 20 octobre 1865, dans le service du docteur Félix Voisin.

Sa grand'mère maternelle a été atteinte de folie lypémaniaque ; pendant l'allaitement d'un de ses enfants, elle s'est noyée volontairement.

Son père avait à l'excès des habitudes alcooliques, surtout d'absinthe ; c'était un homme débauché, donnant à son fils de mauvais conseils. Sa mère est saine d'esprit et de corps, elle a fait huit fausses couches. Aucun épileptique dans sa famille.

Il est né avec six doigts à chaque pied et à chaque main, on a coupé ceux qui étaient en trop ; ils étaient tous quatre situés en dehors des petits doigts, et étaient formés de chair seulement ; il n'en reste plus que des tronçons. Un frère est mort de marasme, une sœur du croup. Une sœur vit, elle a quatre ans et demi.

A l'âge de trois ans, pendant une coqueluche, P..... a eu une convulsion. Étant enfant, il voyait partout des mouchards.

Depuis l'âge de treize ans, il est compositeur d'imprimerie ; six semaines après le début de la profession, il a été pris de coliques qui se sont renouvelées depuis, à cinq reprises différentes. A l'âge de 14 ans, il a grandi démesurément ; à cet âge, il a commencé à faire des excès de boissons (vins rouges), de veilles et de femmes ; il menait la vie comme à 25 ans. La nuit, il a eu à cet âge, des pertes séminales. Raspail fils lui avait conseillé de voir des femmes deux fois par mois, il en usa démesurément ; son père l'entraînait même à la débauche, il lui faisait boire de l'absinthe. C'est après une série de veilles, d'excès et d'une grande fatigue physique que survint un premier accès épileptique, à l'âge de 14 ans.

L'accès débuta par une sorte de stupeur qui le saisit à un moment où il jouait aux cartes; il n'entendit point sa mère qui l'appelait; après cinq minutes passées dans cet état, il tomba la face contre terre, sans connaissance; trois personnes purent à peine le contenir. Il écuma; les membres, la face, les yeux furent convulsés, la bouche était déviée, il ne recouvra sa connaissance que un quart d'heure après.

La première année, il n'a eu que deux attaques; la première en décembre, la seconde en juin suivant. Dans la deuxième année il en eut une, à ce moment il vint à Paris; depuis, il en a été pris tous les huit jours au plus ou tous les deux mois au moins.

Ce n'est qu'à partir de la huitième attaque qu'il survint un cri initial. Les attaques sont précédées pendant deux ou trois jours par des vertiges et annoncées immédiatement par du hoquet, des éructations et par la sensation d'une boule post-sternale ascendante. Les accès durent, en général, une demi-minute.

Le malade a reconnu en outre, qu'il lui suffit d'une très-petite quantité de liqueur ou de vin pour déterminer un accès, sa mère l'a aussi constaté; du reste, les accès surviennent maintenant presque aussi souvent, lorsqu'il n'a pas fait d'excès. Depuis six mois, il a des accès tous les huit jours, et quelquefois, trois dans la même journée. Jamais d'accès pendant la nuit. A la suite d'accès, en 1861, il a cherché à se jeter par la fenêtre de sa chambre (cinquième étage). Toute cette journée, il dit des injures à tous les siens (il se rappelle avoir eu des hallucinations de l'ouïe). Il a fallu, après de nombreux actes de violence, appeler des sergents de ville pour le maintenir et l'empêcher de se jeter par la fenêtre. Ce jour, il a été amené à Bicêtre, dans un état d'agitation indicible; il a fallu cinq infirmiers pour le déshabiller, le rhabiller et le porter dans un lit.

Je l'ai vu dans un état de fureur et d'agitation indicibles, il fut traité par : vésicatoire volant à la jambe droite et ventouses scarifiées à la nuque. L'agitation a duré dix jours.

Pendant le reste du temps qu'il séjourna à Bicêtre, en 1861, il eut quatre accès, et fut transféré en mars à l'asile de Dijon où il est resté trois ans, sans présenter la moindre amélioration.

Il est rentré à Bicêtre en juillet 1866, dans un état de délire consécutif à des attaques d'épilepsie et avec la syphilis qu'il a récemment constatée.

Je le traite d'abord par du protoiodure de mercure pendant plusieurs mois.

De juillet 1866 à février 1867, ce malade eut trois à quatre attaques par mois.

Le 6 février 1867, je recommence à le traiter par du bromure de potassium à la dose de 4 grammes par jour. La nausée réflexe est très-nette.

18 février. La dose du médicament est portée à 5 grammes par jour. La nausée réflexe a disparu.

Depuis cette époque jusqu'en octobre 1869, ce malade n'a pas cessé de prendre le médicament bromuré et il n'a pas eu une seule attaque, quoiqu'il ait repris sa profession de typographe.

Je n'ai pas revu P... depuis cette époque.

En résumé, le bromure de potassium a diminué chez ce malade le nombre des attaques et a supprimé le délire qu'elles amenaient infailliblement auparavant.

OBSERVATION XXX. — *Prédisposition héréditaire aux maladies du système nerveux.* — Epilepsie dans l'enfance; 30 attaques à peu près. Très-nombreux vertiges. Grande amélioration par le bromure de potassium.

M. L..., 42 ans, marchand de couleurs, vient me consulter, le 3 août 1865.

Taille au-dessous de la moyenne, bien conformé, tête volumineuse sphéroïde, un peu conique ; front grand, figure ronde, nez long, expression froide et intelligente ; bien musclé, embonpoint médiocre. Cheveux châtains foncés, yeux bruns, teint très-coloré ; intelligence pour les affaires, mauvaise mémoire, caractère doux habituellement ; il est parfois impressionnable et colère, mais il se contient. Un frère a été atteint de monomanie, et a dû passer un mois dans une maison de santé d'aliénés.

Il s'est marié à 26 ans ; quatre enfants ; n'en a perdu aucun. A l'époque du début de sa maladie, il n'avait pas l'habitude de la masturbation ; il s'y est livré plus tard, mais sans excès.

Début par une attaque à l'âge de douze ans (1830 ou 31). De douze à dix-huit ans environ, quatre attaques en moyenne par an, en diminuant de fréquence. Elles ont cessé entre dix-huit et vingt ans. Dès lors, aucun retour pendant plus de vingt ans. Récidive en avril 1860, par une attaque à la suite d'un incendie qui a consumé ses ateliers de vernis. Seconde attaque, le 11 juin 1861, étant assis dans son bureau. Il ne conserve des attaques aucun souvenir. Une des dernières attaques est racontée de la façon suivante par son commis :

M. L... lisait dans son cabinet vitré dont la porte était ouverte, le commis servait quelqu'un. Tout à coup, celui-ci a entendu un cri et un râlement, et a vu son patron se renverser du côté droit, et être retenu dans sa chute par le bras du fauteuil ; arrivé immédiatement, il le trouva raide de tous les membres, les bras et les jambes allongés, la tête renversée en arrière ainsi que les yeux dont on ne voyait pas les pupilles. Il y a eu du tremblement, puis des secousses, le derrière de la tête battait la cloison ; figure tuméfiée, écume sanglante, morsure de la langue ; assoupissement avec stertor. Il est resté ensuite pendant cinq minutes avec les yeux hagards et sans pouvoir parler ; puis, légère divagation. La première chose qu'il a dite nettement, c'est : j'ai donc été bien malade ; (Il y avait beaucoup de monde autour de lui) Il n'y a rien, il n'y a rien !

Un quart d'heure après l'attaque, il a pu remonter chez lui ; il fallait le soutenir, il paraissait avoir sa connaissance, mais elle n'a été entière qu'au bout d'une heure. Alors il souffrait de la tête et avait un peu de fatigue dans les membres ; mis au lit par prudence, il ne s'est pas levé de ce jour, et n'a pas mangé. Le lendemain, aucun ressentiment.

M. L... a aussi des vertiges ; il cesse alors de parler, il devient rouge, cela frappe les assistants, mais passe très-vite. Il est sujet à de la pesanteur de tête ou à de la céphalalgie.

De 1861 à 1865, M. L... a été traité par Herpin de Genève, au moyen de cuivre métallique et est resté trois ans sans éprouver d'atteintes du haut-mal ; mais l'affection s'est reproduite en 1864. Il a eu une attaque le 4 septembre, deux le 18 et le 30 décembre 1864, une en février, une en mars, une en avril 1865.

Lorsque je fus consulté, j'ordonnai du lactate de manganèse à doses progressives pendant six mois (1^{gr},50 *maximum* par jour) ; mais durant cette période M. L... eut cinq attaques.

Je remplaçai le lactate de manganèse par le lactate de zinc à la dose *maximum* de 1^{gr},20 par jour, mais en trois mois, M. L... eut trois attaques.

Le 9 avril, à la suite d'une attaque dans laquelle il était tombé sur l'angle d'un trottoir, et s'était fait une plaie contuse au front ; j'instituai le traitement par le bromure de potassium à la dose initiale de 2 grammes par jour. Je constatai d'abord l'existence de la nausée produite par l'introduction d'une cuiller dans l'arrière-gorge.

16 Avril. Même nausée réflexe. Bromure de potassium, 4 grammes par jour.

23 Avril. Même nausée réflexe. Bromure de potassium, 5 grammes par jour.

30 Avril. Nausée réflexe facile. Bromure de potassium, 6 grammes par jour.

7 Mai. Arrière-gorge un peu rouge; constipation légère; haleine bromurée, n'a plus de nausée réflexe, mais a encore larmoiement réflexe lorsqu'on introduit une cuiller dans l'arrière-gorge. Bromure de potassium, 6 grammes par jour.

Jusqu'en janvier 1868, une attaque. De 4 à 5 grammes de bromure de potassium.

15 janvier 1868. Va bien. Cesser le médicament. En février suivant, M. L... est mort d'un anthrax de la lèvre inférieure qui s'était compliqué de pneumonie à forme adynamique.

En résumé ce malade était atteint depuis l'enfance d'épilepsie caractérisée par des attaques convulsives et de très-nombreux vertiges. Le nombre des attaques était de 30. Le bromure de potassium a diminué considérablement les attaques et les a réduites à une au plus par an.

OBSERVATION XXXI. — *Alcoolisme du père. Épilepsie dans l'enfance.* Absences, puis attaques au nombre de 270 à peu près et très-nombreux vertiges. Amélioration par le bromure de potassium. Diminution des 2/3 du nombre des attaques.

La nommée B..., âgée de dix ans, entre, le 11 avril 1866, à la Salpêtrière, dans le service de M. Baillarger.

Renseignements de sa mère. — Grand-père paternel et grand'mère maternelle bien portants.

Grand-père paternel mort jeune de rhumatisme. Grand'mère paternelle vit bien portante.

Il n'existe pas de parenté entre son père et sa mère, son père est en bonne santé, il est ciseleur sur bronze. Depuis l'âge de dix-huit ans, il s'est adonné à l'abus des boissons ; sa mère est délicate.

Il a six frères et sœurs ; trois sont morts ; un, mort-né à huit mois, un, mort à treize mois, de diarrhée, un à sept mois. Un frère vivant bien portant, un autre est chétif.

Cette jeune fille est née à terme, n'a pas été conçue pendant l'ivresse, a été mise en nourrice. A 30 mois, elle ne marchait pas, sans avoir été pourtant malade. Elle a parlé à l'âge ordinaire ; la première dentition a été normale. Vers huit ans, a été atteinte de favus; a été traitée par épilation à Saint-Louis ; le traitement lui a causé beaucoup de frayeur, des cris, elle ne mangeait pas les jours d'épilation. Elle a été en traitement pendant dix-huit mois; six mois après la guérison, elle a été prise de perte de connaissance subite ; vue trouble, pâleur de la face pendant une minute au plus, trois à quatre fois par jour.

Quatre à cinq mois après la venue de ces absences, première attaque nocturne, consistant en : cris, étouffement, raideur, écume buccale, convulsions cloniques, stertor.

9 juillet 1869. Cette enfant a été traitée depuis son entrée à la Salpêtrière, au moyen de préparations de zinc, de cuivre, mais la maladie a persisté.

En octobre 1868, elle a eu vingt-huit attaques.

En novembre, vingt-sept. — En décembre, vingt-six.

En janvier 1869, vingt-sept attaques. — En février, vingt-six.

En mars, vingt-quatre. — En avril, vingt-six. — En mai, vingt-quatre.

En juin, vingt-six. — En juillet, vingt-deux.

De plus, elle a de très-nombreux vertiges, quinze à vingt par mois.

Cette enfant est grande, bien faite; d'une intelligence bien au-dessous de la moyenne, d'un caractère apathique. Rien d'anormal dans la conformation extérieure et rien d'appréciable du côté des sens, des viscères abdominaux et thoraciques.

Les attaques sont presque toujours nocturnes ; elles sont accompagnées de cris et caractérisées par des convulsions toniques et cloniques de la plus grande intensité.

L'enfant est aussi atteinte de vertiges caractérisés par de la pâleur de la face, de l'égarement des yeux, la perte complète de la connaissance, des mouvements inconscients.

Avant de commencer à administrer le bromure de potassium, je constate que l'introduction d'une cuiller à la base de la langue détermine de la nausée et de la toux.

9 juillet, bromure de potassium, 2 grammes par jour. En août, dix-huit attaques nocturnes.

Le 5 septembre, premier écoulement menstruel. Une attaque, le premier septembre ; quelques vertiges dans le mois.

10 septembre, bromure de potassium, 3 grammes par jour.

En octobre, deux attaques, sept vertiges.

20 octobre, bromure de potassium, 2^{gr},50 par jour.

En novembre, six attaques, dix-neuf vertiges.

20 novembre. Même traitement.

Menstruation le 30 novembre ; persistance de la nausée réflexe. Bromure de potassium, 4 grammes par jour.

En décembre, six attaques.

En janvier 1870, six vertiges ; pas d'attaques, bromure de potassium, 4^{gr},50 par jour.

30 janvier. Je ne peux plus produire de nausée réflexe. Bromure de potassium, 4^{gr},50 par jour.

En février, une attaque, six vertiges.

28 février, bromure de potassium, 5 grammes par jour.

En mars, deux attaques et onze vertiges ; l'enfant supporte bien le médicament. Bromure de potassium, 6 grammes par jour.

En avril, trois attaques, six vertiges. Même traitement.

En mai, cinq attaques, dix vertiges.

30 Mai. L'enfant présente un peu de stupeur et d'engourdissement. — Même traitement.

En juin, onze attaques, sept vertiges.

En juillet, neuf attaques, quinze vertiges. Bromure de potassium, 6^{gr},50 par jour.

En août, cinq attaques, huit vertiges. Je constate que la nausée réflexe est très-facile à produire, et j'apprends que depuis deux semaines le médicament n'est pas pris. Bromure de potassium, 3 grammes par jour. Le médicament sera pris sous la surveillance d'une sous-surveillante.

En septembre, six attaques, quinze vertiges. Bromure de potassium, 5 grammes par jour ; n'a jamais présenté d'acnés.

En octobre, huit attaques, dix vertiges.

30 octobre. La dose du bromure a été portée progressivement pendant ce mois, à 12^{gr},50. Je constate que la nausée réflexe a beaucoup diminué.

En novembre, deux attaques et dix-huit vertiges. Bromure de potassium, 12^{gr},50 par jour.

L'enfant supporte bien le médicament, elle est très-vive, remuante.

Le médicament est pris chaque jour en deux fois, sous la surveillance d'une personne attachée au service.

En décembre, neuf attaques. Bromure de potassium, 10 grammes.

En janvier 1871, cinq attaques. Bromure de potassium, 10 grammes.

En février, six attaques. Bromure de potassium, 5 grammes.

En résumé, cette enfant était atteinte depuis l'enfance d'épilepsie caractérisée par des attaques convulsives au nombre de 20 à 30 par mois.

La médication bromurée a abaissé ce nombre à 10 au plus par mois.

OBSERVATION XXXII. *Antécédents héréditaires par le côté maternel.* — Épilepsie dans l'enfance, 350 attaques à peu près, vertiges, faiblesse intellectuelle. Amélioration par le bromure de potassium, réduction des deux tiers du nombre des attaques.

La nommée N..., âgée de quinze ans, est entrée, le 30 janvier 1869, à la Salpêtrière, dans le service de M. Baillarger.

Renseignements donnés par sa mère que je vois et qui est très-nerveuse et très-extravagante; son père vit, est bien portant. Sa grand'mère paternelle est bien portante ; son grand-père paternel est mort à 62 ans de paraplégie.

Son grand-père maternel, un grand-oncle et un oncle maternels étaient épileptiques.

L'enfant a eu trois frères et sœurs; deux sont morts en naissant, par suite des difficultés de l'accouchement. Une vit et est bien portante.

La malade est née à terme, a joui d'une bonne santé jusqu'à l'âge de douze ans ; à cet âge, est survenue sans cause appréciable une première attaque suivie d'un très-grand nombre d'autres, (*dix en moyenne* par mois). Elle a été soignée pendant deux ans chez ses parents, mais sans succès.

Sa mère me dit que l'intelligence de l'enfant a toujours été faible, que son caractère est emporté, qu'elle est extravagante, n'a pas de suite dans les idées : ainsi du reste que cela existe chez plusieurs membres de sa propre famille.

Cette malade est bien constituée, grande, ne présente rien d'anormal du côté de la poitrine, du ventre, des ganglions du cou, des divers sens.

Son affection est constituée par des attaques et des vertiges.

Les vertiges consistent en un tremblement initial de la main droite, en un battement épigastrique, en une sensation de montée à la gorge, puis dans la vue de lumières qui tournent. Ce n'est qu'après tous ces phénomènes que l'enfant perd connaissance ; elle reste immobile et hébétée pendant quelques secondes, puis le vertige cesse. Ils se produisent dix à quinze fois par mois.

Les attaques sont des attaques convulsives types ; elles ne s'accompagnent pas de morsures de la langue.

Le 2 février 1869, je constate, avant d'administrer le bromure de potassium, que l'introduction de la cuiller dans l'arrière-gorge détermine de la nausée. Bromure de potassium, 1 gramme par jour.

En février, quatre attaques, huit vertiges.

En mars, trois attaques, sept vertiges. Bromure de potassium, 1^{gr},50 par jour.

En avril, deux attaques, neuf vertiges.

En mai, six attaques, cinq vertiges. Bromure de potassium, 2 grammes par jour. Menstruation le 17 mai.

En juin, six attaques, quatre vertiges.

En juillet, deux attaques, huit vertiges. Bromure de potassium, 2^{gr},50 par jour. Menstruation le 28 juillet.

En août, trois attaques, cinq vertiges.

En septembre, cinq attaques, six vertiges.

En octobre, quatre attaques, neuf vertiges. Bromure de potassium, 3 grammes par jour. Menstruation le 1ᵉʳ octobre.

En novembre, deux attaques, dix vertiges.

Même nausée réflexe. Bromure de potassium, 4 grammes par jour.

En décembre, cinq attaques, cinq vertiges.

La malade me dit, le 23 décembre, que les personnes du service ne lui donnent pas toutes les doses de bromure que j'ordonne.

1ᵉʳ janvier 1870, la médication sera donnée exactement; bromure de potassium, 5 grammes par jour.

En janvier, deux attaques, deux vertiges.

En février, pas d'attaques, trois vertiges. Bromure de potassium, 5ᵍʳ,50 par jour.

Menstruation le 17 février. La médication est régulièrement prise et bien supportée.

En mars, sept attaques, cinq vertiges. Bromure de potassium, 5 grammes par jour.

En avril, quatre attaques, six vertiges. Même traitement.

En mai, trois attaques, six vertiges. Bromure de potassium, 6 grammes par jour.

En juin, deux attaques, cinq vertiges. Bromure de potassium, 7 grammes par jour.

En juillet, une attaque, trois vertiges. Bromure de potassium, 8 grammes par jour.

L'enfant supporte bien la médication; l'introduction d'une cuiller dans l'arrière-gorge ne détermine presque plus de nausée mais provoque encore de la toux, du larmoiement; le chatouillement des narines avec les barbes d'une plume, amène facilement du larmoiement. Quelques acnés sur le corps, l'haleine sent bien le brome.

Bromure de potassium, 8ᵍʳ,50 par jour.

En août, sept attaques nocturnes, six vertiges. Bromure de potassium, 9ᵍʳ,50 par jour. Le 30, diminution de la toux et de la nausée réflexes.

En septembre, deux attaques, trois vertiges. Bromure de potassium, 10 grammes par jour.

En octobre, six attaques, pas de vertiges. Bromure de potassium, 10ᵍʳ,50 par jour. Menstruation le 25.

Le 15 octobre, bromure de potassium, 11 grammes par jour.

En novembre, trois attaques, cinq vertiges, nausée réflexe très-diminuée, toux réflexe très-facile à produire. Bromure de potassium, 11ᵍʳ,50 par jour.

La médication est bien supportée, l'enfant est très-vive et très-alerte, la mémoire est notablement meilleure depuis trois à quatre mois, et elle n'a présenté, jusqu'à ce moment, aucun symptôme de bromisme.

En décembre, une attaque, quatre vertiges. Bromure de potassium, 11ᵍʳ,50.

En janvier 1871, quatre attaques. Brom. de pot., 11ᵍʳ,50

En février, une attaque. Brom. de pot., 11ᵍʳ,50.

OBSERVATION XXXIII. *Antécédents héréditaires tuberculeux du côté paternel.* — Convulsions dans la première enfance. Épilepsie consécutive à forme éclamptique. État général cachectique. Suppression des attaques sous l'influence du bromure de potassium depuis onze mois.

La nommée R..., âgée de six ans, est entrée, le 18 mai 1868, dans le service de M. Baillarger. Sa mère me donne les renseignements suivants :

Son père vit en bonne santé; il a toute sa raison. Elle s'est mariée à l'âge de 19 ans avec un homme qui n'est pas son cousin germain; il est d'une famille de phthisiques, il tousse, crache le sang depuis de longues années; il est très-maigre, cordonnier de son état, n'est pas ivrogne, mais très-emporté.

Quant à elle, elle est d'une bonne santé ; elle a eu deux accouchements et deux fausses couches ; l'une, à quatre mois, l'autre à trois mois.

La fille aînée est faible de constitution, peu intelligente ; n'a pas eu d'attaques épileptiques, mais elle est très-nerveuse, colère ; chaque hiver elle s'enrhume, on lui donne du quinquina ou du vin antiscorbutique. Elle a un tic non douloureux de la tête et du cou (elle remue constamment le cou et la tête dans le même sens) ; n'a pas eu de convulsions, a eu la rougeole.

La plus jeune, notre malade, a eu des convulsions à l'âge de six semaines, a eu la diarrhée pendant les huit jours qui ont précédé immédiatement les convulsions, sa mère prétend que la raideur des membres inférieurs a précédé les convulsions.

L'intelligence de l'enfant ne s'est pas développée, et les convulsions ont continué jusque dans ces derniers jours.

L'enfant a les cheveux blonds, fins, les traits gentils, réguliers ; les oreilles sont bien faites, égales. Le crâne est petit, les saillies occipitales normales ; le front moyen, les régions temporales, surtout la droite, sont déprimées.

Diamètre	antéro-postérieur maximum,	142 millimètres.
—	bipariétal,	122.
—	biauriculaire,	107.
—	temporal maximum,	118.
—	frontal minimum,	83.
Cordes	iniaque,	95.
—	bregmatique,	117.
—	sus-nasale,	94.
—	sous-mentale,	85.
Circonférence horizontale totale,		435.
—	à sa partie antérieure,	220.
—	occipito-frontale totale,	255.
—	à sa partie antérieure,	95.
—	transversale biauriculaire,	298.

Plusieurs dents de devant de la première dentition sont déjà tombées ; voûte palatine normale. Chapelets ganglionnaires cervicaux.

L'enfant ne prononce pas une parole mais comprend tout ce que l'on dit, tend la main, cherche à embrasser, quand on le lui demande ; elle reconnaît les personnes qui la soignent, est très-douce, n'a pas de mauvais instincts. Vue, ouïe, sensibilité générale normales ; goût et odorat très-obtus. Divers actes réflexes ne peuvent être produits. Elle ne sait pas manger seule, et n'est pour elle-même d'aucune utilité.

La poitrine est étroite dans sa partie supérieure ; la colonne vertébrale est droite ; membres très-grêles, les membres inférieurs sont un peu contracturés ; l'enfant ne peut se tenir debout.

R... est atteinte, depuis les convulsions de son enfance, de séries d'attaques épileptiques qui durent 24 à 48 heures, se reproduisent toutes les six semaines au plus et tous les deux mois au moins.

Ces attaques sont caractérisées par les symptômes suivants : perte de connaissance, raideur, cyanose, secousses cloniques des membres, droits principalement ; écume à la bouche, morsure de la langue, râlement trachial, stertor, sommeil consécutif, incontinence d'urine.

Le 16 novembre 1869, avant de commencer le traitement par le bromure de potassium, il est constaté que l'introduction d'une cuiller dans l'arrière-gorge détermine de la nausée. Bromure de potassium, 2 grammes par jour.

26 novembre, angine érythémateuse, apyrexie. Bromure de potassium, 1 gramme par jour.

10 décembre, bromure de potassium, 2 grammes par jour.

23 décembre, pas d'attaque, même traitement.

4 janvier 1870, une attaque. Il existe encore de la nausée réflexe. Bromure de potassium, 2^{gr},50 par jour.

Du 4 janvier au 1er avril, même dose du médicament.

Le 13 avril, quatre attaques. Bromure de potassium, 3 grammes.

6 mai, pas d'attaques. Bromure de potassium, 3 grammes, sirop d'iodure de fer.

17 juin, pas d'attaques. Bromure de potassium 3 grammes.

De ce jour, au premier septembre, même traitement, l'enfant n'a aucune attaque.

13 octobre. R... a eu plusieurs secousses successives.

24 décembre. Aucune attaque, pas de secousses. Continuation du traitement.

Mars 1871. Pas d'attaques depuis avril 1870. Le bromure de potassium est continué à la dose de 3 grammes.

OBSERVATION XXXIV. *Épilepsie du premier âge. Idiotie secondaire. Antécédents tuberculeux chez le père. Amélioration de l'épilepsie sous l'influence du bromure de potassium.*

La nommée M..., 7 ans, m'est amenée, le 10 février 1869.

Son père est mort d'une maladie de poitrine qui a duré cinq ans, et a été caractérisée, en particulier, par de la toux, des crachats, des sueurs, des hémoptysies. Sa mère est bien portante.

Le deuxième jour de sa naissance, cette enfant a eu un accès épileptique qui n'a pas été précédé de fièvre et qui n'a été en rapport avec aucune indisposition ni aucune maladie ; ce premier accès a été caractérisé par : perte de connaissance, convulsions toniques des membres, chute à terre ; secousses dans les paupières, dans les yeux et dans les membres.

Deuxième accès, au bout de six mois ; troisième accès, six mois après ; le quatrième, au bout de dix-huit mois.

Depuis, l'enfant en a eu tous les six mois à peu près ; à trois ans, congestion cérébrale et perte de connaissance pendant vingt-quatre heures consécutives, à la suite de deux attaques ; elle n'a commencé à dire les premiers mots de l'enfance qu'à deux ans et demi, n'a marché qu'à vingt mois ; elle était arriérée avant ses accidents cérébraux ; elle n'a jamais pu apprendre à lire ; on l'a refusée dans toutes les écoles ; elle sait seulement quelques mots et les répète à tout instant. Elle a, depuis deux mois, six à huit accès par jour.

État actuel. Traits effilés, amaigris ; physionomie violacée ; quelques caractères de l'Aztèque ; mobilité très-grande ; traces de contusions et de plaies sur le front ; régions sus-orbitaires aplaties, cheveux abondants ; yeux réguliers, vue et ouïe normales ; voix douce, mémoire des faits assez nette, parle toujours par monosyllabes de son père mort, dit souvent man... man... ne sait pas les noms des choses, des objets usuels. La motilité des membres est normale ; poitrine bien faite ; pas de toux ; pas de ganglions tuméfiés ; sommeil agité la nuit.

Les attaques sont toujours diurnes ; elles durent quatre à cinq minutes, elles sont analogues à la première, survenue le lendemain de sa naissance ; ne sont pas suivies de sommeil.

Les accès sont caractérisés par les symptômes suivants: immobilité, fixité du regard, paupières ouvertes, pupilles dilatées, main droite fléchie, pouce en adduction forcée, écume buccale, durée quinze secondes à peu près ; puis l'enfant se relève et parle. Elle a quelquefois des secousses de tête, dans lesquelles la tête est portée brusquement à gauche, durée une seconde.

L'enfant a été traitée sans succès par de la valériane, de l'huile de foie de morue.

10 février, je lui ordonne du bromure de potassium à la dose de 3 grammes par jour et du sirop antiscorbutique.

19 février, a eu six à huit attaques par jour. Bromure de potassium, 4 grammes par jour.

1er mars. Six à huit attaques par jour, sauf le 27 où elle n'en a eu que quatre.

Le 28 février, elle en a eu sept, très-fortes, qui ont été accompagnées d'ecchymoses ponctuées à la face. L'enfant supporte bien le bromure de potassium à 4gr,30 par jour.

15 mars. A eu douze à quatorze attaques par jour.

Je remplace le bromure de potassium par des semences de jusquiame, 10 grammes, par semaine, en 40 paquets; trois par jour.

29 mars. A eu un même nombre d'attaques, sept entre autres depuis ce matin ; a eu aussi quelques accès et des secousses de tête. L'enfant grince des dents, la nuit en dormant, a, par moments, la fièvre le jour. Semences de jusquiame, 15 grammes en 40 paquets, un bain de pieds sinapisé chaque jour. Calomel 0gr,05 tous les deux jours, pendant dix jours.

12 avril. Salivation abondante, par moments, chaleur brûlante et sueurs pendant deux heures et demie ; a eu le même nombre d'accès.

16 avril. Les convulsions ont été plus fortes. Bromure de potassium, 3 grammes par jour.

18 avril. Les convulsions ont été moins fortes ; le 25 en a eu cinq, le 26 sept. Sa mère a remarqué que depuis le traitement par le bromure de potassium, elle est plus calme, moins mobile et remuante ; sa physionomie et sa tenue sont, en effet, notablement plus calmes, elle ne remue pas continuellement sur les genoux de sa mère comme avant.

10 mai. Le calme a continué, et, depuis le 5, elle n'a pas eu d'accès. Bromure de potassium, 3gr,05. Phosphore, un demi-milligramme par jour dans de l'huile.

24 mai. Pas d'appétit, pas d'accès. Bromure de potassium, 3gr,10 par jour.

7 juin. Pas d'accès; pas de modification de l'intelligence. Bromure de potassium, 5gr,45 par jour. Continuer l'huile phosphorée.

25 juin. Pas d'accès ; la physionomie n'est pas tout à fait hébétée, le caractère est beaucoup moins colère et entêté; elle est un peu moins distraite; en tout cas, est moins remuante et s'occupe davantage à jouer. Bromure de potassium, 3gr,20. Continuer l'huile phosphorée.

Circonférence horizontale,   475mm.
—   biauriculaire transversale, 300
—   occipito-frontale totale,   265
Poids 32 livres. — Taille 1m,30.

5 novembre. N'a eu aucun accès depuis le 5 mai; a considérablement changé à son avantage, elle devient intelligente et perd le caractère aussi prononcé d'idiotie qu'elle présentait auparavant. L'attention est très-difficile à obtenir, elle vient pourtant, quand on l'appelle, et comprend beaucoup de choses; ne dit pas autre chose que papa et maman et quelques mots usuels; ne dit pas pain, reconnaît les objets usuels.

A continué jusqu'ici l'huile phosphorée.

N'a pas pris de bromure depuis six semaines.

Prendra bromure de potassium, $3^{gr},10$ par jour. Huile phosphorée, 1 milligramme par jour.

7 janvier 1870. Bien. Même état de l'intelligence, parole un peu meilleure. Bromure de potassium, $3^{gr},30$ par jour.

29 août. Depuis avril, la mère a, sans mon consentement, supprimé le médicament.

Depuis quatre jours, elle est reprise d'absences; elle a grandi. Bromure de potassium $2^{gr},50$ par jour.

21 septembre. Depuis le 29 août, continuation des absences, deux fois par jour en moyenne. Bromure de potassium, $2^{gr},80$ par jour.

7 octobre. Aucune absence. Bromure de potassium, $2^{gr},90$ par jour.

24 octobre. Bien; ne dit que maman, madame, bonjour, merci. Bromure de potassium, $2^{gr},95$ par jour.

18 janvier 1874. A eu cinq accès depuis deux jours. Bromure de potassium, $2^{gr},50$ par jour.

6 février. A eu d'abord trois accès, puis deux, puis un en ce moment. Même traitement.

En résumé, cette enfant qui était idiote et épileptique a été considérablement améliorée par le bromure de potassium.

OBSERVATION XXXV. *Épilepsie produite par une peur, à l'âge de 42 ans.* — Vertiges très-nombreux 30 à 40 par mois. Amélioration par le bromure de potassium. Réduction de plus de moitié du nombre des vertiges.

La nommée Pl..., âgée de 45 ans, est entrée, en 1866, dans le service de M. Baillarger, à la Salpêtrière.

On s'est aperçu de la maladie à l'âge de onze ans, dans une maison où elle était en apprentissage. Jusqu'à cet âge, sa maladie était inconnue; elle a débuté par des absences.

L'épilepsie a débuté à l'âge de douze ans, à la suite d'une peur qu'elle a eue dans un bois à la vue d'un pendu.

Depuis cette époque, la maladie a consisté en vertiges qui présentent les phénomènes suivants : — Pâleur de la face, perte de connaissance, chute à terre; fixité du regard, immobilité des pupilles, écume à la bouche. Ces phénomènes durent une demi-minute et ne s'accompagnent d'aucun mouvement.

Ils se produisent au nombre de 20 à 30 par mois.

En octobre 1868, cette malade a commencé à être traitée sans succès au moyen de sulfate de cuivre ammoniacal à la dose *maximum* de 20 centigrammes par jour.

L'enfant a eu 20 vertiges en décembre 1868, — 26 en janvier 1869, — 20 en février et en mars, — 25 en avril, — 28 en mai, — 23 en juin, — 26 en juillet, — 23 en août.

10 septembre 1869. — Cette malade est grande pour son âge, bien constituée, très-intelligente et douce ; elle a les premières récompenses dans la classe des enfants du service.

Rien d'anormal dans la poitrine, le ventre, les ganglions du cou.

Avant d'instituer le traitement par le bromure de potassium, je constate que l'introduction d'une cuiller dans l'arrière-gorge détermine facilement de la nausée.

Bromure de potassium, 2 grammes par jour.

Du 15 au 30 septembre, trois vertiges.

1er octobre. Bromure de potassium, 3 grammes par jour.

En octobre, cinq vertiges. Bromure de potassium, 3 grammes par jour.

En novembre, sept vertiges. Bromure de potassium, 3gr,75 par jour.

30 novembre. La nausée réflexe ne peut plus être produite ; la malade présente, sur la face et sur la partie dorsale de la main droite, une bulle d'ecthyma. La dose du médicament est portée à 4 grammes.

En décembre, neuf vertiges.

En janvier 1870, onze vertiges. Bromure de potassium, 4gr,50.

En février, quatre vertiges.   Même traitement.

En mars, vingt-trois vertiges.   *Idem.*

En avril, dix-neuf vertiges.   *Idem.*

En mai, douze vertiges.   *Idem.*

En juin, dix-huit vertiges. Bromure de potassium, 5gr,50 par jour.

La malade a beaucoup grandi depuis quelques mois et s'est bien développée.

En juillet, quinze vertiges. Bromure de potassium, 6gr,50.

En août, vingt-huit vertiges. Bromure de potassium, 7 grammes par jour.

En septembre, vingt-deux vertiges. Bromure de potassium, 8 grammes.

En octobre, seize vertiges. Bromure de potassium, 8gr,50 par jour.

En novembre, un vertige. Bromure de potassium, 9 grammes.

Aucune nausée réflexe.

En décembre. Bromure de potassium, 9gr,50.

En janvier 1871, dix-neuf vertiges. Bromure de potassium, 10 grammes.

En février, douze vertiges. Bromure de potassium, 11 grammes.

Boutons d'acné sur la face. Cette jeune fille supporte bien le médicament.

En résumé, cette jeune malade était atteinte depuis trois ans d'épilepsie caractérisée par des vertiges au nombre de 20 à 30 par mois.

La médication bromurée a diminué de moitié le nombre des vertiges.

OBSERVATION XXXVI. *Antécédents héréditaires épileptiques.* Convulsions dans la première enfance. Épilepsie consécutive. Trouble de l'intelligence. Mobilité excessive. Vertiges et attaques. Suppression des attaques par le bromure de potassium depuis neuf mois. Amélioration de l'intelligence.

La nommée Ali..., âgée de cinq ans et demi, est entrée, le 13 avril 1869, dans le service de M. Baillarger, à la Salpêtrière.

Sa mère a eu, il y a huit ans, une hémiplégie à droite ; jusque-là sa santé avait été bonne, son caractère était calme. Depuis son hémiplégie elle a des attaques épileptiformes nocturnes. Son père est bien portant, employé au chemin de fer d'Orléans. Une sœur a été épileptique, est morte de bronchite ; l'épilepsie survenue à l'âge de un an avait succédé à des convulsions par dentition. Sept autres frères et sœurs ; cinq sont morts du choléra, croup et autres maladies aiguës ; trois sont bien portants, mais un est sujet à des bronchites chroniques avec grande oppression.

Notre malade a eu des convulsions à l'âge de un an, elles se sont reproduites d'abord tous les deux mois, et ces convulsions duraient près de quatre heures, elles ont toujours été nocturnes. Elles ont persisté.

L'enfant a toujours été très-vive, nerveuse, d'une grande mobilité, on n'a jamais rien pu lui apprendre par impossibilité de fixer son attention ; du reste, bon caractère, pas de mauvais instincts.

L'enfant est très-intelligente, très-vive, parle bien, ne sait pas lire. Caractère très-colère et difficile, constitution bonne, les membres sont bien faits, les sens sont normaux,

L'enfant a des attaques convulsives qui sont principalement nocturnes et des vertiges.

Les attaques sont caractérisées par : perte de connaissance, chute à terre, raideur générale ; contorsions des traits qui sont tirés à droite. Cyanose de la face, morsure de la langue, convulsions cloniques qui durent quelquefois trois à quatre heures, écume buccale, râle trachéal, stertor, sommeil consécutif.

Dans les vertiges, l'enfant pâlit, tourne les yeux et la tête à droite, elle a la physionomie égarée.

Les attaques se reproduisent toutes les cinq à six semaines; les vertiges tous les huit jours.

Les attaques durent trois à quatre heures; elles sont suivies d'abattement pendant vingt-quatre heures.

Le 16 septembre 1869, il est constaté avant d'administrer le bromure de potassium que l'introduction d'une cuiller dans l'arrière-gorge détermine de la nausée.

Bromure de potassium, 1 gramme par jour.

16 novembre. Bromure de potassium, 2 grammes par jour.

6 décembre. Bromure de potassium, 2^{gr},50 par jour.

23 décembre. Pas d'attaques ni de vertiges, persistance de la nausée réflexe.

Bromure de potassium, 2^{gr},75 par jour.

5 janvier 1870. Une attaque. Pâleur de la face, pas de convulsions toniques, écume buccale. Pas de stertor, ni de râle trachéal. La nausée réflexe existe encore. Bromure de potassium, 3 grammes par jour.

Du 5 janvier au 7 décembre 1873, l'enfant n'a eu que quelques rares vertiges.

L'enfant commence à savoir lire. Sa mobilité est bien moins grande.

En résumé, cette enfant qui était épileptique depuis son plus bas âge, et avait des attaques toutes les cinq à six semaines et des vertiges toutes les semaines, est notablement améliorée par le bromure de potassium. Elle n'a eu que trois attaques dans l'espace de quatre ans, et une trentaine d'absences ou de vertiges.

OBSERVATION XXXVII. *Convulsions de la première enfance consécutives à une mauvaise alimentation.* Hémiplégie consécutive. Épilepsie à l'âge de 2 ans, nombreuses attaques (vingt par jour en moyenne). Amélioration très-notable par le bromure de potassium.

La née Am..., âgée de 12 ans, est entrée, le 10 janvier 1870, dans le service de M. Baillarger.

Son grand-père paternel est mort d'une maladie causée par imprudence (trois mois de maladie de poitrine).

Sa grand'mère paternelle est d'une bonne santé ainsi que sa grand'mère maternelle.

Son grand-père maternel est bien portant.

Son père et sa mère ne sont pas cousins; sa mère est bien portante, son père est jardinier, non maladif, ils ont trois enfants. Une est morte à vingt-quatre mois, de convulsions qui ont duré onze jours (perte de connaissance, fièvre).

Une est bien portante. Une, notre malade, née à terme. Lorsqu'elle est revenue de nourrice à onze mois, elle était dans un état de santé très-mauvais, elle était très-maigre des membres et avait un gros ventre, ne marchait pas, ne parlait pas, n'avait pas de dents. A treize mois, à la suite d'une journée où elle a dormi sans continuité, elle a été prise de convulsions et perte de connaissance qui n'ont pas cessé pendant onze heures. Les convulsions portaient surtout sur le côté droit; les convulsions finies, ses parents constatèrent la paralysie complète de la sensibilité et de la mobilité des membres droits. Six semaines après, apparition des quatre incisives.

Trois mois après, nouvelles convulsions pendant 5 à 6 heures.

Deux mois après, apparition de quatre nouvelles dents.

Quatre à cinq mois après les deuxièmes convulsions, troisième série de convulsions semblables aux premières.

Deux à trois jours après, quatrième série de convulsions, pendant lesquelles les traits de la face étaient contournés.

A deux ans, l'enfant avait quatre nouvelles dents venues en une fois.

A la suite de la quatrième série, l'enfant a conservé des accès convulsifs qui survenaient tous les huit jours, tous les jours, et, quelquefois, plusieurs fois par jour.

A sept ans, la maladie s'est aggravée, et n'a pas discontinué depuis; l'enfant à deux ans, a commencé à dire papa et maman et quelques autres mots elle a marché; à trente-trois mois. Elle n'a rien pu apprendre à l'école, elle ne sait rien; elle est d'une bonne nature, elle pleure lorsque son père parle des sacrifices qu'il a faits pour la faire traiter. Elle ne sait qu'à peine syllaber, ne sait pas écrire, l'intelligence est obtuse.

Elle est grande pour son âge; la parole est nette et rapide, le membre supérieur droit est plus petit que le gauche; sa main droite est bleuâtre et plus faible aussi.

Les attaques sont caractérisées par : chute à terre, pas de raideur générale, mouvements cloniques des membres, surtout droits; immobilité des pupilles, écume buccale; mouvements de sputation, grimaces de la face, stertor, sommeil consécutif pendant trois à quatre heures, jamais de morsure de langue.

Les attaques ont lieu indifféremment le jour et la nuit. L'enfant est prévenue de l'attaque par une sensation de froid, en arrière du sternum, et par des palpitations. Elle s'assied alors. Elle ne s'est jamais blessée dans ses attaques.

28 janvier. L'introduction d'une cuiller dans l'arrière-gorge détermine de la nausée. Bromure de potassium, 2 grammes par jour.

11 février. A eu cinq attaques. Bromure de potassium, 3 grammes par jour.

18 février. A eu deux attaques par jour, a encore de la nausée réflexe. Bromure de potassium, 4 grammes.

25 février. A eu deux attaques par jour; supporte bien le médicament; a encore de la nausée réflexe. Bromure de potassium, 5 grammes par jour.

4 mars. A eu onze attaques très-fortes; a encore de la nausée réflexe. Bromure de potassium, 5 grammes par jour.

11 mars. A eu une attaque de jour, le 8; n'a plus de nausée réflexe. Bromure de potassium, 6^{gr},50 par jour.

17 mars. A eu trois attaques. Bromure de potassium, 6 grammes.

25 mars. Une attaque, le 18. Bromure de potassium, 6^{gr},50 par jour. L'enfant supporte bien le médicament.

1er avril. Une attaque, le 7, la nuit. Même traitement.

8 avril. A eu six attaques et deux vertiges. Bromure de potassium, 7 grammes.

Elle supporte bien le médicament. Bromure de potassium, 8 grammes par jour.

22 avril. Cinq attaques le jour, cinq attaques de nuit, pas de vertiges. Bromure de potassium, 9 grammes.

6 mai. A eu cinq attaques la nuit, six attaques le jour. L'enfant supporte bien le médicament. Bromure de potassium, 10 grammes par jour.

19 mai. A eu treize attaques de jour, une attaque de nuit; n'a pas d'acnés, n'est pas abattue, présente de la nausée réflexe. Bromure de potassium, 11 grammes.

27 mai. A eu 3 attaques, 7 vertiges. Bromure de potassium, 11^{gr}, 50 par jour.

3 juin. A eu une attaque de jour, une attaque de nuit. Aucun signe de bromisme. Bromure de potassium, 12 grammes.

11 juin. A eu une attaque le 6. Même traitement. L'enfant fait des progrès à la classe.

17 juin. A eu deux attaques. Même traitement.

Du 24 juin au 8 octobre, a eu trente-neuf attaques. La dose du bromure a été de 12 grammes par jour.

14 octobre. A eu quatre attaques. Même traitement. L'enfant supporte bien le médicament. Bromure de potassium, 12 grammes par jour.

22 octobre. A eu quatre attaques de jour, un vertige. Bromure de potassium, 12 grammes par jour.

29 octobre. Bien. Bromure, 12^{gr},50 par jour.

4 novembre. Bien. Même traitement.

11 novembre. Bien. Même traitement.

18 novembre. A eu trois attaques, deux vertiges, un peu de nausée réflexe, le larmoiement réflexe est très-net. Bromure de potassium, 13 grammes.

26 novembre. Bien. Bromure de potassium, 12^{gr},50 par jour.

3 décembre. Bien. Même traitement.

13 décembre. A eu une attaque. Même traitement.

24 décembre. A eu deux attaques et un vertige. Même traitement.

11 janvier 1871. Sept attaques, un vertige. Même traitement.

En février. Cinq attaques, trois vertiges. Même traitement.

En résumé, cette malade qui avait jusqu'à vingt attaques en 24 heures, n'en a plus eu qu'une ou deux tous les quatre jours, depuis l'usage du bromure.

OBSERVATION XXXVIII. *Prédisposition héréditaire du côté maternel aux affections nerveuses. Épilepsie à l'âge de 6 ans par suite d'une peur. Trente à cinquante attaques par semaine. Vertiges; amélioration par le bromure de potassium.*

B..., âgée de huit ans, entre, le 9 février 1870, dans le service de M. Baillarger, à la Salpêtrière.

Son père, d'une nature très-calme, me donne les renseignements suivants :

Pas de consanguinité entre sa femme et lui. Sa femme est très-impressionnable ; il y a quelques jours, elle est tombée en syncope à la suite d'une émotion. Son père est bien portant; la grand'mère paternelle est d'une bonne santé. Le père de sa femme est mort d'asthme ; la mère de sa femme est morte très-jeune.

Il a eu huit enfants; cinq sont morts très-jeunes en nourrice, de maladies inconnues.

Deux sont bien portants, l'autre, notre malade, est née à terme; elle a eu sa première dent sans accident et a joui [d'une bonne santé jusqu'à l'âge de six ans, parlant, apprenant, jouant comme les autres enfants.

A 6 ans, on l'a enfermée dans une cave où étaient des crapauds; elle a eu une grande frayeur; toute la journée et les jours suivants, elle n'a fait que parler avec terreur des crapauds qu'elle croyait sentir lui monter aux jambes.

Quelques jours après, elle eut sa première attaque convulsive, bientôt suivie d'autres en grand nombre; ses parents l'ont reprise chez eux. Au bout de deux mois, elle a eu, chez eux, des attaques caractérisées par : chute à terre sur le front, écartement des membres supérieurs, raideur générale; rougeur subite et momentanée de la face; cela durait une minute, puis elle se relevait aussitôt.

Il y a quelque temps, elle a commencé à perdre l'urine pendant les attaques; la durée des attaques a augmenté, elle en a eu quelquefois quatre ou cinq par jour et plusieurs la nuit.

Elle a été placée à Sainte-Eugénie, il y a cinq mois; trois mois après son séjour dans cet hôpital, son père a noté, peu à peu, de l'affaiblissement de l'intelligence, de la stupeur, du mutisme. Le nombre des attaques n'a pas diminué à Sainte-Eugénie; le père ignore le traitement suivi dans cet hôpital. Aujourd'hui, le nombre des attaques est de près de dix par jour.

L'enfant est d'une taille ordinaire, d'une conformation extérieure normale; une profonde hébétude est empreinte dans sa physionomie, elle ne prononce pas un mot, mais reconnaît les personnes qui la soignent, entend, voit, sent normalement, pas de strabisme. Elle est couchée sur le dos et ne peut se tenir debout, elle se sert bien de ses mains, elle laisse aller sous elle. Sensibilité générale normale, maigreur considérable; son père me dit que l'état général de son enfant est bien différent de celui qu'elle présentait avant sa maladie.

La malade est atteinte de vertiges et d'accès nocturnes et diurnes d'une durée de quelques secondes. Les accès consistent en perte de connaissance, pâleur de la face, mouvement en arrière, renversement des yeux en haut; tressaillements généraux, extension des deux membres supérieurs, écume buccale, écoulement d'urine, immobilité des pupilles. Quelques accès sont accompagnés d'emprosthotonos complet. Les vertiges consistent en pâleur de la face, perte de connaissance, immobilité des pupilles, quelques mouvements des bras, puis flaccidité des quatre membres. Cri au moment du retour à la connaissance.

Avant de commencer le traitement, je constate la présence de la nausée réflexe.

11 février. Bromure de potassium, 2 grammes par jour, à prendre en deux fois. — Huile de foie de morue.

18 février. L'enfant a eu vingt-sept accès depuis le 11, persistance de la nausée réflexe. Bromure de potassium, 3 grammes par jour.

25 février. A eu dix-huit accès depuis le 18. Bromure de potassium, 3^{gr},25 par jour.

4 mars. Quinze accès depuis le 25 février. Même traitement.

15 mars. Abattement depuis cinq jours, elle mange bien, elle a eu huit accès depuis le 11. Bromure de potassium, 3^{gr} 50, par jour.

17 mars. A eu cinq vertiges depuis le 15, caractérisés par : perte de connaissance, quelques convulsions cloniques et toniques très-légères. Même traitement.

25 mars. J'assiste à une attaque convulsive complète, avec emprosthotonos; cette attaque est suivie d'hébétude; elle a eu cinq accès et sept vertiges depuis le 17. L'enfant supporte bien le médicament. Bromure de potassium, 4 grammes par jour.

1er avril. Bromure de potassium, 4^{gr},50 par jour.

8 avril. A eu cinq accès et huit vertiges. Bromure de potassium, 5 grammes par jour.

22 avril. A eu sept accès et dix-huit vertiges. Bromure de potassium, 6 grammes par jour.

6 mai. A eu dix accès de jour, et dix vertiges depuis le 22 ; l'enfant a un peu de diarrhée. Même traitement, laudanum, 4 gouttes par jour.

19 mai. A eu trente et un accès ; quatre de jour, vingt-sept de nuit. Bromure de potassium, 7 grammes, sirop d'iodure de fer.

27 mai. A eu quatre accès et quinze vertiges. Bromure de potassium, 7 grammes par jour.

3 juin. A eu deux accès de jour, et huit vertiges de nuit. Bromure de potassium, $7^{gr},50$ par jour.

11 juin. A eu huit accès de jour et quatre vertiges. Bromure de potassium, 8 grammes par jour ; appliquer un vésicatoire permanent à la nuque.

17 juin. A eu vingt accès. Même traitement.

24 juin. A eu neuf vertiges et huit accès. Bromure de potassium, 8 grammes par jour.

1er juillet. A eu sept accès, trois vertiges. Même traitement.

Le 8. A eu huit accès et six vertiges. Même traitement.

Le 15. A eu cinq accès. Même traitement.

22 juillet. A eu dix-sept attaques et treize vertiges. L'enfant est accablée, toujours endormie. Suppression momentanée du bromure de potassium ; chiendent nitré.

5 août. A eu six accès et trois vertiges ; cessation des phénomènes les plus accusés d'influence bromique.

12 août. A eu neuf accès et douze vertiges.

2 septembre. A eu trois accès et huit vertiges.

9 septembre. A eu huit accès de jour et un de nuit.

16 septembre. Trois attaques et onze vertiges.

24 septembre. A eu cinq vertiges ; j'en vois un qui est caractérisé par : pâleur de la face, perte de connaissance, flaccidité des membres, l'enfant pousse des cris au moment du retour de la connaissance. Bromure de potassium, un gramme par jour.

30 septembre. A eu deux accès. Bromure de potassium, $1^{gr},50$ par jour.

8 octobre. A eu deux accès. Bromure de potassium, $1^{gr},60$; vin de quinquina ; eau ferrée.

14 octobre. L'enfant supporte très-bien le médicament, est notablement moins hébétée. Bromure de potassium, $1^{gr},70$.

22 octobre. Bien. Bromure de potassium, $1^{gr},80$.

29 octobre. A eu deux accès, quatre vertiges. Bromure de potassium, $1^{gr},85$ par jour.

4 novembre. Un accès, un vertige. Bromure de potassium, $1^{gr},90$.

11 novembre. Huit accès de jour. Bromure de potassium, 3 grammes par jour.

18 novembre. Six accès, deux vertiges. Bromure de potassium, $3^{gr},20$.

26 novembre. Cinq accès, deux vertiges. Bromure de potassium, $3^{gr},25$.

3 décembre. Six accès. Bromure de potassium, $3^{gr},30$.

13 décembre. Sept accès de jour, cinq accès de nuit.

23 décembre. A eu neuf accès, dont six de jour et trois de nuit. Bromure de potassium, $3^{gr},50$ par jour.

11 janvier 1871. Treize attaques dans le jour. Même traitement.

22 janvier. Onze attaques. Même traitement.

3 février. Sept attaques.   *id.*

7 mars. Vingt-six attaques depuis cinq semaines. Même traitement.

Le bromure de potassium est supprimé pendant quelques jours, en raison d'un peu de diarrhée qu'a l'enfant. Il est repris, le 14 mars, à la dose de 2 grammes.

10 avril. A eu vingt-cinq attaques depuis le 14 mars.

Le traitement est continué à la dose de 5 grammes.

En résumé, cette enfant était atteinte depuis deux ans d'épilepsie caractérisée par des attaques convulsives qui se reproduisaient trente à cinquante fois par semaine, et par des vertiges.

Le bromure de potassium a abaissé le nombre des attaques à dix au plus par semaine.

OBSERVATION XXXIX. *Épilepsie idiopathique.* Attaques. État de folie. Hallucinations. Traitement par le bromure de potassium. Suppression des attaques depuis six mois. Amélioration de l'intelligence ; plus d'hallucinations.

La née S..., âgée de 35 ans, est entrée, le 8 septembre 1870, dans le service de M. Baillarger, à la Salpêtrière.

Son mari me raconte que l'épilepsie a débuté, il y a dix-huit ans, s'est aggravée depuis deux ans, et que depuis cette époque, elle s'est compliquée de folie.

Cette femme est bien conformée : sa physionomie est hébétée, elle se rappelle très-faiblement les dates, ne sait pas que le 8 septembre est la date de son entrée ici, elle est mécontente de tout, raisonne sur tout.

Elle n'est atteinte que d'attaques. Ces attaques sont caractérisées par les phénomènes suivants : Pas de prélude indicateur, pas de cri ; perte de connaissance complète, raideur générale ; écume non sanguinolente, stertor, teinte violacée de la face, fixité du regard, pupilles immobiles dilatées.

L'introduction d'une cuiller dans l'arrière-gorge détermine de la nausée.

10 septembre. A la suite d'une attaque, elle est prise de délire, avec idée de persécution.

15 septembre. Bromure de potassium, 2 grammes par jour.

19 septembre. Elle a par instants des hallucinations de la vue, elle voit des animaux et donne à toutes ses conceptions délirantes une explication.

Elle raisonne sur tout, se plaint de tout. Elle s'est jetée cette nuit sur une malade, l'a soufffletée, l'a mordue.

30 septembre. Mêmes idées de persécution. Bromure de potassium, 3 grammes par jour.

13 octobre. Moins de nausée réflexe, pas d'attaques, état mental meilleur. Bromure de potassium, 3^{gr},50 par jour.

20 octobre. Quoique très-propre, cette malade présente en un jour sur tout le corps une grande quantité de poux. Bain de sublimé.

27 octobre. État mental meilleur; la physionomie est moins hébétée, pas d'attaques. Bromure de potassium, 3^{gr},90 par jour.

17 novembre. Bien. Bromure de potassium, 4 grammes par jour.

24 novembre. Le sommeil est maintenant très-calme, pas de nausée réflexe. Bromure de potassium, 4^{gr},30 par jour.

20 décembre. Aucune attaque, état mental très-satisfaisant, n'a plus d'idées de persécution ; la physionomie exprime l'intelligence, la menstruation est régulière.

10 janvier 1871. Bien. Bromure de potassium, 4^{gr},50.

7 mars 1871. N'a pas eu d'attaques. Bromure de potassium, 4^{gr},50.

En résumé, le bromure de potassium a, dans ce cas, suspendu les attaques depuis six mois et fait disparaître l'état de folie mélancolique avec hallucinations.

OBSERVATION XL. *Épilepsie depuis trois ans.* 900 attaques à peu près. Abrutissement de l'intelligence. Suppression des attaques depuis quinze mois, par le bromure de potassium.

La née C..., est entrée à la Salpêtrière le 17 décembre 1861, à l'âge de 15 ans, dans le service de M. Delasiauve.

Cette malade passe, le 15 avril 1870, dans le service de M. Baillarger.

Elle était bien constituée, mais présente maintenant une paralysie à peu près complète des deux membres inférieurs, elle laisse aller sous elle ; elle ne parle pas, est en démence complète et en stupeur profonde.

Les phénomènes sont survenus depuis qu'elle est épileptique.

La maladie s'est déclarée à l'âge de 12 ans, sans cause connue.

Les attaques sont très-fortes et très-nettement épileptiques ; elles se reproduisent deux ou trois fois par jour.

12 mai 1870. Début du traitement par le bromure de potassium à la dose de 3 grammes par jour.

2 juin. N'a pas eu d'attaques. Bromure de potassium, 3^{gr},50 par jour.

En juillet. Pas d'attaques. Même traitement.

En août. Pas d'attaques. Même traitement.

En septembre. Pas d'attaques ; l'état mental est le même, quoiqu'elle ne crie plus comme elle le faisait avant. Même traitement.

En octobre. Pas d'attaques. Même traitement.

11 janvier 1871. La malade n'a pas eu d'attaques. Le médicament est continué à la dose de 3^{gr},50 par jour.

Juin 1871. Pas d'attaques ; la médication est continuée. L'intelligence revient lentement.

En résumé, cette malade était atteinte depuis trois ans d'épilepsie caractérisée par de nombreuses attaques qui avaient abruti son intelligence.

Le bromure de potassium a supprimé les attaques depuis quinze mois.

OBSERVATION XLI. *Épilepsie datant de 40 ans.* Très-nombreuses attaques. Paraplégie. Démence. Suppression des attaques par le bromure de potassium.

La née F..., âgée de 80 ans, entre, le 25 mai 1870, à la Salpêtrière dans le service de M. Baillarger.

Cette femme est épileptique depuis l'âge de 40 ans ; les attaques surviennent tous les quinze jours, par série de deux ou trois, elles sont caractérisées par les symptômes suivants :

Perte de connaissance, pâleur de la face, roideur générale, convulsions en haut des deux yeux, secousses cloniques générales, immobilité des pupilles ; écume buccale, écoulement involontaire d'urine, stertor, puis sommeil consécutif.

F... se mord ordinairement la langue pendant les attaques. Elle est devenue complétement paraplégique depuis quinze ans ; sa mémoire est très-faible, ses réponses sont très-restreintes, l'intelligence, en effet, est notablement diminuée.

Le 10 juin, la malade commence à prendre du bromure de potassium à la dose de 4 grammes par jour.

14 juillet. N'a pas eu d'attaques. Bromure de potassium, 3 gramme par jour.

11 août. Rien de nouveau. Bromure de potassium, 2^{gr},50.

8 septembre. A eu deux attaques, le 4. Même traitement.

9 novembre. Pas d'attaques. Bromure de potassium, 1 gramme par jour.

1ᵉʳ décembre. Pas d'attaques. Bromure de potassium, 1ᵉʳ,25.

31 décembre 1870. Pas d'attaques ; aucune modification dans l'état mental et dans la paraplégie. Même traitement.

14 janvier 1871. La malade contracte une pneumonie et succombe le 17 janvier.

Ainsi, quoique paraplégique et démente, et assurément atteinte de lésions cérébro-spinales ; cette femme épileptique depuis quarante ans, a cessé d'avoir des attaques sous l'influence d'un traitement par le bromure de potassium.

OBSERVATION XLII. *Épilepsie datant de* 22 *ans, causée par la peur, en* 1848. *Auras initiales ; puis absences, et enfin attaques. Secousses. État de folie à plusieurs reprises. Suppression des attaques depuis* 6 *mois, sous l'influence du bromure de potassium.*

La née Ansl..., âgée de 64 ans, est entrée, le 20 mai 1870, à la Salpêtrière, dans le service de M. Baillarger.

Cette femme est épileptique depuis l'année 1848, et sa maladie a été causée par la peur que lui ont causée les émeutes de juin 1848 ; sa maison a reçu 17 boulets, et elle a eu grand'peine à sauver ses enfants.

Peu de jours après cet événement, elle a commencé à éprouver une aura qui montait du ventre et était suivie de perte de connaissance. Ces phénomènes se sont produits d'abord tous les jours, et ont été suivis après un temps assez court qu'elle ne peut préciser d'une première attaque. Depuis cette époque, elle en a eu tous les quinze jours ; les attaques sont principalement nocturnes.

Outre les attaques, elle a des secousses et des absences.

Les secousses consistent en tressaillement général, mouvement d'expiration brusque suivi d'un bruit laryngien un peu analogue à un rot.

Les absences consistent en une sensation de chaleur ascendante, en perte de conscience pendant laquelle elle parle de faits ayant rapport aux journées de juin 1848.

Les attaques sont caractérisées par sensation de chaleur ascendante, perte de connaissance, cri, raideur tétanique, cyanose de la face, écume buccale sanguinolente, morsure de la langue au bord gauche, secousses cloniques, stertor : durée de l'attaque un quart d'heure.

Pendant vingt minutes après, la malade commet des actes inconscients pendant lesquels elle cherche, fouille dans ses poches, dans son lit.

C'est une femme grande, bien faite, d'une physionomie triste, sa parole est nette, sa mémoire notablement diminuée.

Motilité normale.

Certaines attaques l'ont rendue aliénée pendant plusieurs mois. Elle a eu à différentes reprises des affections thoraciques graves.

Le 27 mai. Début du traitement par le bromure de potassium, à la dose de 4 grammes par jour en deux fois.

2 juin. A eu deux secousses.

9 juin. Une secousse. Bromure de potassium, 5 grammes par jour.

16 juin. Trois secousses.

23 juin. Trois *idem.* Bromure de potass., 5ᵍʳ,50 par jour.

26 août. A eu une attaque le 16.

17 septembre. Pas d'attaques ni de secousses. Bromure de potassium, 4 grammes par jour.

1ᵉʳ octobre. Pas d'attaques ni de secousses. Bromure de potassium, 3 grammes par jour·
20 octobre. *Idem.* Bromure de potass., 2^{gr},50 par jour.

3 novembre. *Idem.* Bromure de potass., 2^{gr},50 par jour.

1ᵉʳ décembre. Ni attaques, ni secousses, même état du reste. Bromure de potassium, 2 grammes par jour.

1ᵉʳ janvier 1871. Même état. Même traitement.

15 janvier. Aucun phénomène épileptique. Même traitement.

Le 16. La malade est atteinte de pneumonie grave. Le médicament est discontinué le 17.

OBSERVATION XLIII. — *Prédisposition héréditaire du côté maternel aux affections nerveuses. Epilepsie à l'âge de 19 ans. 1000 attaques à peu près. Folie maniaque consécutive aux attaques. Violences. Diminution notable des attaques depuis 13 mois.*

La née R..., 28 ans, est entrée, le 25 mai 1870, à la Salpêtrière, dans le service de M. Baillarger. Sa mère a été aliénée, une sœur est bien portante. La malade a toujours un peu de goître, l'épilepsie a débuté à l'âge de dix-neuf ans, sans cause connue.

Le nombre des attaques a été au plus de trois par semaine, il est en ce moment de deux par semaine, les attaques ne sont que nocturnes.

R... est grande, bien faite ; la physionomie exprime un peu d'égarement, l'intelligence est par moment profondément altérée ; elle est sujette, une fois par mois, à des accès de folie maniaque, consécutifs à ses attaques. Caractère colère, déplorable, violences très-fréquentes. La langue présente de profondes traces de morsures.

Les attaques sont convulsives et caractérisées par : cri, perte de connaissance, période tétanique, puis clonique générale ; immobilité des pupilles, morsure de la langue, écume buccale sanguinolente, stertor, hébétude consécutive.

La malade n'a subi aucun traitement antérieur.

Avant d'administrer le bromure de potassium, il est constaté que l'introduction d'une cuiller dans l'arrière-gorge détermine de la nausée réflexe. Bromure de potassium, 5 grammes à prendre chaque jour, en deux fois, au commencement des repas.

10 juin. Diminution de la nausée réflexe. Bromure de potassium, 6 grammes par jour.

Une attaque le 14, suivie d'excitation maniaque dans laquelle elle a brisé plus de 15 carreaux.

16 juin. Bromure de potassium, 7 grammes.

23 juin. A été calme. Même traitement.

Une attaque le 19 juillet.

21 juillet. A des hallucinations de la vue.

4 août. N'a pas eu d'attaque, l'état mental est plus satisfaisant. Bromure de potassium, 3^{gr},50.

Deux attaques, le 16. Une, le 30.

1ᵉʳ septembre. Bromure de potassium, 2^{gr},75.

22 septembre. État mental assez satisfaisant, pas d'attaques, a encore des moments de colère, de violence. Bromure de potassium, 2^{gr},90 par jour.

Le 13. Pas d'attaques, est assez raisonnable. Bromure de potassium, 3^{gr},50 par jour.

3 novembre. Amélioration très-notable du caractère. Elle s'occupe maintenant, travaille à la couture. Elle est un peu excitée pendant les périodes menstruelles.

Une attaque le 9 décembre.

22 novembre. Pas d'attaques ; le caractère est calme. La malade ne se livre plus à aucun acte de violence, elle travaille régulièrement. Bromure de potassium, 4gr,20 par jour.

10 janvier 1871. Même état satisfaisant. Bromure de potass., 4gr,50 par jour.

7 mars.   *Id.*   *Id.*

Juin. Pas d'attaques, mais la malade est sujette à des accès de folie depuis un mois. Bromure de potass., 4gr,50 par jour.

En résumé, cette malade épileptique depuis 9 ans et devenue aliénée dangereuse à la suite de ses nombreuses attaques, est considérablement améliorée depuis 13 mois ; tandis qu'avant le traitement elle avait 2 attaques par semaine, elle n'en a pas eu plus de 3 depuis ces 13 mois. L'état mental se modifie par intervalles.

OBSERVATION XLIV. *Epilepsie idiopathique dans l'adolescence.* 600 attaques à peu près. État de folie consécutive. Traitement par le bromure de potassium. Éruption bromurée aux mollets. Amélioration de l'épilepsie. Pas d'attaques depuis 9 mois. État mental satisfaisant.

La née L..., âgée de 25 ans, est entrée, le 15 avril 1870, à la Salpêtrière, dans le service de M. Baillarger.

Pas d'antécédents héréditaires. La maladie a débuté à l'âge de quatorze ans, sans cause connue, par des étourdissements, des éblouissements accompagnés de chute à terre. Puis, sont survenues les attaques au nombre de quatre ou cinq par mois ; elle en a eu dans le mois de mai, quatre dont quelques-unes ont été suivies d'une agitation qui a duré deux à trois jours.

Cette malade est bien constituée, ne présente aucun symptôme du côté de la sensibilité générale, de la motricité ; l'intelligence, en général, est notablement diminuée, la physionomie est égarée. Cette femme a des hallucinations, des idées de suicide, et tombe souvent dans un état maniaque.

La malade a maintenant des vertiges et des attaques.

Les attaques sont caractérisées par : une aura épigastrique, un cri, la perte de la connaissance, chute à terre, roideur générale ; de la cyanose générale, la morsure de la langue, des secousses cloniques, du stertor, de la stupeur, de l'incohérence des actes.

Cette femme présente, sur le côté gauche de la langue, de nombreuses traces de morsures ; elle a été traitée par de nombreux remèdes et entre autres par le bromure de potassium à la dose de un gramme, mais aucun résultat n'a été obtenu.

Avant de la traiter par le bromure de potassium, il est constaté que l'introduction d'une cuiller dans l'arrière-gorge détermine de la nausée.

Le 6 juin 1870. L... commence à prendre du bromure de potassium à la dose de 6 grammes par jour.

9 juin. A eu deux attaques le 7. La nausée réflexe est très-nette. Bromure de potass., 7 grammes par jour.

16 juin. A eu, le 14, deux attaques et, le 15, deux vertiges, elle a eu de l'agitation à la suite de ces vertiges, et des idées de suicide. Bromure de potassium, 8 grammes par jour.

Du 16 juin au 13 octobre. Pas d'attaques. 8gr,50 de bromure.

13 octobre. Même état d'hallucination ; pas d'attaques. Elle présente à la face postérieure de la jambe droite, une tumeur qui a l'apparence de rupia, constituée par deux plaques larges d'un centimètre et demi à deux centimètres, rouges, reposant sur une base dure. Tumeurs très-douloureuses, constituées par une série de petites saillies jau-

nâtres et rouges; une de ces plaques est ulcérée, et donne issue à un liquide verdâtre.

20 octobre. Même état de la jambe, pas d'attaques. Bromure de potassium, 8ᵍʳ,90 par jour.

3 novembre. Pas d'attaques. Même traitement.

24 novembre. La malade a toujours des hallucinations, elle pleure souvent sans raison ; même état de la jambe. Elle ne présente plus de nausée réflexe. Bromure de potassium, 8ᵍʳ,70 par jour.

15 décembre. Ni attaques, ni vertiges, même état de la jambe; l'état mental et surtout le caractère sont bien améliorés, la malade n'a plus d'hallucinations. Le vésicatoire est toujours entretenu. Bromure de potassium, 8 grammes par jour.

10 janvier 1871. Même état satisfaisant. Même état de la jambe. Le bromure de potassium est continué à la dose de 8 grammes par jour.

7 mars 1871. Même état satisfaisant. Ni attaques, ni vertiges. Bromure de potassium 8 grammes par jour.

Juin. Pas d'attaques. *Id.*

En résumé, cette malade qui était atteinte, depuis 11 ans, d'épilepsie caractérisée par des attaques au nombre de 600 qui ont amené de la folie mélancolique, a cessé depuis 9 mois d'avoir des attaques, et est très-améliorée au point de vue de l'état de folie.

Observation XLV. *Épilepsie idiopathique causée par une peur, et datant 22 ans.* Attaques au nombre de 10 à 15 par mois. Vertiges. Suppression des attaques depuis 11 mois, sous l'influence du traitement par le bromure de potassium.

La née F..., âgée de 45 ans, est entrée, le 17 mai 1870, à la Salpêtrière, dans le service de M. Baillarger.

Sa maladie date de vingt-deux ans, elle a été le résultat d'une peur que lui a faite son mari dans une cave où il s'était blotti derrière une porte. Sous l'influence de la frayeur, elle est tombée à terre, a été prise d'un tremblement qui avec la perte de connaissance a duré trois heures à peu près.

Cette femme ne peut préciser au juste, combien de jours après s'est produite la première attaque convulsive, mais l'intervalle n'a pas dépassé quinze jours. Elle est sujette, depuis ce long temps, à des attaques qui se reproduisent tous les deux ou trois jours; elles ne sont annoncées par aucun signe indicateur, et sont caractérisées par: perte complète de connaissance, chute à terre en arrière, pâleur de la face, convulsions des yeux en haut, pupilles immobiles, non dilatées, emprosthotonos, suspension de la respiration pendant une minute à peu près, gonflement du cou, profond soupir, pas de secousses cloniques. La main droite est portée au larynx et le serre fortement; puis mouvements d'extension des membres supérieurs pendant plusieurs secondes, puis enfin collapsus.

Outre les attaques, cette malade est sujette à des vertiges de quelques secondes de durée.

L'intelligence est considérablement affaiblie, le regard est un peu hébété, mémoire très-incertaine.

Rien autre dans la motricité, la sensibilité générale et les sens qu'un peu de faiblesse.

Des traitements antérieurs par le zinc, la valériane, la belladone ont été infructueux.

19 mai. A eu le 16 et le 17 six attaques. Avant d'instituer le traitement par le bromure de potassium, nous constatons que l'introduction d'une cuiller dans l'arrière-gorge détermine de la nausée réflexe.

Bromure de potassium, 5 grammes par jour, en deux fois, application d'un vésicatoire à la nuque.

Une attaque le 24. Deux le 28. Une le 31. Une le 2 juin. Deux le 6. Trois le 7. Bromure de potassium, 6 grammes par jour.

Une attaque le 10 juin. Une le 13. Une le 14. Une le 15. Deux le 18. Sept vertiges le 20.

22 juin. Bromure de potassium, 7^{gr},50 par jour.

1er juillet. Bromure de potassium, 8 grammes. Une attaque le 24 juillet. Une le 25. Une le 27. Une le 26 août, une attaque.

La nausée réflexe étant conservée, nous avons des doutes sur la prise jusqu'ici du médicament. Des mesures sont prises pour que, dorénavant, il soit pris régulièrement.

Le 8 septembre. Une attaque. Bromure de potassium, 2 grammes par jour.

Le 11 septembre. Deux vertiges; le 12, un vertige; le 20, un vertige; le 23, deux vertiges; le 25, un vertige; le 28, une attaque; le 29, une attaque. Ces deux attaques n'ont pas été suivies de délire.

Juin 1871. N'a pas eu d'attaques. Même amélioration de l'état mental. La médication bromurée n'a pas été interrompue et est continuée.

En résumé, cette malade était atteinte depuis 22 ans d'épilepsie caractérisée par des attaques convulsives au nombre de 10 à 15 par mois qui ont amené de la folie mélancolique à forme religieuse. — La médication bromurée a supprimé les attaques depuis 11 mois, et amélioré considérablement l'état mental.

OBSERVATION XLVI. *Épilepsie idiopathique depuis 12 ans causée par une tentative de viol commise sur elle par son père.* Vertiges, puis attaques (600). Amélioration notable par le bromure de potassium, suppression des attaques et vertiges depuis 7 mois.

La née E..., 30 ans, institutrice, est entrée, le 15 avril 1870, à la Salpêtrière dans le service de M. Baillarger.

Début de la maladie à l'âge de 18 ans, à la suite d'une tentative de viol de son père sur elle. Sous l'influence de la frayeur qu'elle en a éprouvée, parce que son père faisait mine de la tuer, si elle refusait, elle a perdu connaissance, est restée en état de stupeur, les yeux fixes. L'état de surexcitation nerveuse dans lequel cet événement l'a plongée a duré plusieurs jours; elle avait des spasmes thoraciques et abdominaux, du tremblement, des frissons.

Six mois après, première attaque convulsive; dans l'intervalle de ces six mois, elle avait déjà des vertiges.

Trois mois après cette première attaque, E... a eu une deuxième attaque suivie d'autres, tous les trois mois d'abord; puis les attaques se sont rapprochées tellement qu'il lui en est survenu jusqu'à deux dans la même journée.

Elle a été traitée jusqu'ici sans succès au moyen de différents médicaments : belladone valériane, zinc. La maladie n'a été nullement modifiée par l'amputation de l'avant-bras droit qui a dû être faite à 19 ans pour brûlure de la main droite (cette jeune fille était tombée pendant une attaque dans un feu de cheminée) elle porte sur le nez des cicatrices de brûlures qu'elle s'est faites à cette époque.

Cette malade est bien constituée, intelligente, d'un caractère très-inégal, parfois maussade, violente même. Elle a eu plusieurs accès de manie consécutive à des attaques; menstruation régulière, rien d'anormal dans la motilité, la sensibilité générale, dans les sens.

Les vertiges dont elle est atteinte sont caractérisés par : un cri, pâleur de la face, un tremblement général.

Les attaques sont annoncées par une sensation intérieure ; lorsqu'elle est dans son lit, elle se laisse aller doucement à terre. Elle perd complétement connaissance, tombe dans un état de raideur générale, se met en boule le plus souvent, mais quelquefois, elle est en état d'épisthotonos. La face est alors très-fortement cyanosée, les pupilles considérablement dilatées et immobiles ; puis elle tombe en stertor et sommeil.

Les attaques durent à peu près cinq minutes ; elles sont toujours suivies d'agitation, elle serre alors son moignon avec une expression de souffrance ; revenue à elle, elle divague, parle de son moignon.

Le nombre des attaques dans les six derniers mois est de 60 à 70 par mois.

Avant d'administrer le bromure de potassium, nous constatons que l'introduction d'une cuiller dans l'arrière-gorge détermine de la nausée.

29 avril. Bromure de potassium, 5 grammes par jour en deux fois.

Du 29 avril au 9 novembre. Attaques. Le bromure n'a pas été pris tous les jours.

9 novembre. A eu une attaque le 7. Il existe encore de la nausée réflexe. Des mesures sont prises pour que le médicament soit avalé entièrement et régulièrement. Même traitement.

17 novembre. Rien de nouveau. Même traitement.

27 novembre. Bien ; le caractère de la malade est notablement amélioré. Bromure de potassium, 5^{gr},20.

12 décembre. Pas d'attaques ni de vertiges ; état mental très-amélioré, au point de vue du caractère surtout. Même traitement.

22 décembre. La malade prend de l'embonpoint, sa physionomie respire la santé, son caractère est égal. Bromure de potassium, 5^{gr},30.

11 janvier 1871. L'état satisfaisant continue.

7 mars. Même état. Même dose.

Juin. Même état. Même dose.

En résumé, cette malade, atteinte depuis 18 ans d'épilepsie caractérisée par des vertiges et des attaques convulsives au nombre de plus de 600 et de folie mélancolique hallucinatoire consécutive, a cessé depuis 7 mois d'avoir des attaques et des vertiges et n'est plus aliénée.

OBSERVATION XLVII. *Hystéro-épilepsie* survenue au moment de la menstruation. 1200 attaques. Aliénation mentale. Amélioration notable sous l'influence du bromure de potassium.

La née Lind..., célibataire, 42 ans, est entrée, le 12 mai 1870, à la Salpêtrière dans le service de M. Baillarger.

Cette malade a eu une première attaque d'hystéro-épilepsie au début de la menstruation, à 16 ans ; depuis cette époque, elle a été atteinte plusieurs fois par semaine d'attaques et d'absences, elle est tombée dans un état avancé de démence. Il est impossible de la comprendre, parce qu'elle emploie, à tout instant, certains mots pour d'autres ; sa parole est traînante, elle parle souvent par paraboles, sentences, aphorismes. Elle ne peut en aucune façon donner des renseignements sur ses antécédents et son état actuel.

Son caractère est très-emporté, elle se dispute souvent avec les autres malades. Elle est bien constituée. Rien de particulier du côté de la motilité, du côté des organes respiratoires, du cœur, des viscères abdominaux ; menstruation régulière ; la malade ressent fréquemment des douleurs dans les membres inférieurs, surtout au moment des règles.

Ses attaques sont loin d'être conformes aux types connus.

Elle commence par pleurer, gémit, soupire, se plaint de constriction à la gorge, éprouve des douleurs très-vives dans les membres inférieurs, surtout à gauche, les muscles jumeaux deviennent durs par intervalles comme dans la crampe ; il n'existe pas de perte de connaissance complète. Pendant ces attaques qui durent plusieurs heures, la malade ne pâlit pas.

Outre ces attaques, elle a des absences très-courtes dans lesquelles la perte de connaissance est complète.

Des traitements antérieurs par la belladone, l'assa fœtida, la valériane, n'ont amené aucun bénéfice.

Le 17 mai. A eu une attaque de jour, et une de nuit,

9 juin. La malade est en proie à des conceptions délirantes de nature triste, à des idées de persécution, elle crie, pleure, se lamente, accuse une céphalalgie continuelle. Application d'un vésicatoire permanent à la nuque.

4 juillet. Le nombre des attaques et des absences est le même.

Avant d'administrer le bromure de potassium, nous constatons que l'introduction d'une cuiller dans l'arrière-gorge détermine de la nausée réflexe. Bromure de potassium, 2 grammes par jour, en deux fois, au commencement des repas.

4 août. Même nombre d'attaques et d'absences. Bromure de potassium, 2^{gr},50 par jour.

1er septembre. Bromure de potassium, 2^{gr},80 par jour.

15 septembre. A eu une attaque, le 11.

30 septembre. A eu une attaque, le 26. Une, le 27. N'a pas eu de délire. Entretenir le vésicatoire. Bromure de potassium, 2^{gr},55 par jour.

6 octobre. A eu une attaque, le 4.

13 octobre. Est en ce moment excitée, parle avec volubilité et avec une grande exagération de douleurs dans ses membres.

20 octobre. Une attaque, le 18.

9 novembre. État hypocondriaque ; elle se plaint de souffrir de tous les points du corps, de ne pouvoir marcher, parle d'une voix chevrotante et pleurnicheuse. Bromure de potassium, 2^{gr},70 par jour.

17 novembre. A eu une attaque le 12, sans délire. Même traitement.

24 novembre. N'a plus de nausée réflexe ; la sensibilité de l'arrière-gorge est très-bien conservée. Bromure de potassium, 3 grammes.

22 décembre. Une attaque, le 8. Une, le 21. N'a plus d'absences. Même traitement.

18 janvier 1871. L... ne présente plus son délire de persécution ni les conceptions délirantes qui étaient si nettes avant le traitement par le bromure. Son caractère est amélioré ; elle n'a plus d'attaques qu'à de rares intervalles. Les absences ont disparu. Même traitement.

7 mars 1871. Même état satisfaisant. Bromure de potassium, 3 grammes.

Juin.   Id.   Id.

En résumé, cette malade atteinte depuis 26 ans d'hystéro-épilepsie caractérisée par des attaques au nombre de plus de douze cents, a cessé depuis sept mois d'avoir des attaques et ne présente plus de folie mélancolique.

OBSERVATION XLVIII. *Épilepsie depuis seize ans.* Excitation de la force excito-motrice de la moelle. Secousses fréquentes dans le membre supérieur droit ; dix à dix-sept attaques par an. Médication bromurée. Suppression des secousses. Diminution des attaques.

Mme D..., âgée de 33 ans, est atteinte d'épilepsie depuis seize ans (dix à dix-sept attaques par an, vingt à trente secousses par mois).

Caractère très-impressionnable ; la cause déterminante de la maladie est une série d'impressions pénibles qui ont accompagné une visite domiciliaire chez son père, pour cause politique.

Caractères de l'attaque : secousses isochrones du membre supérieur droit pendant deux à trois secondes; perte de connaissance, raideur générale (tétanique); les pouces dans les poignets, les paupières écartées ; globes oculaires fixes, pupilles dilatées immobiles, dents serrées, convulsions cloniques, écume buccale. Après deux minutes de convulsions cloniques, assoupissement.

Les secousses, au début des accès, se produisent souvent isolées, au nombre de vingt à trente par mois. Elle a été traitée inutilement déjà par toutes les médications connues. Herpin (de Genève) a épuisé sur elle tous les moyens en usage, sans pouvoir faire autre chose que diminuer un peu les accès, mais sans être arrivé à suspendre les secousses. Lactate de zinc, sélin, cuivre, sulfate de cuivre ammoniacal, jusquiame, armoise, datura, lactate de manganèse, gui, belladone, digitale, rien n'a fait.

La médication bromurée a été commencée le 16 novembre 1865; de 3 grammes par jour, la dose était portée à 5 le 28 novembre, et dès le 17 décembre, la malade a cessé d'éprouver absolument des secousses, elles ne se sont pas reproduites. Les attaques elles-mêmes ont diminué; leur nombre n'a été que de 5 à 7 par an, depuis six ans que dure le traitement.

Ainsi, sous l'influence de la médication, suppression des secousses et diminution des attaques. La dose, portée, il y a quatre mois, à 6 grammes, est continuée en ce moment (20 août 1870) et bien supportée.

Il est à noter que depuis le traitement, le sang menstruel apparaît en retard, est moins abondant et moins coloré.

Observation XLIX. *Epilepsie datant de dix ans; démence; séries d'attaques et de vertiges.* Traitement par le bromure de potassium. Éloignement des attaques. Augmentation des intervalles entre les séries.

M. C..., âgé de 29 ans, est confié à mes soins, le 19 août 1865.

Sa mère a toujours été très-impressionnable; son père (qui occupe une position importante dans l'administration) est sujet à des vertiges.

A la suite d'excès d'onanisme, de veilles, ce jeune homme, jusque-là bien portant et d'une grande instruction, a été pris d'épilepsie, il y a dix ans. Il est atteint d'attaques, de vertiges et de préludes simples.

Le nombre des attaques est de dix à quinze par mois, celui des vertiges de dix et le nombre des préludes est de vingt au moins. Ces phénomènes morbides se produisent par séries qui durent de huit à dix jours et se reproduisent ordinairement 2 fois par mois, en ne laissant entre elles qu'un intervalle de dix jours au plus.

Aussi sous l'influence de ces graves phénomènes, M. C... est tombé dans un état de démence assez prononcé; la mémoire, le jugement ont tellement baissé, le caractère s'est tellement modifié que ce jeune homme a cessé d'être sociable.

Son état physique est du reste le même; sa sensibilité générale est spéciale, sa force n'a pas diminué.

Les attaques sont du type convulsif le plus franc. Les vertiges sont accompagnés de chute à terre.

M. C... ressent des préludes au début des attaques, et a des préludes sans attaques consécutives. Ils consistent en une sensation de chaleur qui part de la région coccygienne, et remonte le long de la colonne vertébrale.

J'ai commencé à traiter M. C... par le bromure de potassium, en août 1865. La dose moyenne depuis cette époque, a été de 6 grammes par jour.

Je suis arrivé à augmenter notablement les intervalles entre les séries d'attaques; à les porter d'abord à trente, quarante-cinq jours; et enfin depuis 1869, à deux mois et demi et trois mois d'intervalle. Le dernier intervalle, en septembre 1870, a été de quatre-vingt-treize jours.

Non-seulement la durée des rémissions est augmentée, mais encore le nombre des attaques a beaucoup diminué dans chaque série; c'est ainsi que M. C... n'a qu'une ou deux attaques par série. Les attaques sont remplacées par des vertiges en même quantité.

La médication est continuée. La mémoire s'est améliorée; mais le jugement, le caractère, la sociabilité sont restés dans l'état d'infériorité que j'avais constaté avant le début du traitement.

OBSERVATION L. Madame de L..., cinquante ans, sujette, depuis vingt ans, à des attaques d'épilepsie franches et intenses, au nombre de 5 ou 6 (en série) par mois; a été soumise par moi à la médication bromurée (6 grammes en moyenne par jour) depuis 5 ans. A partir de cette époque, elle n'a eu que 4 à 8 attaques par an; et de plus, elle a cessé d'éprouver des secousses et des soubresauts brusques qui la prenaient fréquemment jour et nuit.

OBSERVATION LI. *Alcoolisme du père. Hystérie de la mère.* Convulsions dans le bas âge. Hallucinations, délire (dès l'âge de 12 ans) de nature vertigineuse. Puis à 17 ans, attaques convulsives au nombre de 30 par an. Hallucinations, délire furieux, tentatives de suicide consécutives aux attaques. Inégalité pupillaire. Absences. Crampes. Traitement par le bromure de potassium et par un exutoire à la nuque.

Disparition des crampes, des hallucinations, de l'inégalité pupillaire, du délire; diminution du nombre des attaques.

Le né H..., 20 ans, vient me consulter, le 18 janvier 1869. Son père est devenu buveur après son mariage; sa mère affirme qu'il ne l'était pas avant. Il est mort d'alcoolisme

Sa mère est très-impressionnable, sujette à des spasmes hystériques. Un frère bien portant, une sœur très-impressionnable. Dans son enfance, il a eu vers l'âge de 3 ans, des convulsions qui ont duré une heure. Rien autre, jusqu'à l'âge de 12 ans.

A 12 ans, en rentrant de la classe, il a éprouvé subitement, de la céphalalgie, du délire lié à des hallucinations (il croyait voir un train de chemin de fer qui l'écrasait). Sa mère l'a tenu à ce moment dans ses bras; il disait : « Je veux aller voir maman, » « mais me voilà ! » disait-elle. « Ah ! vous voilà ! vous voulez que je chante? » Il s'est mis à chanter, et est tombé dans un abattement qui a duré le reste du jour. On lui a appliqué des sinapismes aux membres inférieurs.

Deuxième vertige, plusieurs mois après, toujours précédé de céphalalgie. Troisième vertige, 6 à 7 mois après.

L'enfant n'a rien éprouvé pendant un an. Mais après ce temps, il a eu de petits accès convulsifs, avec perte de connaissance de quelques minutes, qui se sont montés depuis jusqu'à 4 par jour.

A 17 ans, première attaque (étant au lit) avec cri *initial.* Deuxième attaque, plusieurs mois après ; puis, elles se sont rapprochées, et il en a eu au moins une chaque mois et plus, et jusqu'à 4 dans une nuit. Depuis, les attaques se sont produites aussi bien debout que couché, aussi bien le jour que la nuit. Très-souvent, il a eu des hallucinations de la vue ; dans ces derniers temps, il a vu, pendant toute une journée, un rasoir devant ses yeux ; aujourd'hui, ce jeune homme est atteint d'attaques, d'accès, de crampes et d'absences.

1° Les *attaques* sont caractérisées par : perte de connaissance, grimaces de la face, cri ; pâleur de la face, raideur générale, le corps se porte en arrière et tombe. Convulsions des yeux, laideur de la face, secousses cloniques, écume à la bouche, sommeil. Rarement il se produit un écoulement involontaire d'urine.

2° Les *accès* sont caractérisés par : grimace de la figure, il semble du bras droit parer un coup ; l'œil est fixé en avant, il ne parle pas. Un peu de rougeur de la face.

3° *Crampes.* Il éprouve des crampes fréquentes aux deux jambes, 2 ou 3 fois par jour.

4° *Absences.* Devant moi, il ressent des bourdonnements d'oreille et de l'éblouissement qui durent quelques secondes ; ses absences se produisent très-fréquemment chaque jour. Pendant les absences, il se tient cependant debout, mais le pouls monte à 96 pulsations et est impulsif.

Ce jeune homme est grand, fort ; il a une physionomie un peu hébétée, son intelligence est notablement baissée ; il lit, calcule bien, sa parole est nette, lente ; la mémoire faible. Ouïe, vue, odorat normaux ; la pupille est du double plus large que la gauche. Pupillaire droite, pupillaire gauche.

Mâchoire étroite, lèvre inférieure grosse.

Nausée réflexe normale.

Rien de particulier dans la poitrine.

Le cœur palpite facilement, p. 72.

Ventre normal ; organes génitaux externes petits.

Les ganglions inguinaux et cervicaux ne sont pas tuméfiés. Les membres sont bien faits et forts.

Sensibilité normale.

Pas de signe d'onanisme.

H... a été traité jusqu'ici par l'hydrothérapie, le bromure de potassium, 3 grammes *maximum* ; la valériane, le laurier-cerise, le cyanure de potassium.

26 janvier. Deux attaques, suivies d'hallucinations terrifiantes de la vue (vue de flammèches de feu, de personnes menaçantes) ; ces hallucinations reviennent à intervalles rapprochés. Pendant leur durée, la physionomie porte l'apparence de la terreur, et on le voit faire des gestes comme pour écarter un objet effrayant.

Je le vois après ces attaques : le pouls bat 120 fois par minute. Insp. 36. La peau est sèche ; il ne répond rien de raisonnable, on voit qu'il est obsédé par ses hallucinations. Application d'un vésicatoire permanent au cou.

12 février. L'état mental s'est amendé, mais H... a, presque toute la journée et la nuit, des hallucinations de la vue ; il voit devant lui des hommes, des femmes. Ces hallucinations existent, m'apprend-il, depuis plusieurs années.

Je lui fais prendre du haschisch de chez Fontaine (provenant du Caire), à la dose de 1^{gr},50 par jour.

Le 17 février, étant à table, il fixe brusquement des yeux menaçants sur une personne amie de son père et, quelques instants après avoir fait de grands gestes menaçants, il cherche à sauter par une fenêtre dont il casse un carreau avec sa tête. Il lutte avec sa mère qu'il renverse, mais qui peut le retenir jusqu'à l'arrivée de son beau-père : la fureur à laquelle il est en proie dure un quart d'heure. Le lendemain, son état était l'état ordinaire.

Le 19, devant moi, il a une hallucination de la vue, voit son frère lui faire des gestes menaçants ; il me dit que ces visions continuelles lui tournent la tête.

Je lui donne 2 grammes d'extrait de haschisch par jour.

Dans la première quinzaine de février, il a eu une attaque.

24 février. N'a pas eu de nouvelles hallucinations ni d'accès, a eu des absences ; est apathique, sombre. Même traitement.

15 mars. Deux accès dans la première quinzaine de mars ; n'a pas eu d'hallucinations ; même état des pupilles. Même dose de haschisch, entretenir le vésicatoire.

29 mars. A eu tous les deux jours, depuis le 15 mars, un accès. Même traitement.

5 mai 1869. Une attaque.

13 mai. Une attaque. Le 16, le 17, le 21 et le 29, chacun de ces jours, un accès, n'a pas eu d'hallucinations. Même traitement.

En juin, 8 accès et 5 attaques et, dans les quatre premiers jours de juillet, 6 attaques caractérisées par : perte de connaissance, mouvement d'extension des membres supérieurs, grincements des dents ; pas de chute, sommeil consécutif pendant un quart d'heure.

6 juillet. N'a pas eu d'hallucinations nouvelles ; le caractère est inégal ; n'a pas de nausée réflexe. Bromure de potassium, 4^{gr},30 par jour, à prendre en deux fois. Continuer à entretenir le vésicatoire au cou.

16 août. A eu 6 absences ; n'a pas eu d'hallucinations, de terreurs ; caractère plus facile. Même état des pupilles, mais la droite est plus mobile sous l'influence de la lumière qu'elle ne l'était avant. Bromure de potassium, 4^{gr},50 par jour, entretenir le vésicatoire.

Dans la deuxième quinzaine d'août, quatre accès.

En septembre. Six accès.

En octobre. Cinq accès.

En novembre. Sept accès.

En décembre. Deux accès.

2 janvier 1870. N'a pas eu de nouvelles hallucinations, le caractère est meilleur.

Le traitement a été continué à une dose de 4^{gr},50 à 4^{gr},80. Le traitement est maintenu.

En janvier. Quatre accès, deux attaques.

Le 1er février. Bromure de potassium, 5 grammes par jour.

En février. Neuf vertiges, deux absences.

En mars. Deux accès. Bromure de potassium, 5^{gr},50.

En avril. Deux vertiges, quatre attaques, sans trouble mental ni hallucinations consécutifs ; le caractère est irascible, querelleur. Bromure de potassium, 6^{gr},50 par jour.

Les pupilles sont devenues égales, et ont chacune le diamètre qu'a toujours eu la gauche.

En mai. Deux accès, deux attaques. Bromure de potassium, 6 grammes. Le vésicatoire est toujours maintenu.

En juin. Deux attaques, un accès ; n'a plus d'hallucinations, le caractère est toujours difficile, l'intelligence reste faible. Bromure de potassium, 6^{gr},50.

En juillet. Une attaque, un accès.

En août. Une attaque, trois accès.

En septembre. Deux accès.

En octobre. Trois accès.

En novembre. Trois accès.

En décembre. Quatre accès ; pas d'hallucinations. La médication est continuée à la dose de 6ᵍʳ,30 par jour. Le vésicatoire est maintenu.

Décembre 1873. L'amélioration persiste. Le traitement est continué.

En résumé, ce malade atteint d'épilepsie caractérisée par des attaques convulsives, des accès, des vertiges et par des hallucinations terrifiantes, de nature dangereuse, a été amélioré par le bromure de potassium, au point de vue des phénomènes convulsifs et a cessé d'avoir des hallucinations qui le poussaient au suicide.

OBSERVATION LII. *Épilepsie de l'enfance. Nervosisme de la mère. Épilepsie du père.* Trois attaques. Amélioration par le bromure de potassium.

L'enfant V..., âgée de 9 ans, est confiée à mes soins, le 17 janvier 1870.

Grand'mère paternelle morte à 83 ans.

Grand-père paternel mort d'une hernie.

Grand-père maternel mort de fluxion de poitrine.

Grand'mère maternelle bien portante. Sa mère a des migraines qui durent deux à trois heures ; elle a eu des névralgies de la face, elle est d'un caractère très-colère.

Son père est bien portant maintenant, très-doux ; mais il a eu, il y a près de dix ans, des attaques convulsives ; il a été placé dans une maison de santé pour aliénés. Il paraît en être guéri.

Douze frères et sœurs ; quatre sont morts, dans les 24 premières heures, d'accidents cérébraux. Une, morte de choléra ; un jumeau vit, est délicat. Une jumelle morte à cinq ans, de fièvre cérébrale. Une jeune fille, morte, à cinq ans, de fièvre cérébrale. Deux autres enfants bien portants.

Cette petite a eu ses premières dents à treize mois, sans accidents, elle a marché à vingt et un mois. La seconde dentition s'est bien passée ; pas de maladies antérieures autres que la rougeole, la varioloïde.

En septembre, elle a commencé à éprouver des douleurs de ventre presque tous les jours, vers le nombril, sans diarrhée ; ces douleurs de ventre ne s'accompagnaient pas d'égarement des traits, d'absences, elles duraient au moins un quart d'heure et au plus une demi-heure, n'étaient pas accompagnées de bourdonnements d'oreille.

Vers la fin de septembre, elle a eu, pendant cinq minutes, des nausées, puis a été prise d'une attaque : perte de connaissance, pâleur de la face, trismus, mouvements et bruits de la bouche. La perte de connaissance a duré deux heures, il y a eu écoulement involontaire d'urine.

Le lendemain, deuxième perte de connaissance suivie de fixité du regard, trismus, mouvements et bruits de bouche. A eu depuis, à plusieurs reprises, de la céphalalgie et des nausées ; n'a plus eu de douleurs de ventre ; mais pour les maux de tête, il a fallu la doucher deux fois.

Le 10 janvier 1870, troisième perte de connaissance ; yeux fixes, dents serrées, un peu de raideur des membres, secousses du tronc, des membres. Ces accès sont suivis de céphalalgie pendant douze heures.

Depuis le 10, a eu, à plusieurs reprises, de la céphalalgie, des bourdonnements dans l'oreille gauche pendant cinq minutes, sans pâleur de la face.

État actuel. L'enfant est pâle, blonde ; très-intelligente, a un peu moins de mémoire. Depuis quinze jours, est très-irritable ; pas de bourdonnements d'oreilles en ce moment, pas de trouble de la vue. Elle est devenue très-peureuse depuis le début de la maladie, il est impossible de la faire aller seule au cabinet d'aisances.

Elle est grande, pour son âge, bien faite; jamais sa langue n'a été mordue. Son ventre est bien fait pour son âge, pas de douleurs abdominales.

Traitement. Armoise, vingt-cinq centigrammes par jour. Bromure de potassium, deux grammes par jour. Doit faire de la gymnastique de chambre.

24 janvier 1870. Bien; a eu une fois de la céphalalgie après un déjeuner. Besoins très-fréquents d'uriner, a souvent besoin de boire; urine abondante, non sucrée.

31 janvier. A présenté le 25, en dînant, les phénomènes suivants : céphalalgie frontale, apparence de souffrance, mouvements des membres supérieurs comme chez une personne agacée; puis, mouvements inspiratoires forts, suspirieux, sensation de malaise épigastrique. Durée, une heure. Sa mère l'a emmenée dehors; l'enfant n'a, en aucun moment, perdu connaissance, mais a éprouvé de la fatigue pendant plusieurs heures. L'introduction d'une cuiller dans l'arrière-gorge détermine de la nausée réflexe.

Bromure de potassium, 2^{gr},50 par jour. Continuer l'armoise, la santonine à la dose de 10 centigrammes par jour et la gymnastique.

21 février. Le 14, a eu céphalalgie, non accompagnée de bourdonnements d'oreille, qui a duré toute la journée; point de perte de connaissance ni de pâleur de la face, n'a pas rendu de vers; a le caractère moins irritable.

16 mars. Bien, n'a pas eu d'accès, de céphalalgie, n'a pas rendu de vers. Même traitement.

2 mai. A eu depuis trois jours, à trois reprises différentes, un mal de tête subit sans perte de connaissance, sans éblouissement, suivi d'une toux avec sensation de picotement dans le larynx, accompagné de sifflements dans les oreilles (Durée, une demi-heure, *maximum*) suivi une fois de vomissements muqueux. En même temps, elle a pâli fortement ; elle s'est endormie aussitôt après. A encore un peu de nausée réflexe. Bromure de potassium, 3 grammes par jour. Continuer la gymnastique, la santonine.

2 septembre. Va bien. Même traitement.

15 février 1871.   *Id.*

OBSERVATION LIII. *Épilepsie idiopathique. Vertiges et attaques datant de douze ans. Accès de manie. Amélioration de l'épilepsie. Cessation du trouble mental maniaque.*

La née G..., 40 ans, est entrée, le 20 août 1868, dans le service des épileptiques de la Salpêtrière dirigé par M. Delasiauve.

Santé des ascendants inconnue.

Menstruation à seize ans, régulière depuis.

D'après les renseignements fournis par son mari, la maladie a débuté, il y a douze ans; à cette époque, elle a eu d'abord des étourdissements accompagnés de perte de connaissance incomplète qui duraient quelques secondes.

Il y a quatre ans, première attaque convulsive. Les attaques se sont toujours montrées plus fréquentes au moment des règles; mais, en général, tous les douze ou quinze jours, par série de deux à six, et presque toujours nocturnes.

Les attaques sont nettement convulsives et épileptiques; elles ont été souvent suivies de délire maniaque; cette femme est entrée pour ce fait à plusieurs reprises à la Salpêtrière.

Elle est mariée, n'a pas eu d'enfants. Nombreux traitements antérieurs.

20 avril 1870. Cette malade est grande, forte, d'une intelligence tombée au-dessous de la moyenne, brusque, souvent brutale, d'un caractère très-emporté.

Rien de particulier dans les membres; la menstruation est régulière et semble provoquer ordinairement les attaques.

L'introduction d'une cuiller dans l'arrière-gorge détermine très-facilement de la nausée réflexe.

Outre les attaques, G... a des préludes et des vertiges (quatre par mois).

Traitement. Bromure de potassium, 3 grammes à prendre en deux fois, chaque jour au commencement des repas.

En résumé cette malade qui avait, tous les quinze jours, des séries de deux à six attaques et du délire maniaque qui leur était fréquemment consécutif, n'a plus de délire, n'a eu que quatorze attaques depuis six moix, et est restée trois mois sans en avoir une seule.

OBSERVATION LIV. *Epilepsie provoquée par une émotion très-vive. Attaques. Pas d'hérédité. Traitement par le bromure de potassium au bout de vingt-trois ans. Amélioration.*

Le née B..., âgée de 50 ans, entre dans le service des épileptiques à la Salpêtrière, le 15 mai 1870.

Aucune hérédité. Cette femme est mlaade depuis l'âge de 27 ans.

Elle a eu une attaque, quelques heures après une émotion survenue pendant les règles, et causée par l'annonce de la mort de son père. Aussitôt, tremblement qui a duré deux heures, et au bout de ce temps, première attaque, accompagnée de perte de connaissance absolue. Dans les vingt-quatre premières heures, elle a eu huit attaques ; puis, pendant dix ans, attaques tous les jours. Au bout de dix ans, grossesse qui n'a pas suspendu les attaques ; depuis ce temps a eu des attaques pour le moins tous les cinq jours, la dernière a eu lieu le 13 mai.

Elle est atteinte d'attaques et d'absences.

Attaques. Cri, perte de connaissance absolue, chute à terre en arrière ou en avant, raideur générale ; cyanose, secousses cloniques, écume à la bouche, morsure à la langue.

Absences. Perte de connaissance absolue, chute à terre, rougeur de la face.

20 mai 1870. *État actuel.* Intelligence diminuée, a perdu de sa mémoire, travaille beaucoup, grande, bien faite, physionomie triste, est très-douce.

Aucun phénomène à noter dans les membres. N'a été traitée que par des bains jusqu'ici. Avant de la traiter, je constate de la nausée réflexe.

20 mai 1870. Bromure de potassium, 4 grammes par jour.

19 mai. Pas d'attaque. Bromure, 4^{gr},50.

27 mai. Une absence le 26.

Bromure de potassium, 4^{gr},75 par jour.

Du 27 mai au 13 octobre, 9 attaques. 2^{gr},50 de bromure par jour.

17 octobre. A eu une attaque le 16. Bromure de potass., 2^{gr},70.

24 oct. A eu une attaque le 22.   *id.*   3^{gr},50.

13 décembre. Bien.   *id.*

17 janvier 1871. Bien.   *id.*   4 grammes.

27 février. Bien.   *id.*

En résumé, cette femme atteinte d'attaques d'épilepsie et d'absences depuis 23 ans est dans un état d'amélioration sensible, depuis qu'elle est soumise au traitement par le bromure de potassium.

OBSERVATION LV. *Antécédents tuberculeux. Épilepsie du jeune âge. Six cents attaques à peu près. Amélioration par le bromure de potassium.*

Madame M..., 26 ans, vient me consulter le 14 septembre 1868.

Son père est mort phthisique. Un frère mort à seize ans.

Vers neuf ans, sa mère s'est aperçue que, la nuit, elle rendait par la bouche une salive rougeâtre ; à dix ans attaque durant quatre à cinq heures. Deuxième attaque au bout de six mois, l'onanisme a été considéré comme cause; puis les attaques se sont rapprochées et sont survenues tous les mois.

Le mariage a été conseillé par le Dʳ Hauregard, comme pouvant guérir, mais après avoir eu une fausse couche de trois mois et une couche heureuse, les crises sont devenues plus fortes, et se sont rapprochées au bout de deux ans et demi de mariage. Traitée pendant dix-huit mois par un herboriste, puis à Tain pendant six mois. Elle a eu, à Tain, du délire et des tendances au suicide; elle en est revenue, il y a deux ans; a été traitée par le magnétisme, pendant six mois.

Depuis huit ans qu'elle s'est mariée, elle a quatre à huit attaques par nuit, quelquefois toutes les deux nuits. Depuis trois ans, hébétude profonde, stupeur, amnésie; démence, pas de décence, œil fixe, hébété, ne travaille plus. Santé physique bonne, menstruation normale, régulière.

Attaques. Cri, chute à terre, pâleur, morsure de la langue ; raideur générale, pouces fléchis; convulsions cloniques, stertor. Écume buccale rare; sommeil, durée cinq minutes; au sortir du sommeil, mouvements, actes inconscients ; cet état de vague dure un quart d'heure.

Madame M... a eu une fille de sept ans bien portante. Dans la nuit du 13 au 14 septembre, huit attaques. Menstruation le 14. Avant de commencer la médication, je constate l'existence de la nausée réflexe.

14 septembre 1868. Bromure de potassium, 3 grammes par jour, en deux fois, à prendre au commencement de chaque repas. Huile de foie de morue, une cuillerée par jour. Lavement purgatif.

Dans la nuit du 16 au 17 a eu une attaque.

Le 18. Un peu de nausée réflexe, haleine bromurée. Bromure de potassium, 4 grammes par jour.

22 septembre. A eu plusieurs préludes (ce qu'elle n'avait, pour ainsi dire, jamais eu). A eu, hier, deux attaques analogues aux antérieures ; à peine un peu de nausée réflexe, larmoiement réflexe.

Traitement. Bromure de potassium, 4ᵍʳ,50 par jour. Huile de foie de morue.

Le 23. Étant couchée, a eu une crise légère sans convulsions, avec cri initial, immobilité et sommeil. Pas de nausée réflexe.

Bromure de potass., 5 grammes par jour. Huile de foie de morue.

2 octobre. Trois attaques depuis la dernière visite; mais ces crises ont été très-faibles par rapport aux anciennes, et de plus au lieu d'être, toute la journée, excitée, énervée, a été calme, mais elle se sent lasse. Sa physionomie a aujourd'hui quelque chose d'intelligent, que je ne lui avais pas encore vu depuis que je la soigne; ses paroles sont loin d'être incohérentes comme avant, elle m'explique ses sensations comme elle ne l'avait pas encore fait; travaille au crochet d'une façon un peu plus continue. Son sourire est moins niais, sa physionomie affectueuse ; est redevenue décente. Digestion bonne.

Bromure de potassium, 4ᵍʳ,80 par jour. Huile de foie de morue.

6 octobre. N'a pas eu d'attaques; a eu deux ou trois préludes par jour. Aujourd'hui, elle a failli tomber pendant un de ces préludes; mais dans ces préludes, pas de grimace de la face. Sommeil bon, poids du corps 60 kilog.; même état mental, mais la physionomie est plus intelligente.

Bromure de potassium, 4^{gr},70 par jour. Huile de foie de morue.

12 octobre. A eu par jour cinq ou six fois des absences caractérisées par de la somnolence, des mouvements d'extension des bras comme dans le bâillement, et demi-perte de connaissance. Menstruation depuis le dix, peu abondante.

Quinquina, 4 grammes pendant trois jours. Bromure de potassium, 4^{gr},50 par jour. La menstruation a fini le 15.

17 octobre. Pas d'attaque, mais elle a des absences caractérisées par pâleur de la face, demi-perte de connaissance, extension des membres supérieurs, inclinaison de la tête sur la poitrine. Elle a de la faiblesse des membres, de la courbature, des tendances à l'onanisme, une surexcitation énorme du système génital.

Bromure de potassium, 3^{gr},35 par jour, huile de foie de morue.

21 octobre. A eu depuis la dernière fois, chaque jour, du tremblement de tout le corps, accompagné de demi-perte de connaissance, d'une durée de deux à trois minutes.

Bromure de potassium, 4 grammes par jour.

24 octobre. Même nombre de petits accès, pas d'attaque; caractère maussade, entêté; mémoire presque nulle.

Bromure de potassium, 4^{gr},30 par jour.

28 octobre. Pas d'attaque, moins de petits accès. La malade parle assez fréquemment, ce qu'elle ne faisait pas auparavant; mais ne peut trouver les mots, les verbes, construire les phrases. Elle travaille du reste assez bien à l'aiguille; bonne mine, n'a plus de stupeur, a des moments de colère, parole lente.

Bromure de potassium, 4^{gr},20 par jour.

1er novembre. A encore eu, il y a trois jours, de petits accès; mais elle n'en a pas depuis lors, et encore les accès survenus depuis près de quinze jours, ne sont pas accompagnés de perte de connaissance; même état de démence, ne se rappelle pas mon nom; parle beaucoup à tort et à travers, ne peut faire de phrases correctes. Veut toujours aller et venir. Bromure de potassium, 4^{gr},40 par jour.

6 novembre. Menstruation depuis le 4 novembre; m'appelle par mon nom pour la première fois, est gaie, fait des jeux de mots. Physionomie très-rieuse, exaltée même dans le sens du rire; parle beaucoup; ses paroles sont décousues et ont trait à une foule de sujets qu'elle effleure sans transition. Pas d'attaques ni d'accès. Bromure de potassium, 5 grammes par jour.

12 novembre. Pas d'attaque, ni d'accès; la physionomie est un peu intelligente et ne présente pas d'hébétude; parole nette; ses phrases sont correctes en ce moment. Il y a encore de l'amnésie par moments; elle ne peut pas toujours dire les noms des objets usuels. Pendant les dernières règles, pas d'excitation; voici deux fois qu'elle me dit mon nom quand j'arrive, son caractère est bien meilleur, elle s'occupe de ce qui se passe autour d'elle. Bromure de potassium, 4^{gr},10 par jour.

3 décembre. Pas d'attaque, menstruation le 29, finie le 4. Elle a plus de mémoire, le langage est plus correct. Bromure de potassium, 4^{gr},50 par jour.

15 décembre. Le 9 et le 10, n'avait pas pris de bromure. Le 11, deux attaques non suivies d'agitation. Bromure de potassium, 4^{gr},50 par jour.

18 décembre. Pas d'attaque. Bromure de potass., 4^{gr},30 par jour.

30 décembre. Menstruation le 27, finie le 30. Pas d'attaques ni de vertiges; n'a plus d'excitation génitale. Bromure de potassium, 4^{gr},25 par jour.

9 janvier 1869. Dans la nuit du 6 au 7, après avoir été réveillée au milieu d'un cauche-

mar, un accès léger, même caractère, même état d'intelligence que dans le dernier examen. Bromure de potassium, 4ᵍʳ,40 par jour.

19 janvier. Bien; pas de nausée réflexe. Bromure de potassium, 4ᵍʳ,45 par jour.

29 janvier. Pas d'attaque; a eu le 23 menstruation; caractère difficile, mémoire bien meilleure. Bromure de potassium, 4ᵍʳ,15 par jour.

Pas de nausée réflexe, mais la sensibilité générale de l'arrière-gorge est très-nette.

11 février. Bien. Bromure de potassium, 4ᵍʳ,40.

5 juin. Bien; menstruation le 2, finie le 6. Va partout dans Paris sans se perdre, ce qu'elle n'aurait pu faire avant le traitement. Elle va travailler dans une école, d'après mes conseils, afin de se remettre à écrire et compter, elle sait assez bien sa table de Pythagore. Bromure de potassium, 4ᵍʳ,10 par jour.

9 juillet. Le 25 juin, menstruation; le 1ᵉʳ juillet, un léger accès; depuis en a eu trois. un entre autres, ce matin, chute à terre, pas de pâleur de la face, pas de raideur ni de mouvement. Durée de la perte de connaissance, 10 minutes; mouvements inconscients d'épluchage pendant cinq minutes; pas de nausée réflexe; sueur des mains depuis ces quelques jours. Bromure de potassium, 5 grammes par jour.

10 septembre. Bien. Bromure de potassium, 4ᵍʳ,75 par jour.

16 février 1870. Bien. Bromure de potass., 5 grammes par jour.

27 mai. En avril, a eu un vertige dans lequel elle s'est roulée à terre; a eu deux attaques, en mars, après la menstruation. Pas d'attaques depuis mars.

Juillet 1870. Morte de pneumonie double dans le cours d'une scarlatine; n'avait pas eu d'attaques depuis mars. La médication bromurée a été suspendue pendant la pneumonie.

Madame M... a été prise de trois attaques dans les derniers jours de sa vie.

En résumé, cette malade atteinte depuis 17 ans d'épilepsie caractérisée par des attaques convulsives, par de la folie mélancolique et par de l'incohérence a été améliorée par le bromure de potassium. Les attaques ont été supprimées; elle a eu une dizaine d'accès et de vertiges en l'espace de 18 mois, tandis qu'auparavant elle avait 8 à 10 attaques par nuit.

L'état mental n'a été modifié qu'au point de vue du délire mélancolique.

OBSERVATION LVI. *Epilepsie idiopathique. Quatre cents attaques. Une sœur épileptique. Amélioration par le bromure de potassium.*

Le nommé R..., âgé de 23 ans, est entré, le 14 novembre 1859, à l'hospice de Bicêtre.

Ce jeune homme, d'une stature moyenne, a toujours eu une santé délicate; sa sœur est épileptique à la Salpêtrière, mais aucun ascendant n'est atteint de cette maladie.

Il y a quatre ans, sans cause appréciable, il fut pris, la nuit, d'un premier accès, ayant duré environ un quart d'heure. Le second accès n'est revenu qu'au bout de deux et même trois mois; maintenant, il passe rarement huit jours sans en avoir; de plus, il tombe indifféremment le jour et la nuit. La crise est subite, il ne se souvient de rien et reste étourdi pendant une heure après; tout le jour, il reste brisé, et souvent n'est propre à reprendre son travail qu'après deux ou trois jours. Presque toujours il s'écorche la langue; il n'a pas fait néanmoins beaucoup de chutes graves.

Une attaque à laquelle j'assiste se caractérise par les phénomènes suivants: il circulait près de son lit, quand tout d'un coup, sans pousser de cri, il tomba d'une seule pièce en avant tout de son long, la face portant contre terre et le menton rencontrant le sol. Il s'y est fait une profonde blessure en triangle, plaie contuse assez profonde; en un instant, une énorme quantité de sang s'est répandue à terre, on le releva à l'instant. Il est en pleine *contraction tétanique*, avec emprosthotonos; convulsions des muscles du cou, mains dans la flexion ; les deux pouces dans les paumes des mains sous les doigts et cachés par eux. Cette période dure une minute et demie ; puis, convulsions cloniques pendant une demi-minute, grimaces de la face, changements de coloration dans la figure (masque épileptique). Les yeux sont tournés en différents sens, mais fixes, portés à gauche, puis par une autre convulsion, à droite ; pupilles dilatées ; les yeux sont fortement injectés ; écume buccale, il ne parait pas s'être mordu la langue. Pendant la période tétanique, une artériole blessée lance un jet de sang ; apporté sur son lit pendant cette période, la peau de la main devient excessivement chaude et sudorale. Au stertor succède un sommeil de dix minutes. Pendant le stertor, on essaie de lui faire un pansement qui exige l'introduction d'épingles au menton ; il sent très-bien la petite douleur, et se débat pour l'empêcher. La sensibilité était très-bien conservée.

Pulsations, 120 à 124.

Vingt minutes après, la main cesse d'avoir l'excès de la température qu'elle a offert tout d'un coup. Pulsat., 120. Respirat., 28. Les battements du cœur sont très-énergiques et se sentent très-bien au travers des vêtements. 30 minutes après, la connaissance commence à revenir un peu ; il sait très-bien *où il est* ; mais il ne se doute pas qu'il a eu un accès aussi fort. Cependant la connaissance revient de plus en plus complète ; il accepte qu'on lui fasse une petite opération pour la plaie du menton. Pulsat., 120 ; le pouls est toujours resté à 120.

Quelques attaques ont été suivies de délire, ou de stupeur avec fièvre, qui ont nécessité l'application de ventouses scarifiées, de vésicatoires à la nuque.

Jamais il n'a eu de vertiges, d'absences ni de préludes ; est sujet à des migraines qui durent 24 heures, a très-souvent des érections et des pertes séminales.

Depuis son entrée, jusqu'en juillet 1865, époque à laquelle a débuté le traitement par le bromure de potassium, le malade a eu de quatre à douze attaques par mois ; il a été traité sans succès par la belladone, la valériane, le cyanure de fer.

5 juillet 1865. Bromure de potassium, 4 grammes par jour.

31 juillet. A eu quatre attaques. Bromure de potass., 4^{gr},50 par jour.

5 août. A eu trois attaques. Bromure de potass., 3 grammes par jour.

15 août. Bien. Bromure de potass., 4 grammes par jour.

Continuation du traitement jusqu'au 27 novembre, 3 attaques.

2 décembre. Une attaque. Du 2 décembre 1865 au 23 mai 1866, R... a été soumis par moi, au traitement par le lactate de zinc à la dose *maximum* de 1 gramme par jour. Dans cette période, le nombre des attaques s'est considérablement accru ; il a été de deux en décembre, de quatre en janvier, de quatre en février, de deux en mars, de deux en avril, de huit en mai. Total, vingt et une.

En résumé, pendant le traitement par le bromure de potassium, au contraire, c'est-à-dire dans l'espace de cinq mois, R... n'a eu que cinq attaques.

1873. J'ai appris que ce malade a, depuis 1866, repris, à certains intervalles, le traitement par le bromure de potassium et que, chaque fois, l'épilepsie en avait été également améliorée.

OBSERVATION LVII. *Antécédents héréditaires épileptiques. Épilepsie dans l'adolescence. Attaques. Accès incomplets. Préludes. Amélioration notable par le bromure de potassium ; mais persistance des préludes et des vertiges. Eruption bromurée. Cessation des attaques depuis 6 ans.*

P..., âgée de 20 ans, vient me consulter, le 4 octobre 1865.

Petite taille, tête forte, comprimée d'avant en arrière, elle était encore relativement plus grosse à l'âge de deux ans, époque où l'enfant était rachitique et fort maigre. Les jambes sont arquées, mais bien moins qu'autrefois; la stature est petite, les épaules sont larges et le buste fort, la figure est large et plate, l'expression douce et intelligente. Cheveux châtain foncé, yeux d'un brun-rougeâtre, peau très-blanche, teint très-peu coloré; embonpoint médiocre; tempérament éminemment lymphatique. On sent des ganglions sur et derrière la partie supérieure du sterno-mastoïdien gauche. Caractère doux, sensible, impressionnable; intelligence développée, elle est une des meilleures élèves de sa classe.

Plusieurs frères et sœurs de sa mère sont morts, dans l'enfance, de convulsions. Une sœur aînée de la malade, aujourd'hui âgée de 17 ans, a été atteinte de chorée à l'âge de 6 ans, en a été affectée pendant deux à trois jours et en a eu des ressentiments jusqu'à quatorze ans.

Début par un accès le 1er février 1869, d'une durée d'une heure.

Premier accès. Elle dormait sur le bord d'une table : rotation de la tête à gauche, on la releva, elle était sans connaissance : les yeux entièrement renversés en haut, aucune raideur du corps et des membres. De temps en temps, deux à trois soubresauts; elle est restée une heure sans connaissance, elle n'a conservé aucun souvenir de l'accès et de ses suites. Le 2, nouvel accès d'un quart d'heure. Le 5, un accès de jour. Le 6, deux accès; depuis lors, tous les jours, en général, cinq ou six par jour, tous pendant la journée.

Outre les accès semblables aux premiers, la malade a des attaques, des accès incomplets et des préludes d'accès.

Attaques. Sa mère m'en décrit une ainsi : elle l'a appelée, lui disant que son œil tournait; la mère arrive, l'a trouvée en proie à des secousses de tout le corps et sans aucune connaissance, la face était pâle; après quelques minutes de secousses, elle est restée molle, elle a rendu un peu de salive filante; elle n'a repris connaissance qu'au bout d'un quart d'heure et a paru se réveiller. Elle a conservé, pendant trois jours, de la céphalalgie et de la courbature.

Accès incomplets. Elle en a eu un en ma présence : La tête légèrement fléchie est tournée fortement à gauche; le sterno-mastoïdien droit est seul contracté; les yeux sont fortement déviés du même côté que la tête, celle-ci est en proie à des mouvements latéraux saccadés, les globes oculaires restent immobiles, les pupilles dilatées immobiles; il n'y a aucune contraction des autres muscles de la face et de ceux des membres; la patiente reste debout, elle répond à mes questions.

Toujours dans les premiers accès et dans les attaques, au témoignage de la mère, la connaissance est conservée; elle ne voit pas, mais elle peut non-seulement répondre, mais tendre, quand elle est à table, un objet qu'on demande devant elle, et qui est à sa portée immédiate.

Préludes. La malade sent ses yeux se porter convulsivement du côté gauche; elle est prise d'étourdissement, elle cherche aussitôt un appui, cela dure quelques secondes, sans qu'elle perde connaissance.

P... a été traitée par Herpin de Genève, de 1859 à 1865, au moyen de l'oxyde de zinc, pendant 16 mois; du cuivre métallique, pendant un an; de l'extrait de valériane, pendant deux ans; du lactate de manganèse, pendant six mois; du sulfate de cuivre ammoniacal, pendant cinq mois.

Pendant la médication par le zinc, elle a eu cinquante accès, une attaque et un certain nombre de préludes et d'absences.

Avec la valériane, elle a eu quatre attaques, trois accès et un nombre considérable d'absences dans lesquelles le tiraillement de l'œil gauche était le phénomène prédominant. Dans les derniers huit mois du traitement par la valériane, les attaques et les accès ont été supprimés.

Avec le lactate de manganèse, les absences ont été aussi nombreuses; de même avec le sulfate de cuivre ammoniacal, qui n'a pas empêché, en outre, quatre accès.

J'ai commencé, le 6 mars 1866, à traiter cette jeune fille par le bromure de potassium, à la dose initiale de 1 gramme par jour. Je me suis assuré, avant l'administration du médicament, que l'introduction d'une cuiller dans l'arrière-gorge déterminait de la nausée.

Le 12. A eu un accès. Bromure de potassium, 1^{gr},50 par jour.

19 mars. Haleine très-bromurée, nausée quand on titille l'arrière-gorge; n'a pas pris de médicament, depuis le 2 avril jusqu'au 9 avril.

9 avril. Une absence pendant un orage violent. Le 11 avril, un accès. Le 18, un accès. Le 22, un accès, avec légère perte de connaissance et tiraillements dans l'œil gauche. Nausée réflexe très-nette. Bromure de potassium, 2^{gr},50.

23 avril. Bromure de potassium, 3^{gr},50 par jour.

Le 1er mai. Tiraillements dans l'œil gauche, sans absence. Le 11 mai, le 12, le 15, a eu des tiraillements dans l'œil gauche sans absences, durant quelques secondes.

Du 1er mai en février 1868, n'a eu que des spasmes palpébraux avec ou sans vertige. Le médicament a été donné à la dose de 4 grammes.

Février. Depuis quelques jours se sent très-fatiguée, éprouve des douleurs de jambes et de l'inappétence. Le 2 février, les douleurs des jambes ont été tellement fortes que mademoiselle P... a dû se coucher. Le 3, au matin, apparition de taches rouges sur les jambes; douleurs au niveau et dans le voisinage de ces taches. Le 4, est couchée; taches rouges aux deux jambes d'une largeur de 1 centimètre pour la plupart, il y en a de larges de 4 centimètres, vers le mollet; la rougeur disparaît à la pression et revient aussitôt, la pression la plus légère est douloureuse. Ces taches ne font qu'une saillie légère, donnent la sensation d'une induration que l'on sent se prolonger dans la partie profonde du derme (comme dans l'érythème noueux).

Il existe aux deux jambes une dizaine de ces taches; les mouvements en totalité des deux jambes sont très-douloureux, p. 92. Peau d'une chaleur exagérée, plutôt sèche, langue blanche.

Traitement. Cataplasmes de farine de fécule, repos au lit, tisanes de chiendent et de gruau. Bromure de potassium, 2 grammes par jour.

Le 5, au soir, apparition de taches et élevures sur les deux avant-bras; douleurs dans les deux poignets. Le 6, dans l'après-midi, sueur abondante; mêmes taches et élevures, un peu moins de douleur qu'avant hier. En dedans de la jambe droite, le tissu cellulaire sous-dermique qui est sous-jacent à une plaque rouge, est empâté dans un espace de 3 centimètres; quelques douleurs dans les avant-bras et les poignets. Langue blanche, sale; haleine désagréable. P... 104 moyennes.

Purgatif salin. Tisanes de bourrache et de ronce.

Bromure de potassium, 2 grammes par jour.

12 février. La plupart des plaques rouges ont diminué; mais là où il y en avait la dernière fois, on sent une induration sous-cutanée, du volume d'une lentille, légèrement douloureuse à la pression. Sa mère me dit que, le 9, les moitiés inférieures des deux jambes et des deux pieds se sont enflées.

Aujourd'hui, l'enflure a diminué, mais, à partir de la moitié des jambes jusqu'au bout des pieds, l'impression du doigt persiste encore.

Au bord interne des deux avant-bras, on sent une douzaine à peu près de petits noyaux, là où étaient des plaques rouges; ces noyaux font une légère saillie. A la partie externe du poignet droit, on voit, là où existait une plaque rouge, le 8, une saillie constituée par deux petits noyaux fermes que l'on sent dans l'épaisseur du tissu cellulaire sous-cutané; ces deux noyaux sont juxtaposés, très-légèrement douloureux, et à la surface, la peau a la couleur normale. Retour de l'appétit. P. 67. Langue toujours jaunâtre. N'a pas eu de tiraillements dans l'œil.

Traitement. Bromure de potassium, 2 grammes par jour.

15 février. Bien. Bromure de potassium, 3 grammes par jour.

Du 6 mars à janvier 1871, pas d'attaques, a eu plusieurs vertiges avec spasmes palpébraux. Le bromure de potassium a été pris à la dose de $3^{gr},50$ à $4^{gr},50$.

10 janvier 1871. Bien. Bromure de potassium, $2^{gr},50$ par jour.

12 mars. Même état satisfaisant. Bromure de potassium, $2^{gr},50$ par jour.

Décembre 1873.   *id.*   *id.*

En résumé, cette malade atteinte, depuis 6 ans, d'épilepsie héréditaire, caractérisée par des attaques convulsives, des absences et des secousses, a cessé d'avoir des attaques. Depuis 8 ans, le nombre des absences et des secousses a sensiblement diminué.

OBSERVATION LVIII. *Épilepsie idiopathie. Nombreuses attaques méconnues. Absences. Amélioration notable par le bromure de potassium.*

Madame L..., 27 ans, vient me consulter le 22 novembre 1864.

Taille au-dessus de la moyenne, bien conformée, tête sphéroïde, figure ovale, traits réguliers, expression agréable; très-bien musclée, cheveux noirs, yeux noirs mélangés de brun et de bleu foncé, peau brune, teint coloré; délicatesse extrême de l'odorat, sensibilité modérée; caractère égal, ardeur au travail, intelligence au-dessus de la moyenne. Aucune cause héréditaire, bonne santé toute sa vie, sauf la rougeole et une éruption pourprée qui donna de l'inquiétude. Première menstruation à l'âge de 13 ans.

Début par des attaques nocturnes probables, à en juger, par des plaies de la langue, qu'elle prenait pour des aphthes et qu'elle reconnaît maintenant pour être identiques avec les morsures de ses attaques nocturnes actuelles. La malade ne saurait dire à quelle époque remontaient ces premiers accidents, ni quelle a été leur marche.

Première attaque en janvier 1863 à 25 ans; dès lors, céphalalgie tous les matins.

Marié, le 10 avril 1863, devenue enceinte en août. Trois attaques nocturnes le 26 février 1864, à minuit, à trois heures du matin et à six heures du matin. Elle était enceinte de six mois. Accouche le 3 avril 1864, à huit mois; enfant mort à dix mois (Nouvelle grossesse à dater de juin). Le 2 ou 3 septembre 1864, une attaque nocturne; un médecin de Louviers la traita par l'iodure de fer. Elle était enceinte de trois mois et demi.

La dernière attaque a eu lieu le 18 octobre au milieu de la nuit. Il paraît, d'après le rapport de la mère, qu'il y aurait des vertiges dont l'origine et la marche sont inconnues; la patiente n'en est pas sûre. Il y a quelquefois, la nuit, des bruits de déglutition.

Les attaques presque toujours diurnes sont caractérisées par : cri aigu, court, comme plaintif; elle se retourne droite, ou reste sur le dos. Rigidité générale, mâchoires serrées; flexion des bras, les mains sur l'abdomen; secousses violentes; face pâle; salive mousseuse, sanglante, quelquefois cette couleur est plus prononcée par le fait des morsures de la langue; celles-ci sont constantes dans l'attaque et ordinairement profondes. Respiration difficile, gargouillement dans la gorge. Coma non stertoreux, pas d'urine involontaire.

Pendant quatre ou cinq jours, la malade peut à peine parler et manger ; l'état de la langue n'est normal qu'après neuf jours.

Outre les attaques, madame L... a des absences caractérisées par : chute à terre, immobilité complète, fixité du regard ; durée quelques secondes.

Je traitai madame L... par le lactate de zinc à la dose initiale de dix centigrammes par jour ; mais pendant les huit mois que dura la médication, elle eut quatre attaques, un grand nombre d'absences ; pendant cet intervalle, elle est accouchée, sans accidents, d'un garçon bien constitué et bien portant jusqu'ici (1874).

Le 16 novembre 1865, prise de bromure de potassium à la dose de 2 grammes ; ce jour, l'état de madame L... était le suivant :

Intelligence moyenne, caractère indécis ; fonctionnement normal des organes digestif, respiratoire et circulatoire. Nausée réflexe très-facilement produite par l'introduction d'une cuiller dans l'arrière-gorge.

Du 16 novembre 1865 au 19 mars 1866, madame L... a pris des doses qui ont atteint progressivement 4 grammes.

Le 28 janvier, une absence ; le 2 mars, une absence. Le 18 mars, une absence ; caractérisée par chute à terre, immobilité complète, fixité des yeux pendant quelques secondes. Excitation dans la parole, depuis le 10 mars.

L'enfant se porte bien, il a treize mois ; six dents ont paru sans accident (le père est très-calme et froid).

13 Avril. — Rien à noter ; nausée réflexe produite facilement par l'introduction d'une cuiller à la base de la langue ; menstruation régulière.

19 Mars. — Bromure de potassium, 4^{gr},50 par jour.

29 Juin. — Rien de nouveau ; l'enfant va bien.

15 Août. — Rien de nouveau.

7 Mars 1867. — Un accès ; a très-fréquemment de la céphalalgie.

9 Mars. — Le mari me remet une consultation écrite par le médecin de Louviers qui conclut à un état pléthorique et à la nécessité de faire un traitement antipléthorique, et se fonde surtout sur les céphalalgies fréquentes et sur l'aspect animé de la face.

Je réponds à mon confrère que je ne suis pas de son avis, et qu'il faut persévérer dans la médication bromurée ; qu'il faut pousser à de plus fortes doses, parce que, jusqu'alors, la nausée réflexe est très-facile à produire.

10 Juin. — Depuis le 12 mars dernier, madame L... a pris 5 grammes de bromure par jour, elle n'a rien éprouvé de morbide ; elle a eu à plusieurs reprises, à son réveil, de l'engourdissement des membres, de l'abattement. Elle n'a plus de céphalalgie depuis les fortes doses de bromure ; pas de nausée réflexe.

Assez nombreux boutons d'acné sur la face, le dos ; pas d'effets hypnotiques, mais fréquente lassitude générale ; elle supporte mal le froid ; frissonne facilement, surtout depuis le début de sa maladie.

Bromure de potassium, 5^{gr},50 par jour.

Du 10 juin au mois de janvier 1871, a eu une vingtaine d'absences et une attaque ; la dose de bromure a varié de 4^{gr},50 à 5^{gr},50.

25 Février 1871. — Même état satisfaisant.

Bromure de potassium 5 grammes par jour.

Octobre 1874. — A eu encore des absences, et douze accès. Le traitement est continué.

24

OBSERVATION LIX. — *Antécédents héréditaires névrosiques. Épilepsie du jeune âge débutant par des absences.* — Première attaque pendant une première grossesse, plusieurs attaques pendant une seconde. Délire aigu consécutif à des attaques, absences. Amélioration par le bromure de potassium.

Madame S..., 26 ans, vient me consulter, le 10 septembre 1867.

Père excessivement nerveux ; mère bien portante, d'un caractère calme. Ses frères et ses sœurs sont très-vifs ; deux ont eu des convulsions.

Madame S... a eu, à seize ans, une fièvre typhoïde qui a duré six semaines. Vers quatorze ans, la menstruation s'est établie. La malade se rappelle avoir eu, vers l'âge de dix ans, à plusieurs reprises, mais à des intervalles éloignés, des phénomènes caractérisés par : sensation analogue à une nausée ; de la peur de tout, la croyance qu'on lui tirait les cheveux, le regard fixe, et une diminution de la connaissance. Elle fut mariée à vingt ans.

Dans les deux premières années de son mariage, son mari a constaté des phénomènes très-légers : regard fixe, sensation ascendante, perte de connaissance durant trois à quatre minutes, qui ne se produisaient qu'à des intervalles indéterminés. Pendant la première grossesse (1863), première attaque épileptique nocturne d'une demi-heure de durée ; deuxième le 20, jour de l'accouchement.

Quelques mois après, en 1865, son mari a constaté des vertiges : pâleur de la face, perte de connaissance ; petites convulsions des yeux, actes incohérents, bruit de déglutition, yeux larmoyants, durée une minute.

Prostration pendant une heure.

Depuis, le caractère est devenu très-irascible. A la suite des deux premières attaques, en 1863, madame S... a eu cinq ou six attaques semblables à la première : cris, perte de connaissance absolue ; convulsions toniques, puis cloniques ; bruits de déglutition, morsure de la langue, stertor, écume buccale sanguinolente.

En mars 1867, étant enceinte de 7 mois, à la suite d'attaques épileptiques au nombre de deux, madame S... a été prise de délire général ; incohérence de paroles, d'actes ; elle cherchait à chaque instant à se sauver de chez elle, sans être habillée. Durée du délire, 48 heures.

Malgré ces phénomènes, la grossesse s'est bien passée ; l'enfant vit et est bien portant.

En septembre 1867, trois mois après l'accouchement, deux attaques nocturnes, suivies de délire pendant 48 heures ; délire analogue à celui de mars 1867.

État actuel. — Teinte brune de la peau ; caractère très-nerveux et très-impressionnable, pleure avec la plus grande facilité. Parole brève, n'a pas conscience de son état de santé, est raisonneuse au plus haut point ; me dit ne s'inquiéter nullement de ses crises. Depuis un an, la mémoire des faits récents a diminué : front haut, cicatrice au bord droit de la langue ; nausée réflexe excessivement facile à produire lorsqu'on introduit une cuiller à la base de la langue ; respiration, circulation normales ; menstruation moyenne, avance de trois jours tous les mois ; l'écoulement dure trois jours, est plus fort le deuxième jour ; la période menstruelle provoque toujours une recrudescence d'accès et d'absences. Est sujette à des acnés de la face ; a deux enfants, un fils et une fille bien portants, qui n'ont pas eu de convulsions jusqu'à ce moment.

Traitement. — Bromure de potassium, 2 grammes par jour en deux prises ; augmentation de 50 centigrammes tous les quinze jours.

3 Janvier 1868. — Depuis septembre, a eu quinze à vingt vertiges par mois. Bromure de potassium, 6 grammes par jour.

Juin 1871. — N'a pas eu d'attaques. Même nombre de vertiges.

Le médicament a toujours été continué par intervalles, à la dose de 4 à 5 grammes.

Octobre 1874. — Même état, caractère insupportable. Idées lypémaniaques.

En résumé, cette malade atteinte, depuis l'enfance, d'absences, puis de vertiges, et enfin, pendant le mariage, d'attaques convulsives suivies de délire de plusieurs jours, a cessé d'avoir des attaques depuis qu'elle est soumise au traitement par le bromure de potassium, mais est toujours atteinte de vertiges.

OBSERVATION LX. *Epilepsie idiopathique.* — Secousses et vertiges ; amélioration notable par le bromure de potassium.

M. C..., âgé de 45 ans, vient me consulter, le 10 novembre 1869. Père mort à 64 ans, des suites d'une maladie fébrile. Mère morte paralysée.

S'est marié en 1848 ; a été atteint depuis d'une maladie inflammatoire (60 sangsues ont été appliquées à l'épigastre). Début de la maladie actuelle, en 1866, par un vertige de quelques minutes ; le menton a choqué contre la table à laquelle il était assis. Ce vertige a suivi de près de grandes contrariétés d'affaires, des pertes d'argent.

Quelques mois après, nouveau vertige suivi d'un assez grand nombre d'autres. Il y a un an, M. C... a été atteint dans la rue d'un vertige, dans lequel il a été renversé contre une boutique, et contusionné au front et au côté droit. Il dit avoir senti fuir le sol et tout ce qui l'entourait, et avoir éprouvé un mouvement instinctif de se maintenir à un meuble, à un mur.

En mai, a eu un vertige caractérisé par : pâleur de la face ; éblouissement ; les objets fuient ; mouvement en avant très-brusque et très-violent ; il se cramponne à un appui quelconque ; cela dure une minute. Il se remet, dit : ce n'est rien, je ne sais pas, et reprend la conversation interrompue. Il conserve le sentiment qu'il vient d'échapper à un danger.

Etat actuel. — Homme fort, sanguin, impressionnable, intelligent ; s'exprime bien, parole facile, rapide ; caractère triste, peu d'entrain ; ne se sent pas d'énergie pour lutter contre les ennuis de la vie, ne travaille que parce qu'il a une tâche ; motilité, sensibilité normales. Est sujet à de la lourdeur de tête ; sens normaux, mais il a conscience que la perception des sensations n'est pas normale, qu'elle est paresseuse, comme obtuse.

Sommeil ordinairement agité, est sujet aux cauchemars ; digestions lentes accompagnées de renvois aigres. Est sujet à des douleurs rhumatismales des jointures. Je constate l'existence de la nausée réflexe que l'on produit en introduisant une cuiller dans l'arrière-gorge.

Bromure de potassium, 3 grammes par jour.

Pas de café, ni de liqueurs alcooliques.

10 Décembre. — Bien ; acné sur la face ; diminution considérable de la nausée réflexe.

Bromure de potassium, 3gr,50 par jour.

10 Janvier 1869. — Dort mieux, a bien moins de cauchemars ; ne se sent plus autant le sang à la tête. Aucun phénomène morbide ; a encore un peu de nausée réflexe, nombreux boutons d'acné à la face.

Bromure de potassium, 3gr,80 par jour.

OBSERVATION LXI. *Epilepsie idiopathique du jeune âge.* — Quinze attaques. — Très-nombreuses absences avec hallucinations. — État cachectique d'un pronostic défavorable. — Amélioration par le bromure de potassium.

M. de B... (âgé de 22 ans) me consulte, le 20 novembre 1869. Père mort de maladie de foie, avait une profession sédentaire et était très-nerveux. Mère bien portante, forte, a eu trois enfants. Un frère a perdu un garçon de méningite à trois mois. Une sœur bien portante.

Monsieur de B... né à terme ; pas de convulsions à la première dentition. A neuf ans, a cru voir brusquement pendant son travail et à plusieurs reprises des serpentins de feu, des flammes, et a) éprouvé des éblouissements. — A vu (surtout de l'œil gauche) des points noirs et blancs en mouvement.

Ces éblouissements, ces hallucinations duraient trois à quatre minutes, en général, et se sont prolongés quelquefois pendant trois quarts d'heure ; ils se produisaient tous les mois et s'accompagnaient de perte de connaissance et cependant l'intelligence, la mémoire n'ont nullement diminué ; au contraire, sa mémoire était même au-dessus de la moyenne.

A l'âge de douze ans, à la suite d'un éblouissement, il s'est senti subitement perdre un moment la vue, les yeux se sont convulsés en haut, il n'a pas eu de perte de connaissance, la cessation de la vue a duré quelques minutes. Pendant un an, persistance des éblouissements. À treize ans, un éblouissement a été suivi d'une première attaque qni a consisté dans les symptômes suivants : déviation de la tête à gauche, sensation d'étranglement, perte de connaissance, pâleur de la face, élévation du membre supérieur droit, raideur générale, flexion forcée des mains ; rougeur cyanosée de la face et des lèvres, convulsions des yeux en haut, forte adduction des pouces ; secousses cloniques des quatre membres, écartement, puis rapprochement des membres inférieurs qui choquent l'un contre l'autre. Écume buccale, sanguinolente ; morsure de la langue, bruit de râle et sifflement trachéal, stertor, pas d'incontinence d'urine ; durée, quatre minutes.

Fatigue et céphalalgie consécutives ; sommeil pendant une heure à peu près.

Six mois après, deuxième attaque semblable, mais, dans l'intervalle, M. de B... a eu des éblouissements avec vue de flammes, de figures blanches et noires, de carreaux blancs et noirs qui s'entremêlaient.

Les attaques sont restées ainsi espacées, pendant trois ans, par des intervalles de six à huit mois.

Vers l'âge de quinze ans, les attaques se sont rapprochées à un mois d'intervalle, puis à quinze jours ; enfin à huit jours, vers l'âge de 20 ans.

Ce que M. B... appelle un éblouissement consiste en trouble et hallucinations de la vue, images confuses noires et blanches, palpitations, sensation de battement dans tous les vaisseaux du corps. Pas de perte de connaissance. Durée, trois à quatre minutes.

Il y a deux mois et demi, M. de B... a eu, pour la première fois, le matin, de la fièvre appelée par le médecin : urticaire et miliaire (séjour de huit jours au lit). A la suite de cette fièvre, suspension pendant cinq semaines des attaques. Retour des crises au bout de cinq semaines. Une nouvelle attaque est survenue huit jours après. Depuis quinze jours en a eu plusieurs et en particulier trois en un jour.

État actuel. — M. de B... éprouve un éblouissement avec hallucinations toutes les semaines (autrefois diurnes), précédé par du malaise, par de la peine à regarder fixement un objet, comme la flamme d'une bougie, par des mouvements de tête exécutés, dit-il, dans le but d'éviter quelquefois à l'œil gauche la vue de la lumière.

L'éblouissement se produit quelquefois la nuit, alors qu'il est réveillé ; d'autres fois, il rêve qu'il a un éblouissement, se réveille et en a un. Les éblouissements sont moins forts, la nuit. Ces hallucinations ne l'agitent pas. Ces phénomènes sont accompagnés de palpitations intenses, jamais de perte de connaissance.

Depuis plus de deux ans, les attaques ne sont plus précédées d'éblouissements.

Outre les éblouissements, M. de B... a depuis longues années des absences, ce qu'il appelle des *rougeurs*, qui consistent en malaise épigastrique donnant une sensation de chaleur qui remonte en arrière des parois thoraciques jusqu'à la tête ; rougeur de la face et surtout des oreilles, clignotement des paupières. Depuis quelque temps, sorte de gargouillement dans la gorge ; venue d'un peu de bave à la bouche ; il y a en même temps un peu d'absence. Durée, une à deux minutes, fatigue et sommeil consécutifs. Il a, presque tous les jours, une rougeur ; avant-hier une rougeur a été accompagnée de chute à terre. Maintenant, les attaques sont toujours annoncées pendant une minute par une rougeur ; il a alors, le plus souvent, le temps d'aller s'étendre sur un canapé. Depuis assez longtemps, les attaques sont suivies de piqueté rouge de la face, du front, des paupières supérieures.

Les attaques, dans les premiers temps, ont été suivies de vomissements.

Physionomie pâle ; grand, élancé, blond, très-maigre des membres, du tronc ; saillie notable des régions temporo-pariétales, l'occiput est normalement saillant, front légèrement fuyant, oreilles bien faites ; pupilles égales, contractiles, tremblement des paupières gauches ; vue bonne des deux yeux, odorat meilleur à gauche qu'à droite ; le bord de la langue porte des traces de morsures ; voûte palatine normale, pas de tuméfaction des ganglions du cou, nausée réflexe très-facile à produire par l'introduction d'une cuiller dans l'arrière-gorge ; appétit bon.

Tous les trois jours au moins, perte séminale nocturne ; lorsqu'il a une perte séminale, il se produit dans le jour un plus grand nombre de phénomènes épileptiques. La pression sur la région sous-maxillaire gauche, précisément en arrière de l'angle inférieur du maxillaire, détermine une douleur vive, des mouvements fibrillaires dans le masséter correspondant, un léger trouble de la vue, comme si un éblouissement réel allait venir. J'ai reproduit cela deux fois. Rien de semblable à droite. M. de B... éprouve une sensation douloureuse, lorsque je presse sur l'apophyse épineuse et la gouttière gauche de la quatrième vertèbre dorsale ; la douleur persiste un peu après, mais ne s'étend pas plus loin, elle est suivie d'un tressaillement de la partie antérieure de la poitrine au-dessous des mamelons et du ventre.

Rien de particulier du côté du cœur, des poumons, du foie, du ventre ; membres inférieurs maigres, pouls onduleux. P. 88. T. axill. 38,4.

Rien dans les cristallins, vus à la lumière oblique avec la lumière artificielle et la loupe ; la pupille gauche, en se dilatant par intervalles, prend une forme olivaire. Sous l'influence d'un pincement en arrière de l'angle inférieur du maxillaire inférieur gauche, la pupille gauche se dilate du double que la droite ; il en est de même, lorsque l'on pratique la même exploration à droite. Mémoire diminuée depuis un an au plus ; caractère doux.

M. de B... a subi déjà un grand nombre de traitements : par l'homœopathie pendant un an, le galium-album de Montpellier, la belladone pendant six mois, l'électricité au cou, au moyen de piles de Bunsen. Il a été traité, à l'âge de 18 ans, pendant trois mois, par des vermifuges qui ont amené la sortie de beaucoup d'ascarides et d'un lombric, par l'hydrothérapie, par l'assa fœtida, par des ventouses sèches le long de la colonne vertébrale dorsale, pendant deux mois, tous les jours. Il ne suit plus de traitement depuis deux ans.

Le 20 novembre, j'institue le traitement suivant :

Vésicatoire au cou (à entretenir).

Bromure de potassium, 4 grammes pendant huit jours.

Bromure de potassium, 4^{gr},50 pendant huit autres jours.

Bromure de potassium, 4ᵍʳ,75 pendant les huit jours suivants.

16 Décembre. — Le 4 décembre, deux absences; le 5, deux absences; le 10, huit absences; le 11, neuf absences; le 12, douze absences. Nuits du 8 au 9, un éblouissement; du 12 au 13, un éblouissement. A peine un peu de nausée et de toux réflexes. Bromure de potassium, 5ᵍʳ,10 par jour.

10 Janvier 1870. — Le 26 décembre, deux attaques. Le 16 décembre, une absence; le 28, une absence; le 31, une absence. Nuits du 18 au 19, un éblouissement; du 30 au 31, un éblouissement. Boutons d'acné au cou; a encore un peu de nausée réflexe. Bromure de potassium, 5ᵍʳ,50 par jour.

21 janvier. Le 3, une absence. Nuit du 4 au 5, un éblouissement.

Le 5,	—	—	—	12 au 13,	—
Le 7,	—	—	—	13 au 14,	—
Le 8,	deux	—		19 au 20,	—
Le 9,	une	—		8 au 9,	deux —
Le 10,	—	—			
Le 12,	—	—			
Le 14,	deux	—			
Le 15,	une	—			
Le 21,	une	—			

Pas de nausée réflexe, toux réflexe.

Bromure de potassium, 5ᵍʳ,50 par jour.

11 Février. — A eu une attaque, le 8 ; chaque jour, une absence et a eu cinq éblouissements. La tuméfaction des ganglions a diminué sensiblement; un peu de toux réflexe. Même traitement.

Du 1ᵉʳ mai à janvier 1871, cinq attaques, et de 6ᵍʳ,60 à 7ᵍʳ,50 de bromure.

20 Février 1871. — N'a pas eu d'attaque. A eu deux ou trois absences par mois et deux à quatre éblouissements.

Bromure de potassium, 5 grammes par jour.

En résumé, ce malade qui était atteint, depuis l'âge de 13 ans, d'épilepsie caractérisée par des absences, puis des attaques convulsives, a cessé d'être frappé d'attaques depuis qu'il est soumis au traitement bromuré, mais les absences, les vertiges persistent, ainsi que l'état de cachexie qui est toujours d'un pronostic défavorable chez un épileptique.

OBSERVATION LXII. — *Épilepsie idiopathique datant du jeune âge.* — Absences, puis attaques au nombre de deux cents à peu près. Suppression depuis un an des attaques par le bromure de potassium. Persistance des absences.

M. D..., 24 ans, me consulte, le 6 novembre 1869. Père mort d'un coup de sang. Mère bien portante. Sept frères et sœurs.

Cinq sont morts :
{ Un de maladie d'intestins.
{ Une de fausse couche.
{ Un de convulsions.
{ Deux de maladies inconnues de M. D.

Deux vivent, sont bien portants.

M. D... a eu, vers l'âge de un an, des convulsions qui ont duré un quart d'heure. Vers l'âge de 5 à 6 ans, il lui est souvent arrivé de se réveiller en poussant des cris. Vers l'âge de 12 ans, il a commencé à avoir des absences; il laissait tomber ce qu'il avait dans les mains, se trouvait comme interdit; ces absences survenaient parfois à plusieurs reprises dans la même journée, ou bien laissaient entre elles des intervalles de plusieurs mois.

Après avoir eu, pendant quatre ans, de semblables absences, pour lesquelles il n'a subi aucun traitement, M. D... a été atteint d'une première attaque diurne. A cette première en ont succédé d'autres, tous les mois, toutes les trois semaines; puis tous les quinze jours, depuis deux mois. Il vient d'en avoir trois en un mois.

Les *attaques* sont caractérisées par : chute à terre, cris, pâleur de la face, raideur générale; face laide, grimaçante, secousses cloniqnes, écume buccale, morsure de la langue, stertor; sommeil consécutif. Durée, dix à quinze minutes.

Les *absences* consistent en : pâleur de la face; regard étonné, mouvements inconscients, comme s'il cherchait. Durée, une minute. Les attaques et les absences ne sont annoncées par aucun phénomène morbide.

M. D... est grand, fort, bien constitué, un peu pâle, la physionomie exprime surtout la tristesse; il sourit aussi par moments, sans motif. Il porte une plaie sur le nez, suite de chute pendant une attaque; je vois les traces de morsures, sur le bord droit de la langue; pas de tuméfaction des ganglions. — Pas de douleur vertébrale ni cervicale.

Diminution très-notable de la mémoire; son frère me dit qu'il en a eu beaucoup autrefois; il a été très-fort en arithmétique. Caractère doux, un peu sombre, il cherche maintenant volontiers à se cacher. L'introduction d'une cuiller dans l'arrière-gorge ne détermine pas de nausée réflexe, mais seulement du larmoiement réflexe.

M. D... a été traité par le galium, la valériane et l'oxyde de zinc pendant plusieurs années.

Traitement. — Abstinence de café et de liqueurs. Bromure de potassium, 3 grammes par jour à prendre en deux fois.

15 Novembre. — Bromure de potassium, 3^{gr},50 par jour, en deux fois.

30 Novembre. — A eu, le 16, une attaque.

Le 17, une attaque.

Le 20, cinq attaques.

Le 21, une attaque. Le bromure qu'il prend est pur. Depuis le 21 il a ressenti, à plusieurs reprises, une sensation céphalique qui lui a fait penser qu'il allait être malade; c'est la première fois qu'il éprouve de semblables phénomènes.

Le 28, a eu trois de ces sensations. Bromure de potassium, 5 grammes par jour.

15 Décembre. — A eu plusieurs de ces sensations, que j'appellerai des préludes.

Le 20 Décembre. — Une attaque. Bromure de potassium, 5^{gr}, 15, tous les jours. Eau ferrée aux repas.

1er Janvier 1870. — Bromure de potassium, 5^{gr},50 par jour.

Le 2 Janvier. — Une absence.

Le 3. Deux *id.*

Le 4. Cinq *id.*

Le 6. Trois *id.*

Le 7. Deux *id.* Pas de nausée réflexe, quelque profondément que soit enfoncée la cuiller. Bromure de potassium, 4^{gr},45 par jour.

31 Janvier. — Un prélude le 20, un le 23, un le 27, deux le 28, deux le 30. Acnés sur la face. Un prélude, les 4 et 5 février.

Bromure de potassium, 5^{gr},40 par jour.

20 Février. — Un prélude, le 14; cinq *id.*, le 16. Une attaque, le 17; trois préludes, le 18. Bromure de potassium, 5 grammes par jour.

7 Mars. — Une absence les 21, 22, 23, 24, 25 février; deux absences, le 27. Après un prélude, il a eu la tête lourde et brûlante. Bromure de potassium, 5^{gr},40 par jour.

22 Mars. — Une absence, le 7 mars; trois, le 13. Un prélude, le 15; un *id.*, le 16. Bromure de potassium, 5^{gr},45 par jour.

7 Avril. — Un prélude, le 25 mars; un *id.*, le 26. Une absence, le 2 avril; trois, le 3; trois, le 5; deux préludes, le 6. Pas de nausée réflexe.

Bromure de potassium, 5^{gr},75.

23 Avril. — A eu, le 7, trois préludes. Le 7, une absence de un quart d'heure de durée; depuis, a eu trois autres préludes. Bromure de potassium, 5^{gr},95 par jour.

9 Mai. — Le 23, trois absences.

Le 24. — Trois absences.

6 Mai. — Une *id.*

Le 7. — Huit *id.* Le sommeil de la nuit est calme et de longue durée.

27 Mai. — A eu, le 9, un prélude.

Le 11. — Un *id.*

Le 15. — Un *id.*

Le 16. — Une absence et trois préludes.

Le 18. — Deux préludes.

Bromure de potassium, 6^{gr},70 par jour.

10 Juin. — Un accès le 3 juin, avec perte de connaissance incomplète. A eu trois à quatre préludes simples par jour.

Se raser presque la tête et recevoir chaque jour une affusion froide sur le vertex. Un bain de pieds sinapisé par jour. Bromure de potassium, 6^{gr},50 par jour.

27 Juin. — A eu, le 13, trois attaques; le 17, deux préludes. Le 20, une absence. Le 21, une absence. Le 26 une absence. Bromure de potassium, 6^{gr},60 par jour.

13 Juillet. — A eu, le 27 juin, une absence. Le 29, une absence. Le 30 et le 1er juillet, une absence. Bromure de potassium 6^{gr},70 par jour.

30 Juillet. — Le 18, un prélude. Le 19, un prélude. Le 20, trois préludes. Le 26, un prélude.

Bromure de potassium, 6^{gr},65 par jour.

13 Août. — Le 3 août, une absence; le 4, une absence et un prélude. Le 9, deux préludes. Le 10, une absence. Le 13, deux préludes. Bromure de potassium, 6^{gr},70 par jour.

30 Août. — Le 19, deux préludes. Les 21 et 22, deux préludes. Le 27, deux préludes. Bromure de potassium, 6^{gr},55 par jour.

15 Septembre. — Bien. Bromure de potassium, 6^{gr},65 par jour.

25 Février 1871. — M... n'a pas eu d'attaques; mais seulement des absences, au nombre de trois à cinq par mois et de douze à seize préludes d'attaques.

La médication est continuée à la dose de 6 grammes par jour.

10 Mars. — Pas d'attaques, une absence. Même traitement.

Juillet 1874. — Une à cinq absences par mois. Bromure de potassium, 5^{gr},50 par jour.

La physionomie n'est plus hébétée, l'intelligence est à peu près revenue complétement.

En résumé, ce malade, atteint depuis douze ans d'épilepsie caractérisée par des absences et des attaques qui ont profondément altéré l'intelligence a cessé depuis quatre ans d'avoir des attaques; n'a eu que peu d'absences; et en même temps l'intelligence est revenue à peu près normale. La physionomie n'a pas le cachet d'hébétude qu'elle présentait.

Décembre 1873. L'amélioration persiste. Le malade n'a plus d'attaques ; il n'a que des absences à des intervalles éloignés.

Observation LXIII. — *Antécédents héréditaires tuberculeux. Épilepsie à l'âge de 12 ans aggravée par le mariage.*

100 attaques. Plus de 1,000 vertiges. Amélioration par le bromure de potassium ; suppression des attaques.

Madame M..., 30 ans, vient me consulter, le 10 février 1866.

Sa mère est morte de phthisie pulmonaire, son père est bien portant.

Madame M... a commencé à être atteinte, à l'âge de 12 ans, d'accès épileptiques qui n'ont pas cessé depuis. La menstruation s'est établie à l'âge de 17 ans. La maladie paraît avoir été prise pour de l'hystérie, si j'en juge parce qu'un médecin a conseillé le mariage comme moyen curatif ; mais le mariage a notablement aggravé l'affection. En effet, elle a eu depuis des attaques convulsives.

Madame M... a toujours été d'une constitution délicate, lymphatique ; elle est pâle, maigre, ne pèse que 45 kilos, est très-sujette aux rhumes de poitrine, mais ne présente aucune lésion pulmonaire appréciable.

La menstruation est peu régulière ; la malade est très-sujette à du ballonnement de ventre. Elle a un fils âgé de cinq ans, très-nerveux et d'une santé délicate.

Les attaques sont caractérisées par : soupir, perte de connaissance complète, chute à terre, raideur générale, convulsions cloniques, stertor, évacuation involontaire d'urine.

Les vertiges épileptiques sont caractérisés par les phénomènes suivants : Madame M... pousse un soupir, l'œil devient hagard, elle mâchonne, a le plus souvent le temps de s'asseoir ; mais il lui est arrivé quelquefois de tomber dans la rue, puis elle perd complétement connaissance. Les pupilles sont immobiles à la lumière artificielle ; elle reste deux minutes à peu près dans cet état, qui est ordinairement accompagné d'évacuation d'urine. Le vertige passé, on entend dans le ventre un bruit de gaz intestinaux.

Le nombre des vertiges est de 10 à 16 par mois ; ils se produisent, chaque mois, par une série de 7 à 10 en deux à trois jours. Ils ne présentent ordinairement aucun rapport avec la menstruation ; mais les rapprochements sexuels les déterminent certainement ; tout rapprochement est suivi au bout de peu d'heures d'un vertige ou d'une attaque. Le nombre des attaques a été de 6 à 10 par an.

Madame M..., a été traitée pendant plusieurs années, mais sans résultat aucun, par Herpin, de Genève, au moyen de lactate de zinc, belladone, jusquiame, sulfate de cuivre ammoniacal.

Lorsque madame M.... vint me consulter après la mort d'Herpin, elle avait eu dans l'année 122 vertiges. Je constatai, avant de commencer à la traiter par le bromure de potassium, que l'introduction d'une cuiller à la base de la langue, était aussitôt suivie d'une très-forte nausée réflexe, de larmoiement et de toux.

10 Février 1866. — Bromure de potassium, 2 grammes par jour, en deux paquets, à prendre au commencement d'un repas.

Du 19 au 22 février, sept vertiges.

14 Mars. — A eu ses règles le 8 mars.

28 Mars. — Aucun phénomène morbide. Madame M... me fait remarquer que c'est la première fois que, depuis le commencement de la maladie, elle est restée six semaines sans vertige. Pas de diminution de la nausée réflexe et du larmoiement.

Bromure de potassium, 3 grammes par jour à prendre en deux fois.

Un vertige le 4 avril, sans perte de connaissance complète ni urination. Un idem le 5.

Un idem le 7, sans perte de connaissance ni urination.

Un idem le 11.

Pendant le vertige du 5 avril, elle n'a pas cessé de marcher.

Le 12 Avril, quelques boutons d'acné sur la face. Bromure de potassium, 4 grammes par jour.

25 Avril. — Rien à noter : madame M... a eu ses règles le 16 avril; sang très-peu abondant; diminution de la nausée et du larmoiement réflexes. Nouveaux boutons d'acné à la face ; le matin, le sommeil est devenu très-lourd. A neuf heures du soir, madame M... a un besoin irrésistible de dormir; hier, elle a eu un fort besoin de dormir dans la journée. Bromure de potassium 4^{gr}, 50 par jour.

9 Mai. — Même sommeil profond le matin et le soir. Toux forte, sèche, la semaine dernière. En ce moment, voix enrouée ; à peine un peu de nausée réflexe, un peu d'angine.

Même traitement.

23 Mai. — Angine, rougeur assez vive de l'arrière-gorge, surtout à droite; la luette est appliquée sur l'amygdale droite, difficulté à ouvrir la bouche, sensation piquante à l'arrière-gorge, provoquant une toux grasse, pas d'expectoration, coryza ; après les repas, la malade a des quintes de toux qui amènent quelquefois des vomissements. Règles le 22 mai ; le sang n'est venu qu'un jour, puis leucorrhée les jours suivants. Bromure de potassium 2 grammes par jour, jusqu'à la fin du rhume.

Le 28 Mai, un vertige. Le 29, deux vertiges. Le 30, un vertige. Le 31, un idem. Ils ont été plus forts que les précédents.

6 Juin. — Sécheresse de la bouche (température de la bouche 30°) ; mauvais goût, peu de salive ; ses parents lui disent qu'elle a l'haleine mauvaise, elle me dit que sa salive a mauvais goût. Bromure de potassium, 2^{gr} 50 par jour.

20 Juin. — Rien de nouveau, envies considérables de dormir le soir après dîner et en plein jour. N'a plus la bouche sèche (température de la bouche 25°) ; salivation plus facile; apparition des règles le 18 juin, très-peu de sang, peu coloré, durée vingt-quatre heures.

Bromure de potassium, 3^{gr},60 par jour.

Le 3 Juillet, à onze heures du soir, étant couchée, une heure après un rapprochement sexuel, elle a une attaque convulsive très-forte. Le 11 juillet, deux vertiges. Le 12, deux vertiges. Le 13, quatre idem. Le 14, deux idem.

Le 16, apparition des règles ; durée deux jours ; tendance profonde au sommeil ; pas de lassitude générale. Bromure de potassium, 4 grammes par jour.

3 Septembre. — Bien. — Bromure de potassium, 4^{gr}, 25 par jour.

24 Septembre, — Un vertige. Le 5, deux idem. Bromure de potassium, 4^{gr},50 par jour.

15 Octobre. — Le 6, un vertige. Son fils vient d'avoir une scarlatine qui s'est compliquée de croup.

Le 25 Octobre, un vertige. Le 26, un vertige. Le 27, un idem. Le 29, cinq vertiges. Le 17 octobre, menstruation plus abondante qu'ordinairement.

5 Novembre. — Bromure de potassium, 3 grammes par jour.

17 Décembre. — Un vertige le 14, un idem le 16 et un idem le 17. Menstruation le 15. Bromure de potassium, 4^{gr}, 25 par jour.

9 Janvier 1867. — Le 22 décembre, a eu quatre vertiges dont deux avec perte incomplète de connaissance, et tous quatre sans urination involontaire. Bromure de potassium, 4ᵍʳ, 50 par jour.

En résumé, 41 vertiges en 1866 et pas une attaque complète, tandis qu'en 1865, 222 vertiges et 6 attaques.

Du 9 janvier 1867 au 31 décembre 1873 la malade a eu six à dix vertiges par mois, mais pas d'attaques.

Le bromure a été donné aux doses de 4 à 5 grammes.

En résumé, cette malade, atteinte depuis dix-huit ans d'épilepsie caractérisée par des attaques et des vertiges, a cessé, sous l'influence du bromure de potassium, d'avoir des attaques depuis huit ans, mais a continué à avoir des vertiges.

OBSERVATION LXIV. — *Prédisposition héréditaire aux convulsions. Épilepsie dans l'âge adulte.*

30 attaques. Aura dans le membre inférieur gauche — troubles des vaso-moteurs. Amélioration par le bromure de potassium. Productions d'attaques à la suite seulement d'excès alcooliques et d'emploi de bromure impur.

M. L..., aubergiste, vient me consulter, le 8 octobre 1866.

Ses grands parents maternels sont morts jeunes.

Son grand-père paternel, mort vers 65 ans.

Son père est mort à 70 ans; il avait été bien portant jusque-là. Sa mère est morte vers 60 ans.

Il a eu douze frères et sœurs; six vivent bien portants, quatre sont morts jeunes, de convulsions; un est mort de fièvre typhoïde. Un frère a eu des convulsions pendant son enfance, de deux à cinq ans.

Quant à lui, il a été bien portant dans son enfance; pendant sa jeunesse, il s'est livré quelquefois à des accès alcooliques. Il tenait la cantine au fort de Charenton depuis neuf ans, lorsque après plusieurs ennuis graves dans son commerce, et en particulier un jour, après une discussion très-vive, il eut sa première attaque d'épilepsie, en 1865.

Sa femme l'a vu à la fin de l'attaque; il s'était mordu la langue, était hébété et n'avait pas toute sa connaissance.

Au bout de cinq semaines, deuxième attaque.

Au bout de trois mois, troisième attaque.

Les attaques sont précédées de fourmillements dans le membre inférieur gauche; quelquefois les fourmillements se produisent sans attaques consécutives. Ils se produisent au moins une fois tous les jours ou toutes les nuits, et réveillent M. L....

Les attaques sont caractérisées par les phénomènes suivants : perte de connaissance ; agitation, convulsions toniques des yeux, face rouge, écume buccale, raideur des membres, immobilité, râlement; puis, il s'arrache tout, urine quelquefois involontairement; reste hébété un certain temps, ne reprend connaissance qu'au bout de vingt-cinq minutes.

Il a eu à peu près en tout, vingt à trente attaques; il en a eu jusqu'à deux en un jour.

Les dernières attaques ont eu lieu le 8, le 9, le 10, le 15 septembre 1866 pendant la nuit; et le 8 octobre.

État actuel. — Tête grosse, fortement développée latéralement; expression de souffrance dans la physionomie, pâleur et teinte jaunâtre de la face.

M. L.... marche presque toujours, en raison d'inquiétudes et de fourmillements qu'il ressent dans le membre inférieur gauche, et un peu dans le droit. Les fourmillements se font sentir principalement à la face postérieure de la cuisse gauche, de la jambe gauche et à la région plantaire. Ils ont une durée de quelques minutes ; la sensation débute par la cuisse, descend au pied, puis remonte à la cuisse ; elle est accompagnée d'un sentiment de chaleur, non suivi de sueur ; il n'existe pas de varices à la jambe gauche. Il a aussi des fourmillements dans les deux mains ; il éprouve une sensation générale de froid et de chaud. Sa femme a remarqué que, depuis le début de la maladie, les jambes sont toujours brûlantes la nuit.

La jambe gauche semble gonfler quelquefois ; pas de saillies veineuses ; pas de souffle cardiaque ni vasculaire.

Foie, 0,12 hauteur mamillaire ; digestions bonnes ordinairement, jamais de vomissements. Depuis le début de l'affection, les mains sont brûlantes et sèches ; température de la main droite 36,6 ; celle de la main gauche, 36,8.

M. L... est très-peureux, le moindre bruit l'irrite, lui fait peur ; une porte qui s'ouvre le fait tressaillir et trembler. Il est devenu très-impressionnable à la chaleur, aux odeurs ; il n'ose plus sortir seul, tellement il craint d'être pris d'une attaque dans la rue. La parole est brève ; le sommeil agité par des rêvasseries ; il est du reste fréquemment interrompu par des fourmillements des membres inférieurs ; pas de diminution dans la sensibilité tactile et aux piqûres des deux membres inférieurs ; pas de différence de teinte des deux membres inférieurs ; pas de différence de température ; 32,4º dans le jarret droit, 32,5 dans le jarret gauche. P. 68 puls. moyennes.

M. L... a déjà été traité sans succès par quelques confrères, au moyen de préparations de zinc, de valériane.

Avant d'instituer la médication par le bromure de potassium, je constate que l'introduction d'une cuiller dans l'arrière-gorge détermine de la nausée et de la toux.

Bromure de potassium, 4 grammes par jour en deux fois.

19 Octobre. — Pas d'attaque, nausée réflexe très-nette et facile.

Bromure de potassium, 6 grammes par jour.

2 Novembre. — N'a presque plus eu de fourmillements ; a eu encore la nuit des secousses, même sécheresse des paumes des mains ; a moins peur du bruit et de tout ce qui l'impressionnait autrefois ; il se sent plus en train, n'a plus eu peur de sortir seul, il est même venu seul aujourd'hui à ma consultation. Sommeil très-bon et calme. Température de la paume de la main droite 34,1º — température de la main gauche 34. Le teint est moins jaune ; bon appétit.

Bromure de potassium, 6ᵍʳ,10 par jour.

26 Novembre. — Pas d'accès ; a de fréquents besoins de dormir ; sommeil calme, n'a plus eu de secousses la nuit ; n'a presque plus de fourmillements ; le teint n'est presque plus jaune ; a encore un peu de nausée réflexe. — Mains fraîches, celle de droite l'est un peu moins — température de la paume de la main droite 31º, celle de la gauche 28º.

Bromure de potassium, 6ᵍʳ,20 par jour.

10 Décembre. — M. L.... a eu une contrariété assez vive, il y a une demi-heure ; quelques instants après, il a éprouvé à la jambe gauche la sensation spéciale de fourmillements et de chaleur ; elle n'a pas remonté plus haut, il ne s'est produit en même temps aucun mouvement particulier dans le membre inférieur gauche ; il a éprouvé en même temps un peu de mal de tête. P., 72 — température de la paume de la main droite 34º6, celle de la gauche 33º. Besoins de dormir très-fréquents et irrésistibles, sentiment de courbature.

Bromure de potassium, 7 grammes par jour.

24 Décembre. — Pas d'accès; a encore eu quelques très-légères et très-passagères douleurs dans le mollet gauche et la partie interne du pied gauche. Boutons d'acné sur la face, sur le tronc, accompagnés de démangeaisons.

Bromure de potassium, 7^{gr},10 par jour.

Décembre 1873. — Depuis 1868 M. L... n'a pas eu d'attaque; mais a continué à éprouver, plusieurs fois par mois, des préludes, c'est-à-dire la sensation d'engourdissement dans la jambe gauche.

Le traitement a été et est continué à des doses variant de 4 à 5 grammes par jour.

En résumé, ce malade atteint depuis un an d'attaques d'épilepsie au nombre de 30, et d'auras dans un membre inférieur, a cessé d'avoir des attaques depuis sept ans, mais a continué à ressentir des auras.

§ 3. — INSUCCÈS.

Observation LXV. — *Plaie du crâne.* — *Convulsions épileptiformes.* — *Idiotie.* — *Insuccès de la médication bromurée.*

L'enfant M..., âgé de 4 ans et demi, m'est amené en mars 1868.

Aucune cause héréditaire. A 14 mois, l'enfant est tombé à terre des bras de sa mère et a été atteint d'une plaie grave du cuir chevelu, avec fracture du crâne; quelques jours après, l'enfant a été pris de convulsions caractérisées par : perte de connaissance, chute à terre, fixité du regard, immobilité. Depuis, ces convulsions se sont reproduites quelquefois jusqu'à quinze fois en deux heures.

Sous l'influence de ces convulsions nombreuses, l'intelligence de l'enfant ne se développa pas; et un état d'ioditie en fut la conséquence.

A ma première visite, je trouve à l'enfant une physionomie complétement hébétée ; sa face porte les cicatrices de nombreuses plaies qu'il s'est faites en tombant; il est turbulent, mobile au delà de toute expression; il parle à peine, et ses réponses sont extrêmement bornées; il est impossible de fixer son attention.

Aujourd'hui, l'enfant ressent un nombre considérable de fois par jour, des accès caractérisés par : perte de connaissance incomplète, pâleur de la face, propulsion brusque en avant de la tête; si l'enfant se trouve près d'un meuble, son front choque le meuble, et l'enfant se blesse.

Traitement. — Je fais prendre à l'enfant ,chaque jour, une cuillerée d'huile de foie de morue et 2 grammes par jour de bromure de potassium.

15 Mai. — Même nombre d'accès. Même traitement.

5 Juin. — Bromure de potassium, 2^{gr}, 30 par jour.

Octobre. — Même nombre d'accès. — Même traitement.

Je pousse progressivement le bromure de potassium jusqu'à la dose de 3^{gr},50 ; mais l'enfant ne le supporte pas et est pris de bromisme, ainsi que d'une éruption erythémateuse accompagnée de fièvre.

Le traitement est suspendu le 18 novembre. Je fais reprendre le médicament, le 2 décembre, à la dose de un gramme ; et je le pousse progressivement jusqu'à 2^{gr},25 par jour.

Les secousses sont aussi fréquentes (plus de 300 par jour).

10 Janvier 1869. — Je continue pourtant la médication pendant deux ans, à des doses

variant de 1 gramme 50 centig. à 2ᵉʳ,50 ; mais je n'obtiens aucune amélioration. L'état d'idiotie est aussi profond.

Juin 1871. — Même état. Le traitement est continué à la dose de 1 gramme.

En résumé, cet enfant atteint d'idiotie et d'épilepsie consécutives à un traumatisme du crâne, a été jusqu'ici traité inutilement par le bromure de potassium.

OBSERVATION LXVI. — *Épilepsie consécutive à une contusion cérébrale et datant de dix ans.* *— Nombreux accès. — Traitement par le bromure de potassium. — Insuccès.*

Le nommé B..., 24 ans, cordonnier, est entré à l'hospice de Bicêtre (section des épileptiques) pendant que le service était dirigé par M. Delasiauve. Aucune cause héréditaire ; à l'âge de neuf ou dix ans, étant au collége de son pays, il jouait au cheval fondu. En le franchissant avec trop de force, il tomba sur la tête, et se fit au front une contusion violente. Dans la même journée, il aurait eu une attaque épileptique, et serait resté une heure sans connaissance ; deuxième attaque, deux mois après ; troisième attaque, treize mois après. Depuis, elles se sont reproduites à des intervalles de plus en plus rapprochés ; tous les huit jours au moins et quelquefois, plusieurs en vingt-quatre heures.

Au moment où je pris le service, en août 1865, ce jeune homme avait déjà eu neuf attaques en mai, une en juin, deux en juillet.

Il était d'une constitution ordinaire, d'une apparence alourdie, d'une certaine lenteur d'esprit, racontant cependant assez bien l'historique de sa maladie, et un prodrome constant de ses attaques, à savoir : une sorte d'embarras céphalique.

Les accès consistent : en perte de connaissance ; chute à terre, sur le front, le plus souvent ; pâleur de la face ; raideur tétanique des membres, des muscles du cou et de la mâchoire inférieure ; trismus, cyanose de la face ; convulsions cloniques violentes ; fréquentes luxations sous-coracoïdiennes gauches et droites ; morsure de la langue ; écume sanguinolente, stertor. L'accès dure deux à quatre minutes et laisse à la suite de l'obtusion.

En dehors de ces accès complets, il se produit quelquefois, des accès incomplets caractérisés par des étourdissements, l'obligation de s'asseoir ; pas de perte de connaissance.

Le 18 Août. — Bromure de potassium, 4 grammes par jour en deux fois.

25 Août. — Bromure de potassium, 4 grammes.

28 Août. — Bromure de potassium, 5 grammes.

8 Septembre. — Bromure de potassium, 7 grammes.

15 Septembre. — Bromure de potassium, 8 grammes.

Le 24 Septembre. — Huit accès.

Le malade supporte bien le médicament, dont les effets physiologiques sont cependant assez accusés.

2 Octobre. — Bromure de potassium, 9 grammes.

13 Octobre. — Quatre accès. La dose du médicament est portée à 10 grammes.

16 Octobre. — Les effets du bromure sur les voies respiratoires étant un peu trop prononcés (expectoration, toux abondante, râles sibilants et sous-crépitants), la dose est abaissée à 6 grammes.

20 Novembre. — Un accès ; 14 décembre, deux accès ; 22 décembre, un accès ; premier janvier 1866, deux accès ; 7 janvier, un accès.

La dose est élevée à 8 grammes.

28 Janvier. — Un accès ; 3 février, un accès ; 7 février, un accès.

Le 12 février, la dose du médicament est mise à 4 grammes, en raison de douleurs et de chaleur épigastriques; elle reste la même, jusqu'en août 1866 et, depuis le 12 février jusqu'au 15 août, le nombre des attaques a été de six, en mars; cinq, en avril; dix, en mai neuf, en juin; deux, en juillet. L'état du mal est resté stationnaire, puisque, l'année précédente, le nombre des accès avait été de neuf en mai, de un en juin, de deux en juillet, trois en août, treize en septembre, neuf en octobre et trois en décembre.

En résumé, ce malade atteint d'épilepsie consécutive à un traumatisme du crâne a été inutilement traité par le bromure de potassium.

OBSERVATION LXVII. — *Épilepsie symptomatique d'une lésion cérébrale. — Hémiplégie. — Insuccès de la médication bromurée.*

Le nommé W..., âgé de 23 ans, est entré à l'hôpital de Bicêtre en 1861.

Les renseignements recueillis apprennent que ce jeune homme, fils naturel, a été pris, à l'âge de dix ans, d'une fièvre typhoïde à la suite de laquelle il a perdu la parole et la motilité des membres du côté droit. La parole est progressivement revenue, mais l'hémiplégie a persisté. A l'âge de quinze ans, apparition d'attaques convulsives, caractérisées à ce moment et depuis par une sensation d'amertume prodromique, la perte de connaissance, des convulsions toniques générales, puis cloniques, portant aussi bien sur les membres paralysés que sur les membres sains; écume buccale, morsure de la langue; embarras de la parole et confusion des idées consécutives.

Le nombre des accès a été jusqu'ici de quatre à six par mois. La médication bromurée (3 à 4 grammes par jour, depuis août 1865 jusqu'en 1867) n'a produit aucune amélioration.

OBSERVATION LXVIII. — *Épilepsie produite par une impression pénible vive, chez une jeune fille d'une intelligence arriérée. Aggravation de la maladie pendant une fièvre typhoïde. — Insuccès de la médication bromurée.*

Mademoiselle G..., âgée de vingt ans, d'une intelligence faible dès le bas âge, d'une santé délicate, d'une nature impressionnable, née de parents non atteints de maladies nerveuses, est épileptique depuis l'âge de dix ans, à la suite d'une impression pénible que lui a causée la vue d'une de ses amies prise de haut mal. La maladie a été peu intense jusqu'à une fièvre typhoïde qui a déterminé de très-nombreuses convulsions qui ont mis ses jours en danger. Après un laps de temps de quatre années, durant lesquelles les attaques avaient cessé, nouvelle émotion, émotion produite par le bruit d'un sifflet d'une locomotive quelques heures après son arrivée en Europe (elle est née dans une colonie,) et presque aussitôt attaque, qui a été suivie de plusieurs autres (quatre à six par mois) depuis six ans.

La médication bromurée (2 à 6 grammes par jour pendant trois mois) n'a amené aucune amélioration, et a coïncidé au contraire jusqu'ici, avec l'augmentation dans la fréquence des accès.

OBSERVATION LXIX. — *Épilepsie consécutive à une maladie fébrile de l'enfance; éruption bromurée. Accès, auras, insuccès de la médication bromurée.*

Le nommé S..., âgé de 11 ans, entre, le 20 novembre 1865, dans l'hospice de Bicêtre.

Malade depuis deux ans environ; auparavant, se portait bien; cependant il aurait eu des convulsions vers neuf à dix mois; il lui serait survenu une fièvre d'abord dite muqueuse, puis ensuite typhoïde (mai 1862); l'enfant est resté six semaines malade, la

fièvre a augmenté, puis a diminué ; il a commencé à manger, s'est rétabli, puis au bout
de sept à huit mois, il a été pris de *faiblesses*, disait qu'il avait mal au cœur, s'asseyait,
restait les yeux ternes, ne parlait pas pendant une minute ; puis se relevait, disait que
c'était passé.

Ces faiblesses le prirent une fois tous les mois, puis une fois tous les quinze jours et
devinrent plus fortes; puis survinrent tous les huit jours et toujours plus fort.

Alors on s'est aperçu de contorsions, ses yeux se retournaient; il devenait pâle, puis
la face changeait de teint ; le bras droit était agité de convulsions, la main se fermait,
les doigts crispés ; la jambe droite présentait des secousses par intervalles ; le bras gauche ne paraissait rien offrir. Quelquefois ces phénomènes le prenaient après les repas;
quand la digestion n'était pas faite, il vomissait.

Un jour, cela l'a pris jusqu'à douze fois dans les vingt-quatre heures. Il ne s'est jamais blessé. Dans cet état, il paraît entendre, mais ne répond jamais ; après l'accès, il
devient tout rouge-pourpre, se relève pour se trouver mal de nouveau.

Traitements suivis depuis 1864. Il a été électrisé pendant un an, en 1865. Il a été conduit
à l'Enfant-Jésus (service du D\`r\`Labric) tout en restant dans sa famille ; tous les jeudis il allait à la consultation du D\`r\` Labric; il aurait pris d'abord du zinc, puis deux pilules d'extrait
de belladone par jour. On avait ordonné du houblon et une bonne nourriture.

Je vois le père qui paraît bien portant. Pas de maladies chez les ascendants vi-
vants.

Je vois le frère aîné (14 ans). Il paraît bien portant. La mère est morte, il y a trois
mois; elle était enceinte de six mois et demi ; elle aurait beaucoup toussé tout le temps
de ses grossesses, avait de la fièvre le soir vers trois heures.

Elle aurait eu beaucoup de chagrin de la perte d'un enfant mort *de fièvre cé-*
rébrale.

Le grand-père maternel et la grand'mère maternelle vivent encore, sont très-bien
portants.

Pendant que la mère portait l'enfant, sujet de notre observation, il ne s'est rien passé
de spécial ; pas de maladie, pas de peur, rien pendant l'accouchement qui n'ait été
naturel.

L'enfant est adroit, intelligent en dehors de ses attaques. Il dort à la suite de ses
attaques, mais l'intelligence revient assez vite.

A l'école, il a eu des prix d'orthographe et de lecture ; il passait pour intelligent. Il
sait ses quatre règles, il connaît la musique, il solfie bien, était enfant de chœur, *au*
chapitre de Saint-Denis à la cathédrale. (Il faut avoir de la voix pour cela, il n'y a que
douze enfants de chœur qui touchent chacun 35 francs *par trimestre.*)

État actuel. 3 Juillet 1866. — Cet enfant a plusieurs fois par mois des accès caractérisés
par : perte de connaissance, chute à terre, pâleur de la face, immobilité des pupilles,
convulsions toniques et cloniques des membres droits ; nausée réflexe.

L'enfant est doux, a un bon caractère; il lit très-couramment les caractères écrits ;
sa figure est intelligente ; bonne conformation du squelette. Bromure de potassium, un
gramme par jour.

19 Juillet. — A eu un accès le 4 et un le 17. Bromure de potassium, 1\`gr\`, 50 par jour.

28 Juillet. — A un bouton d'acné sur la face ; la muqueuse de l'arrière-gorge est un
peu rouge ; pas de nausée réflexe, mais larmoiement réflexe, pas de diarrhée, pas de
coliques. Depuis le 19, a eu un accès tous les jours ou à peu près. Bromure de potassium, 3 grammes par jour.

Il a eu un accès le 23 juillet ; cinq le 25 ; trois le 4 août ; un le 13 ; un le 14, un le 21.

22 Août. — Bromure de potassium, 3ᵍʳ, 50 par jour. Deux accès le 22 ; quatre le 23 ; pas de malaise épigastrique, pas de mal de gorge ; un peu de rougeur, quelques boutons d'acné.

Deux accès le 3 septembre, deux le 11, un le 17, un le 5 octobre, un le 6. Absence de nausée réflexe. Bromure de potassium, 4ᵍʳ, 25.

12 Novembre. — A eu un accès le 24 octobre ; un idem le 2 novembre. Bromure de potassium, 4ᵍʳ, 50.

19 Novembre. — Pas d'accès.

Bromure de potassium, 4ᵍʳ, 50 par jour.

Il a eu deux accès, le 21 novembre, un le 24, trois le 29 novembre, un le 18 décembre. Pas de nausée réflexe (un couteau à papier est enfoncé jusqu'à l'épiglotte) ; pas de troubles digestifs ; boutons d'acné sur la face ; pas de douleurs dans les membres. Bromure de potassium, 4ᵍʳ, 50.

16 Janvier — 1867. A eu un accès le premier janvier, un accès le 10. Bromure de potassium, 4ᵍʳ, 75 par jour.

4 Février. — A eu un accès le 29 janvier. Même traitement.

11 Février. — A eu un accès le 6. Même traitement.

25 Février. — A eu un accès le 11, 5 idem le 12. Bromure de potassium, 5 grammes par jour.

4 Mars. — Depuis deux jours, souffre des jambes et se plaint d'un bouton qu'il porte à la joue droite ; à chaque jambe, au-dessus d'une plaque croûteuse d'un jaune sale, qui existe depuis le 23 janvier, est une plaque rougeâtre constituée par une série de pustules acnéiformes, dont quelques-unes laissent suinter un liquide crémeux comme on en voit dans les furoncles. Dans leurs intervalles, on aperçoit des taches d'un blanc jaunâtre, du diamètre de grains de millet et un peu saillantes ; là où il n'y a pas de suintement, le tissu est rouge-cerise et empâté ; légère rougeur périphérique. La plaque fait à la surface de la peau une saillie, de 0ᵐ, 003 à 0ᵐ, 004, est à peu près arrondie, et a un diamètre en hauteur de 0ᵐ,025 et en largeur de 0ᵐ,02.

Sur la joue droite, plaque à peu près analogue, mais moins avancée comme évolution ; elle est constituée par une série de vésicules et pustules blanc jaunâtre disposées en cercle parfait autour d'une surface rouge-cerise où la peau est un peu soulevée et un peu flasque, comme dans une ampoule ; autour de cette plaque, est un érythème assez fortement coloré et d'une largeur maximum de 0ᵐ, 003. La plaque présente, à sa base, une induration manifeste, elle est notablement douloureuse, son diamètre est de 0ᵐ,015, elle est saillante au-dessus du niveau de la peau de 0ᵐ, 002 à 0ᵐ, 003. Pansements avec des cataplasmes ; séjour au lit. Guérison de ces saillies au bout d'un mois.

En Mars. — Quatre accès ; eu avril 17 ; en mai 12 accès ; en juin quinze. La dose du médicament est maintenue de 4ᵍʳ, 50 à 5 grammes.

En juillet. — 3 accès.

La médication par le bromure de potassium est suspendue ; son insuccès a été dans ce cas, tel que l'enfant a eu en six mois 70 accès ; tandis qu'il en avait eu 80 dans toute l'année suivante.

OBSERVATION LXX. — *Convulsions de l'enfance. — Arrêt de l'intelligence, synostose basilaire. — Idiotie. — Épilepsie définitive. — Accès. — Insuccès de la médication bromurée.*

L'enfant L..., âgé de 8 ans, entre, le 23 décembre 1865, à l'hospice de Bicêtre.

Sa mère a une bonne santé ; son père est mort d'une fluxion de poitrine en dix jours de temps ; il était bien portant ; père et mère non consanguins.

Grands-pères et grand'mères de santés inconnues. Le père était peintre, d'un caractère léger non réputé débauché ; il y a eu trois autres enfants, un mort l'année passée de convulsions au moment de la dentition (à l'âge de deux ans) ; deux vivent ; une petite fille de huit mois, l'autre, notre malade.

Le 22 janvier 1866, les parents m'écrivent qu'ils n'ont aucune connaissance qu'aucun membre de la famille ait été comme l'enfant (Louis), qu'il a été pris de cette maladie à six mois, qu'il est né à terme.

Il n'a pas eu de maladie jusqu'à l'âge de six mois, mais on s'aperçut, à cet âge, de mouvements saccadés, puis de convulsions, qui ont été attribués par le médecin à la dentition. On ne peut savoir si les premières convulsions ont été rapprochées ; puis on s'est aperçu de bonne heure que l'intelligence ne se développait pas. La tante qui me parle, me dit qu'il a des accès deux ou trois fois par mois, surtout aux périodes lunaires ; l'accès a toujours commencé par des plaintes, des pleurs, puis l'enfant s'affaisse ; il perd connaissance, et les convulsions se produisent.

Les accès n'ont jamais duré plus de dix minutes, et jamais plusieurs ne se sont succédé à intervalles rapprochés ; il en a eu au plus deux en vingt-quatre heures.

État actuel. — L'enfant est blond, de figure assez gentille, le front bien développé, bien saillant, bombé ; oreilles longues, écartées ; sait à peine son nom, dit s'appeler l'aîné, n'écoute pas ce qu'on lui dit, s'en va quand on l'appelle ; prononce des mots et des phrases inintelligents ; il dit papa et maman : « papa est mort demain, papa donnera raisin. Un beau lit, monsieur, causer dessus, manger une tartine. »

Il dit avoir deux ans, être né depuis deux ans, avoir été mis au monde depuis deux mois. Les mots qu'il dit, sont assez bien articulés, mais il associe ensemble des syllabes qui ne donnent aux mots aucune signification ; il remue presque toujours ; très-peu d'attention ; paraît regarder avec plaisir des images, demande à les voir.

Il dit mon, quand on lui présente une montre ; plu, quand on lui montre une plume ; de l'in, quand on lui montre de l'encre ; une cuille pour manger la sou, pour une cuiller ; une clef, quand on lui montre une clef ; un crayon, quand on lui présente un crayon ; un endroit à plu, quand on lui montre un encrier ; un petit pot, quand on lui montre un petit pot ; bouchon quand on lui montre un bouchon ; chapeau pour mettre sur la tête, dimanche, quand on lui montre un chapeau.

Dents. — D'inégale grandeur ; toutes les antérieures sont crénelées, deux molaires à gauche et en bas sont cariées.

Voûte palatine. — Très-profonde et présente une dépression où peut loger le petit doigt.

Parties génitales. — Le testicule gauche est dans le scrotum ; le droit est à l'orifice inférieur de l'anneau.

Il dit seul : août, septembre, mai ; connaît les majuscules ; mal les minuscules ; ne sait pas les syllabes. Cicatrice au côté gauche du cou.

J'ai assisté à l'un de ses accès ; il était tranquillement assis à table, quand tout d'un coup il dit : *Cela me fait peur, cela me fait peur !* puis a été pris d'un accès véritable d'épilepsie : perte de connaissance, immobilité des pupilles, secousses, yeux convulsés ; pas d'écume, pas d'urination, face pâle. L'accès a été de courte durée, nous dit-on, par rapport aux autres.

Dix minutes après, nous le voyons tranquillement assis à table, ayant déjà pris le potage avec plaisir, la face est un peu fatiguée, mais sans agitation. Pouls à 100.

Le nombre des accès est de cinq à vingt par mois.

Juillet 1866. — A nausée réflexe très-nette. Bromure de potassium, 1 gramme par jour.

19 Juillet. — A eu un accès le 18. Bromure de potassium, 1gr, 50 par jour.

25 Juillet. — Pas d'accès, n'a plus de nausée réflexe, l'haleine est un peu bromurée. — Même traitement.

22 Août. — A eu un accès le 26, un le 27 juillet, un le 3 août, deux le 11. Bromure de potassium, 2 grammes par jour.

29 Août. — A eu un accès le 23. Bromure de potassium, 3 grammes par jour.

1er Octobre.—A eu un accès le 1er septembre, un le 4, deux le 11.—Il supporte bien le médicament. Bromure de potassium 4 grammes.

21 Octobre. — Pas d'accès, absence de nausée réflexe.

Il a eu un accès le 6 novembre, un le 7, un le 9, un le 13.

19 Novembre. — Bromure de potassium, 3 grammes.

24 Décembre. — A eu un accès le 19 novembre; pas d'accès depuis, pas d'acné à la face et sur le corps; pas de troubles digestifs; peu de rougeur de l'arrière-gorge, même de l'intelligence. Bromure de potassium, 3gr,25.

16 Janvier 1867. — Pas d'accès depuis le 1er janvier; supporte bien le médicament. Bromure de potassium, 3gr, 50 par jour.

Il a eu un accès le 16 janvier, un le 17, un le 30, un le 7 février. Bromure de potassium, 3gr, 70 par jour.

25 Février.— Un accès le 21.

11 Mars.—A eu trois accès le 1er mars; un le 2, un le 3. Bromure de potassium, 4 grammes.

La médication a été continuée pendant toute l'année 1867, mais l'état du malade est resté stationnaire ou à peu de choses près.

Ainsi il a eu 45 accès, tandis qu'il en avait eu 73 dans l'année 1866.

OBSERVATION LXXI. — *Antécédents héréditaires tuberculeux du côté paternel. — Épilepsie des le bas âge. — Obtusion de l'intelligence. — Insuccès de la médication bromurée.*

La nommée A..., 12 ans, est entrée, le 20 février 1868, dans le service M.Bailla rger à la Salpêtrière (section des enfants).

Son père est mort phthisique, sa mère est d'une santé délicate.

L'enfant a eu des convulsions à l'âge de deux ans, et est restée depuis épileptique.

Le nombre des attaques a été, en août 1867, de 18, en septembre de 17, en octobre de 5, en novembre de 3 et en décembre de un; en janvier 1868, de 15, en février de 22, et du 1er mars au 21 il a eu 20 accès.

21 Mars 1868.—L'enfant a une physionomie peu intelligente, son caractère est très-emporté, son intelligence et sa mémoire très-faibles, elle se livre à l'onanisme. Elle présente l'apparence d'un tempérament scrofuleux.

Elle est atteinte d'attaques et de vertiges; les attaques sont caractérisées par : perte de connaissance, chute à terre, raideur tétanique, collapsus, convulsions cloniques, stertor, sommeil, immobilité des pupilles.

Les vertiges sont constitués par un étourdissement, un mouvement de tête, du trouble de la vue, de la fixité du regard, des mouvements de déglutition.

Je constate de la nausée réflexe avant d'administrer le bromure de potassium.

Du 21 mars 1868 au 27 mars 1869. — Traitement par le bromure de potassium à la dose initiale de un gramme et maximum de 5gr, 50 par jour.

Le nombre des attaques n'a pas diminué. La nausée réflexe avait été supprimée dès juillet 1868, lorsque la malade était arrivée à prendre 4 grammes du médicament.

OBSERVATION LXXII.— *Antécédents héréditaires tuberculeux du côté du père. Épilepsie dés le bas âge. — Attaques. — Obtusion intellectuelle. — Insuccès de la médication bromurée.*

La nommée M..., 14 ans, est entrée dans le service de M. Baillarger, il y a deux ans, à la Salpêtrière (section des enfants).

Elle est épileptique depuis son bas âge. Réglée depuis 1867.

Est grande, forte ; caractère vif, mémoire, intelligence faibles ; sait lire, travaille bien à la couture, pas de parésie.

Les attaques épileptiques, au nombre de quatre à six par mois, surviennent par séries ; elles sont très-violentes, sont précédées par une aura sensoriale, des hallucinations, de la peur, un sentiment d'inquiétude et d'effroi, puis perte de connaissance ; secousses cloniques générales, écume buccale, abattement et hébétude pendant plusieurs heures.

La malade est soumise, en septembre 1867, au traitement par le bromure de potassium à la dose initiale de 1 gramme, qui est portée successivement à 2 grammes en l'espace de deux mois, puis à 6 grammes au bout de quatre mois.

La médication a été continuée sans aucun résultat avantageux pendant dix-huit mois. Le nombre des attaques a été le même.

OBSERVATION LXXIII.—*Antécédents héréditaires tuberculeux du côté maternel. — Épilepsie dés le bas âge. — Attaques. — Hémiplégie. — Obtusion mentale. — Insuccès de la médication bromurée.*

La nommée M..., 14 ans, est entrée dans le service de M. Baillarger à la Salpêtrière (section des enfants).

Mère morte phthisique, père mort de chagrin, dit l'enfant ; elle est malade dès sa première enfance, et a depuis plusieurs années vingt à trente attaques par mois.

Elle porte, dans son habitus, tous les caractères du tempérament scrofuleux ; nez épaté sur les côtés, ramassé à sa pointe, cicatrice à l'entrée de la narine droite ; croûtes dans le nez, au pourtour d'une ulcération que l'on voit à l'entrée de la narine droite ; les dents sont mal rangées, rétrognathes ; ganglions cervicaux tuméfiés à droite. Physionomie alourdie, parole nette, mémoire assez bonne, intelligence moyenne, caractère colère. Habitudes d'onanisme ; menstruation depuis deux mois ; hémiplégie incomplète à gauche, consécutive à des attaques.

Dans ces attaques, franchement épileptiques, elle s'est blessée souvent la face, si l'on en juge par les nombreuses cicatrices et les ecchymoses que l'on y voit ; nausée réflexe très-nette.

2 Mai 1867. — Du bromure de potassium est administré à la dose initiale de 1 gramme.

La dose est portée progressivement à 4gr,50 en l'espace de cinq mois.

Cette enfant a vingt-sept attaques en mai ; trente-quatre en juin ; dix en juillet ; dix-huit en août ; soixante en septembre ; quarante-deux en octobre.

La médication est suspendue en novembre 1867.

OBSERVATION LXXIV. — *Prédisposition aux affections nerveuses. — Contusion cérébrale. — Épilepsie consécutive. — Attaques et vertiges. — Insuccès de la médication bromurée.*

Le nommé L.... 20 ans, est amené à ma consultation, le 22 septembre 1865.

Taille au-dessous de la moyenne ; conformation bonne ; tête ovale, disposition à s'incliner à droite ; figure longue, cheveux bruns, yeux verdâtres, expression douce, peu intelligente ; peu musclé ; faible des membres ; peau légèrement brune, peu de teint. Volontaire, capricieux, taquin, susceptible, quelquefois violent ; il n'a jamais été adroit ; son intelligence, autrefois médiocre, a beaucoup déchu depuis sa maladie ; il conserve pourtant une bonne mémoire ; ses questions sont un peu celles d'un enfant. Il est tellement peureux, qu'il n'est pas possible de le faire aller seul dans une chambre dès qu'il fait nuit. Aucune cause héréditaire appréciable, mais une sœur a eu la chorée à 8 ans ; deux autres frères bien portants. Une sœur, de 9 ans, est choréique depuis six ans ; elle est en outre d'un caractère violent, jaloux, elle se couche à terre lorsqu'on la contrarie. Cette enfant est vive et maussade et a une intelligence inférieure.

L..., né chétif, nourri par sa mère, maladif jusqu'à quatre mois, s'est bien développé ensuite ; point de convulsions d'enfance, il a eu la rougeole, la scarlatine et la variole à l'âge de 18 à 20 mois, il avait été vacciné sans succès.

Deux mois environ avant sa première attaque à 11 ans, chute dans une tranchée assez profonde pour qu'on ait dû le remonter avec une échelle ; il y a eu plaie de la tête à droite, région pariétale.

Début par une attaque, le 13 octobre 1856 ; 2e attaque en octobre 1858, pendant le sommeil ; 3e attaque en mars 1859 ; 4e atttaque en juin ; 5e le 29 septembre ; la 6e le 1er novembre ; la 7e le 1er décembre ; la 8e le 16 mars 1860 ; la 9e le 22 juillet ; la 10e le 8 août.

Il est, en outre, sujet à des préludes nocturnes ou diurnes. Du 8 août 1860 au 22 juillet 1865, l'enfant a été soigné par Herpin, de Genève, par du lactate de zinc, du cuivre, de la jusquiame, de la belladone, du carbonate de manganèse, de la valériane, de l'armoise, du gui, de l'acétate d'ammoniaque, du galium, du sulfate de nickel ammoniacal ; mais la maladie s'est toujours aggravée ; le nombre des attaques est arrivé à être de six à dix par mois. De plus, l'enfant a, depuis cinq ans, des préludes d'attaques et des vertiges.

Les attaques sont caractérisées par les phénomènes suivants : Il avertit presque toujours : « Maman ! maman ! » ou bien il s'assied sur son lit et dit : Ah ! ah ! Quelquefois il pousse un cri violent. Il ouvre grandement la bouche, qui est tordue à droite ; rotation de la tête à droite, raideur générale, flexion des bras et des jambes ; tremblements suivis de secousses générales ; figure rouge, puis violette, plus tard pâle ; salive plus souvent filante que mousseuse, jamais de morsure ; jamais d'urine involontaire ; comme stertoreux pendant quelques minutes. Autrefois il se rendormait sans reprendre connaissance ; maintenant, après le coma, il ouvre de grands yeux avec l'expression de la plus profonde stupeur ; il se met à essayer de parler, mais ne prononce que des syllabes, et pleure de son impuissance ; peu à peu cependant, il retrouve toute sa connaissance, et s'endort. Le lendemain matin, céphalalgie et courbature.

Les préludes consistent en une sensation étrange d'un corps qui passe en travers de sa poitrine, en palpitations, et en une sensation céphalique rapide. Il court et cela se passe.

Les vertiges débutent par un prélude ; puis le malade prononce les mots : « Maman ! maman ! Ah ! ah ! » Il paraît effrayé et court pendant quelques instants, perd alors un peu connaissance.

Le 27 octobre 1865, je constate que l'introduction d'une cuiller dans l'arrière-gorge détermine de la nausée. Ce même jour, je fais prendre au malade 2 grammes de bromure de potassium.

3 Novembre. — Bromure de potassium, 3 grammes par jour.

Le 13 Novembre, bromure de potassium, 4 grammes par jour.

1er Décembre. — Le malade a eu depuis le 27 octobre trois attaques. Il présente sur le corps de très-nombreuses pustules d'acné ; suppression de la nausée réflexe.

En Décembre, une seule attaque.

Le 2 Janvier 1866, bromure de potassium, 5 grammes par jour.

En Mars, une attaque. Même traitement.

En Avril, une attaque.

En Mai, une attaque.

Août. Depuis mai, le malade a eu de nombreuses absences, consistant en éblouissements, en palpitations.

Octobre. A eu une attaque, six vertiges.

Novembre, une attaque. Le traitement a été continué.

Je revois le malade en 1868. Le nombre des attaques est toujours bien moindre qu'avant le traitement bromuré, il n'est pas de une par mois. La médication est continuée.

Observation LXXV. — *Prédisposition héréditaire aux affections nerveuses. — Mauvaise conformation du crâne. — Idiotie. — Epilepsie. — Insuccès de la médication bromurée.*

L'enfant J..., âgé de 9 ans, est amené à ma consultation, le 21 juin 1867.

Sa mère est excessivement impressionnable ; depuis longtemps, elle a des migraines, est atteinte d'un strabisme interne double, mais de l'œil droit surtout, consécutif à des convulsions infantiles.

Son père est bien portant. Rien du côté des grands parents ; un frère est en bonne santé.

L'enfant est très-impressionnable et nerveux ; pâle, a les lèvres grosses, le front fuyant. — Dépression sus-orbitaire, dents larges, voûte palatine étroite, profonde ; yeux grands, saillants, régulièrement placés, oreilles grandes ; à la droite, il y a épaisissement de la partie inférieure du pavillon ; le nez est dévié un peu à droite. Il est turbulent, colère, a de la mémoire ; ne sait, pour ainsi dire, pas lire, sait un peu écrire en copiant, mais non composer une lettre.

Il a eu des engorgements ganglionnaires sous-maxillaires ; a uriné au lit jusqu'à l'âge de 5 ans.

Depuis un an, cet enfant est atteint d'accès diurnes caractérisés par : perte de connaissance complète ou incomplète, chute à terre, raideur générale, flexion des mains ; rarement quelques secousses cloniques, mouvements de grattement sur ses vêtements ; fixité du regard, collapsus, pupilles très-dilatées.

A la suite des accès, il est souvent comme aveugle et sourd pendant quelques minutes. Hébétude consécutive de durée variable. Ces accès se reproduisent tous les deux jours au moins, tous les jours ; quelquefois deux accès par jour.

En dehors de ces accès, il a des absences. Il a continuellement, depuis de longues années du nystagmus latéral de l'œil gauche. Nausée réflexe très-facile ; aucun malaise épigastrique ; ventre bien fait.

Il éprouve parfois, dans les intervalles des accès, depuis un an, une douleur sus-orbitaire à gauche, parfois assez vive pour arracher des cris ; dans cette région, la sensibilité aux piqûres est normale. Courbe occipito-frontale 320 mil., courbe horizontale totale 510 millim.

La partie postérieure de la tête se porte à gauche de l'axe du corps ; par contre la région temporale est moins élevée que la droite, aplatie par rapport à la droite ; diminution de l'ouverture du canal auditif externe. Sa mère et un oncle maternel présentent la même conformation.

Il a été traité pendant six mois par un médecin de Chartres, qui a ordonné comme régime : absence de laitage, légumes crus, fruits, oignons ; comme médicament : une poudre grise, d'une très-mauvaise odeur. L'enfant n'en a obtenu aucun soulagement ; il porte un vésicatoire au bras gauche depuis six mois, ordonné par ce médecin de Chartres.

Le 28 juin, je le soumets au traitement par le bromure de potassium à la dose de 2^{gr},50 par jour.

Je continue la médication aujourd'hui encore, 25 janvier 1874, et n'en ai obtenu aucun bénéfice, bien que j'aie poussé la dose jusqu'à 6 grammes par jour.

10 Mars. — Même état. Même médication.

Juin.   Id.   Id.

En résumé, la maladie de cet enfant atteint de déformation du crâne et d'idiotie congénitales, puis d'épilepsie caractérisée par des attaques et des vertiges, a résisté jusqu'ici à la médication bromurée.

Observation LXXVI. — *Prédisposition héréditaire aux affections nerveuses. — Lymphatisme de la mère. — Epilepsie de l'enfance. — Imbécillité. — Insuccès de la médication bromurée.*

Le nommé M..., âgé de 10 ans, est confié à mes soins, le 20 août 1865.

Son père est très-emporté, d'un caractère extrêmement original ; sa mère est lymphatique, d'une intelligence inférieure. Grand'mère paternelle peu intelligente.

L'enfant a un frère et une sœur intelligents, bien conformés, mais la sœur est scrofuleuse.

M.... n'a eu aucune maladie dans la première année de son enfance. A 14 ans, en 1857, il a commencé à avoir des accès incomplets consistant dans les phénomènes suivants : pendant qu'il était dans les bras de sa nourrice, on s'aperçut que ses yeux devenaient fixes, et qu'il était entraîné d'un côté ; cela ne durait que quelques secondes.

Les accès se renouvelèrent d'abord quatre à cinq fois pendant la première année ; puis, l'année suivante, ils se rapprochèrent. Il en eut 62 en 1858 ; 98 en 1859 ; 85 en 1860. Leur nombre s'est encore accru dans ces dernières années ; puis aux accès incomplets s'ajoutèrent des vertiges et des attaques convulsives complètes.

Lorsque je vis l'enfant en août 1865, il venait d'avoir en un mois 143 attaques.

La physionomie de M... était hébétée et sans intelligence ; les lèvres grosses, l'inférieure pendante, la face tachetée de points ecchymotiques sous-cutanés qui se sont produits depuis les fortes attaques.

L'intelligence est bien au-dessous de la moyenne, la mémoire est médiocre ; le raisonnement, le jugement, font à peu près défaut, et l'instinct est entièrement dominant ; son caractère est acariâtre, méchant.

Rien de particulier du côté du squelette, peu de force musculaire.

M... a été traité depuis cinq ans sans succès par Herpin, de Genève, au moyen du peroxyde de manganèse, le lactate de zinc, le sulfate de cuivre ammoniacal, les semences de jusquiame, l'armoise, le galium verum, le sulfate de nickel, l'extrait de valériane.

20 Août 1865. — Je le soumets au traitement par le bromure de potassium à la dose initiale de 0^{gr},50 que je porte progressivement, en trois mois, à 5 grammes.

Pendant cinq ans, la médication a été continuée aux doses de 4 à 5 grammes, conjointement avec des antiscorbutiques, des toniques, de la gymnastique ; la maladie n'a nullement été enrayée. Elle s'est maintenant compliquée à la suite d'attaques, de méningite de la base et de congestion cérébelleuse qui s'est traduite par des sauts choréiques comparables à ceux que Flourens et Bouillaud ont produits sur des pigeons dont ils piquaient le cervelet.

L'enfant a succombé, en 1870, à une méningo-encéphalite aiguë qui a été la conséquence d'attaques répétées en nombre incalculable pendant trois jours.

Observation LXXVII.— *Névrosisme des ascendants. — Épilepsie succédant à une chorée. — Attaques et vertiges. — Insuccès de la médication bromurée.*

Le nommé de M..., 14 ans, est amené à ma consultation, le 26 décembre 1864.

Il a une taille très-élevée, est même bien conformé; tête sphéroïdale grosse, figure ovale régulière, nez fin, expression intelligente, air de bonté; bien musclé, peu d'embonpoint, cheveux châtains, yeux bleu clair. Caractère très-vif autrefois, colère, intelligent; très-bonne mémoire; on exerce peu ses facultés. Très-craintif.

Un oncle paternel a été pris, à 68 ans, d'apoplexie cérébrale et d'attaques épileptiformes de 68 à 77 ans.

Sa mère est très-impressionnable, maigre; elle porte à la pointe de la langue des traces de morsures récentes sur l'origine desquelles elle ne peut ou ne veut s'expliquer. Je les ai constatées pendant tout le temps que j'ai donné mes soins à ce jeune homme.

A 5 ans, de M... dès le lendemain d'une vive frayeur occasionnée par un chien qui l'a poursuivi, est pris de *chorée*: tics dans les yeux, craquement dans les mains, les pieds. Au bout de quinze jours, aboiement pendant trois à quatre semaines. Le craquement a duré pendant des années; depuis lors, la poltronnerie n'a pas cessé de faire des progrès.

On traita la névrose par des bains de Baréges artificiels et des bains de rivière; mais sous cette influence le bégayement augmenta. (Février 1858.)

Fièvre typhoïde à 7 ans, cessation de la chorée. Variole à 10 ans et demi, scarlatine à 11 ans et demi, anasarque consécutive; dès vertiges très-fréquents survinrent à la suite de la scarlatine, huit mois avant le début des attaques.

Première attaque en janvier 1863 à l'âge de 12 ans; vermifuges sans résultat à cette époque.

Seconde attaque le 4 juin 1863, suivie de piqueté ecchymotique à la face. En août 1863, une attaque.

Le 26 septembre 1863, une attaque; on commence un traitement de galium, le remède a été envoyé de Tain. Attaques le 3 novembre et le 27 décembre.

En 1864, le 9 janvier, le 10 juin, le 28 août, le 29 septembre, le 18 novembre, le 17 décembre; attaques.

Depuis plusieurs mois, les vertiges sont bien moins fréquents et moins longs; les nuits, autrefois très-agitées avec cris et frayeur, sont calmes maintenant.

La veille ou l'avant-veille des attaques, il est sujet à des pincements épigastriques assez forts; ils se montrent aussi, mais plus légers, dans les jours qui suivent les attaques.

Attaque. — Regard fixe, rotation des yeux et de la tête à gauche; la tête se renverse un peu en arrière, raideur, cri de bête étranglée, chute en arrière; rigidité générale, pouces dans les poings, figure violette, puis pâle, fréquemment piqueté, ecchymotique; écume presque toujours sanglante; il y a aussi des morsures bien caractérisées; gonflement des lèvres; il ouvre les yeux sans voir; gémissements, affaiblissement général, pleurs, bâillements, mouvements automatiques. — Le plus souvent il s'endort sans retour intermédiaire de la connaissance; il ne sait pas qu'il a des attaques.

Vertiges. — Yeux sans expression, immobiles; pupilles très-dilatées quelquefois, léger strabisme, quelques mouvements des paupières et d'abaissement des angles des lèvres; plutôt pâleur peu caractérisée; pas de bruit salivaire; nulle réponse. Autrefois, il marchait droit devant lui, et se serait frappé contre des obstacles, si on ne l'avait retenu. — Aucun souvenir de ces vertiges.

De janvier 1865 à décembre 1866, je traite ce jeune homme inutilement par du lactate de zinc, de cuivre.

Le 5 décembre, je commençai à lui faire prendre chaque jour du bromure de potassium à la dose de 2ᵍʳ,50 par jour, et j'augmentai progressivement la quantité jusqu'à ce que j'eusse atteint la dose de 12 grammes par jour; mais la maladie n'a été en aucune façon diminuée, bien que la médication ait été continuée pendant quatre ans. Après cette époque, elle a été suspendue.

OBSERVATION LXXVIII. — *Prédisposition héréditaire aux maladies nerveuses, par le côté paternel. — Épilepsie dans l'adolescence. — Coïncidence des attaques avec la menstruation. — Insuccès de la médication bromurée.*

Mademoiselle B..., 27 ans, est amenée à ma consultation, le 31 mars 1869.

Son père a eu une folie mélancolique grave; il est resté sombre et taciturne; sa mère est d'une bonne santé. Deux sœurs bien portantes; une a deux enfants bien portants.

Mademoiselle B... a été réglée à 16 ans; il y a eu à cet âge des craintes de rachitisme. A 15 ans, première attaque suivie de plusieurs autres. Elle a suivi un traitement ordonné par Rayer, qui a consisté en hydrothérapie, nitrate d'argent, bains de valériane.

A la suite du traitement, suspension des attaques, pendant deux ans et demi; puis retour des attaques, puis interruption pendant six mois. Depuis six mois, elle a une attaque par mois aussitôt que la menstruation est finie.

Les *attaques* consistent : en cri ou plainte, perte de connaissance, raideur générale, secousses cloniques, mouvement de déglutition, écume buccale quelquefois sanguinolente, sommeil consécutif pendant un quart d'heure.

La dernière menstruation a eu lieu le 18 mars; et l'attaque est survenue le 25 mars.

État actuel. — Elle paraît avoir dix-huit ans, n'a pas les formes d'une femme de son âge, est très-maigre; elle est plus petite que sa mère; tête bien faite, oreilles bien faites, pupilles inégales. Vue égale des deux yeux, ouïe très-diminuée des deux côtés; goût, odorat normaux; intelligence à peu près ordinaire, moyenne; motilité, sensibilité normales; menstruation ordinaire tous les mois, cœur, poumons normaux; excitabilité très-grande, impressionnabilité excessive; a nausée réflexe normale.

Traitement. — Prendre, cinq jours avant chaque époque menstruelle, sulfate de quinine, 0ᵍʳ,40 par jour.

Poudre d'armoise, 20 grammes en 20 paquets, trois par jour; puis 25 grammes en 20 paquets, trois par jour. — Hydrothérapie pendant quinze jours avant les règles.

Le 4 Avril. — Une attaque.

Le 16 Avril. — La menstruation, d'une durée de six jours, n'est pas plus abondante.

Le 23. — Pas d'attaque; prendre aujourd'hui, et pendant deux jours, bromure de potassium, 3 grammes par jour.

Du 20 au 30 Mai, bromure de potassium, 4 grammes par jour.

6 Mai. — Une crise. Armoise en poudre, 26 grammes en 20 paquets, puis 27 grammes en 20 paquets, 2 paquets par jour.

12 Mai. — Depuis le début du traitement, maux d'estomac, tiraillements, dégoût, a eu des nausées ce matin. — Supprimer l'armoise pendant quatre jours.

Le 13. — A encore eu plusieurs nausées, un vomissement, des maux d'estomac, des crampes, de l'inappétence. — Reprendre l'armoise à la dose de 12 grammes en 20 paquets dont deux par jour. Bromure de potassium, 3 grammes par jour.

Le 28 Mai, une attaque qui a été précédée de préludes ; elle a été prise de trouble de la vue (bluettes), a dit : « Ah ! maman ! Ah maman ! » sa mère l'a couchée, et c'est au bout de une minute au moins, qu'elle a été prise de l'attaque ; tandis que jusqu'ici les crises avaient toujours été instantanées.

Armoise en poudre, 8 grammes en 30 paquets, deux paquets par jour. Bromure de potassium, 3^{gr},50 par jour. Hydrothérapie chaque matin en ablutions.

18 Juin. — Depuis huit jours hypnotisme, difficulté de parler ; sommeil nocturne bon, n'a plus de rêves comme avant, où les rêves étaient très-pénibles, pas de maux d'estomac. Bromure de potassium, 3^{gr},70 par jour. Armoise en poudre, 8^{gr},50 en 30 paquets.

De juin à décembre a eu une attaque à peu près à chaque époque menstruelle.

21 Janvier 1870. — Une attaque le 16 janvier, malaise épigastrique presque continuel depuis quinze jours ; sensation de poids, digestions difficiles, diarrhée de temps en temps ; à cela s'ajoute une fatigue générale, du découragement, de l'absence d'énergie.

Sous-nitrate de bismuth, 0^{gr},10 par jour.

Le bromure de potassium est suspendu et remplacé par une pilule quotidienne de : extrait de belladone 0^{gr},01, poudre de belladone 0^{gr},01.

OBSERVATION LXXIX. — *Nervosisme de la mère.* — *Épilepsie.* — *Vertiges.* — *Attaques.* — *Originalité du malade.* — *Apparence féminine.* — *Insuccès de la médication bromurée.*

Le nommé W...., âgé de 20 ans, est amené à ma consultation, le 9 octobre 1868.

Mère très-impressionnable, sujette à des spasmes hystériques. Père lymphatique, d'un caractère indécis. Pas d'autres enfants.

W... est né avant terme, dans un état de débilité tel que le médecin ne croyait pas qu'il pût vivre. De la naissance à l'âge de six mois, a eu des instants d'engourdissement général, qu'on attribuait à des convulsions internes ; il vomissait en sortant de cet état. A l'âge de cinq à six ans, il a eu trois accès de fortes convulsions d'une durée de une heure au moins.

A été traité par de nombreuses médications.

Depuis 1860, il est sujet à des attaques et des vertiges, pour lesquels il a été traité par Herpin, de Genève, au moyen de lactate de zinc, jusquiame et extrait de valériane. La maladie a cessé avec ce dernier médicament ; mais elle a reparu en juillet 1867.

Lorsque je le vis en novembre 1868, il avait déjà eu trois attaques.

État à cette époque. — Taille moyenne, bien conformé, tête régulière, petite par rapport à la face, qui est longue, gros traits, yeux bruns, cheveux châtains, teint pâle, peau blanche, sans embonpoint, peu musclé ; étroitesse du tiers supérieur de la poitrine. Caractère inégal, irritable, très-sensible ; vive intelligence, bonne mémoire des choses anciennes ; il parle peu, est très-original et ordinairement sombre.

Les *attaques* sont caractérisées par : chute à terre précédée par éblouissements, raideur générale, morsure de la langue, cyanose de la face, taches pétéchiales sur la face, autour des yeux surtout. Durée quatre minutes.

Les *vertiges* sont caractérisés par : perte de connaissance, état d'immobilité, qui durent plusieurs minutes. Avant de donner du bromure de potassium, je constate que la nausée réflexe existe.

10 Novembre 1868. — Bromure de potassium, 3 grammes par jour.

Le 26 Novembre. — Une attaque.

Le 27. — Bromure de potassium, 3ᵉʳ,50 par jour.

Le 16 Janvier 1869. — Une attaque.

20 Janvier. — Bromure de potassium, 3ᵉʳ,80 par jour.

De janvier à août, pas d'attaques ni de vertiges.

La dose du médicament a varié de 3ᵉʳ,80 à 4 grammes.

Le 2 Août, un vertige. Le 24 septembre, une attaque. Le 2 octobre, une attaque.

4 Octobre. — Bromure de potassium, 5 grammes par jour.

Le 11 Octobre. — Une attaque; le 30, deux attaques ; le 25 novembre, une attaque. Le 11 décembre, une attaque.

Le bromure de potassium est suspendu et remplacé par de la valériane, mais le nombre des attaques reste le même.

J'ai repris la médication bromurée en septembre 1870, à la dose de 3 grammes par jour.

De septembre à mars 1871, a eu cinq attaques.

1874. La maladie reste la même, malgré la continuation du traitement.

OBSERVATION LXXX. — *Épilepsie du père.* — *Nervosisme de la mère.* — *Attaques éclamptiques à l'âge de trois ans.* — *Auras, vertiges, puis accès avec prédominance des convulsions à gauche. Succès de la médication bromurée.* — *Éruption bromurée* (1).

L'enfant X.... âgé de 7 ans, est confié à mes soins, le 25 septembre 1865.

Le père, homme original, d'une nature exaltée, a depuis plus de vingt ans des vertiges épileptiques, à l'un desquels j'ai assisté; son front se couvre subitement de sueur, l'œil devient terne ; il tomberait sur ses jambes, si on ne le retenait, il s'appuie sur son côté droit, les pupilles sont excessivement dilatées, immobiles, le regard inanimé, la perte de connaissance absolue. Les lèvres présentent le mouvement dit : fumer la pipe. Au bout de une minute au plus, il me dit : Ce n'est rien, ajoute qu'il se sent étourdi, qu'il éprouve cela quelquefois. Il reste abattu quelques instants; des gouttelettes de sueur tombent du front, il se plaint de malaise épigastrique.

Sa femme arrive à ce moment, le trouve défait; elle me dit que ces phénomènes le prennent quelquefois depuis vingt ans.

Le père a une tête d'un volume et d'une saillie qui dépassent la moyenne.

La mère a elle-même des troubles nerveux variés, et a été atteinte quelquefois d'attaques hystériques.

Le grand-père paternel est un peu original et très-emporté; la grand'mère paternelle est d'une très-bonne santé.

L'enfant a eu six frères et sœurs qui sont morts; un frère entre autres que j'ai soigné pour une bronchite à l'âge de treize mois ; il avait une tête plus grosse que les enfants n'en ont à cet âge; ne prononçait pas un seul mot, ne connaissait pas précisément sa mère et avait un caractère triste. Cet enfant a succombé quelques mois après à une méningite.

L'enfant a eu, à l'âge de 3 ans, un premier état convulsif qui a duré quatre minutes. Quatre mois après, second état convulsif de huit minutes de durée

(1) Cette observation doit aujourd'hui être rangée dans la catégprie des guérison. (Voir page 130).

Trois mois après, troisième état convulsif; après six mois d'intervalle, quatrième état convulsif. Ces phénomènes se sont reproduits cinq fois pendant l'année suivante, mais leur durée a beaucoup augmenté; c'est ainsi qu'à la huitième et à la neuvième fois, l'enfant est resté quatre heures en convulsions.

Depuis cette époque, c'est-à-dire depuis l'âge de 5 ans, ces attaques éclamptiques se sont renouvelées deux à trois fois par an, et ont mis chaque fois la vie de l'enfant en danger. Mais à ces phénomènes il s'en était joint d'autres dont l'enfant a pu rendre compte lorsqu'il a eu 6 ans, c'est-à-dire des auras épigastriques, qui consistent en une douleur, un malaise qui le porte à mettre la main à son épigastre, et à se plaindre à ceux qui l'entourent.

Puis, à ces auras, se sont ajoutés des vertiges, à l'âge de 6 ans. Il se levait tout à coup; on dirait, disait-il, que la chambre marche; il se produisait de la rotation des yeux et de la tête à gauche; il ne présentait ni rigidité ni pâleur, continuait à parler. On le couchait; quelques minutes après, il était sur pied.

Dans le début, ces vertiges ne se sont reproduits que tous les mois; mais, vers l'âge de 7 ans, ils se sont rapprochés malgré un traitement par le lactate de manganèse, de zinc, de sulfate de cuivre ammoniacal.

En 1866, je suis appelé auprès de cet enfant pendant une attaque éclamptique et je constate les phénomènes suivants qui ont duré deux heures et demie :

Perte de connaissance absolue, tête portée à gauche; convulsions des yeux portés en haut et à gauche, dilatation et immobilité des pupilles, rigidité de tout le côté gauche du corps, puis secousses cloniques générales saccadées, écume buccale, serrement et écartement alternatifs des mâchoires, puis sommeil. Quelques jours après j'assiste à un vertige :

Pâleur subite de la face, perte de connaissance incomplète; écartement des paupières, yeux fixes, mâchonnement, puis rougeur de la face pendant dix minutes. Durant le vertige, il prononce quelques mots : « Je ne veux pas, ce n'est rien, » et porte la main l'épigastre. Il lui arrive aussi, pendant ces vertiges, d'avoir des tintements d'oreilles.

Lorsque je vis l'enfant pour la première fois, je fus frappé du volume exagéré de sa tête, et surtout de la proéminence et de la largeur de son front, des saillies des veines du front, de l'épaisseur de la lèvre supérieure, de la maigreur de ses membres, de l'étroitesse de sa poitrine et de la disposition en carène des deux dernières pièces du sternum.

Sa taille était petite, son air malin et intelligent, peau d'un blanc mat. Caractère entêté, volontaire, très-vif; facilité à apprendre, mais peu de mémoire pour retenir ce qu'on lui a appris. Nausée réflexe normale.

En juin 1866, je commmence à traiter l'enfant par le bromure de potassium, à la dose de un gramme; et j'arrivai progressivement à 4^{gr},50 en l'espace de un an. Il ne se reproduisit plus d'états convulsifs éclamptiques, mais les auras et les vertiges survinrent aussi fréquemment, c'est-à-dire dix à quinze fois par mois.

La dose de bromure de potassium a dû dans cet intervalle, être une fois diminuée par suite de l'apparition aux mollets de boutons et de tumeurs très-douloureux, rouges, offrant un bord net saillant, luisant; une dépression centrale couverte d'une croûte, avec une circonférence rouge, et une base dure et très-sensible.

Le traitement a été continué jusqu'en mai 1870 à des doses variant de 4 grammes à 6 grammes sans amener la guérison de ces vertiges. La maladie s'est au contraire aggravée; les vertiges se sont en effet insensiblement transformés en accès caractérisés par

une perte absolue de connaissance; chute à terre, mouvements de balancier des mem·
bres gauches; trismus des mâchoires, laideur de la face, leur durée était de deux à
quatre minutes.

A deux reprises différentes même, ces accès ont été suivis d'hallucinations; leur
intensité s'accrut même avec l'âge.

L'intelligence n'en a pas encore été atteinte; mais la mémoire est toujours un peu faible.

Le traitement par le bromure de potassium a du reste à plusieurs reprises marché de
pair avec l'emploi de la valériane, de l'aconit, de l'électricité à courant constant, de
l'hydrothérapie, de la gymnastique, de l'oxyde de zinc, de la belladone.

Le bromure de potassium paraît avoir eu pour résultat ici d'empêcher la manifestation
de nouvelles attaques d'éclampsie, mais n'avait pu guérir en 1871 les auras, les vertiges
et arrêter la marche de la maladie sous la forme d'accès convulsifs.

6 Novembre 1874. — Depuis que ces dernières lignes sont écrites, l'état de cet enfant
est bien changé : sous l'influence d'un séjour continu à la campagne et d'exercices gym·
nastiques, il s'est considérablement développé, il a grandi, est devenu vigoureux et, dès
janvier 1872, j'ai pu porter la dose du médicament à 12 grammes par jour.

Le nombre des attaques a diminué progressivement, si bien que depuis mars 1873 il
n'en a pas eu une seule et n'a plus que des préludes ou des auras.

Il a eu deux fois un peu de bromisme, qui m'a forcé de diminuer la dose à 2 grammes
et une fois (février 1873), cette diminution a été suivie après six jours d'une attaque.

Aujourd'hui, je donne tous les deux jours 11^{gr},50 et les deux autres jours 8^{gr},50, sans
que sa santé physique en soit altérée.

OBSERVATION LXXXI. — *Caractères de dégénérescence.* — *Nervosisme chez des ascendants
du côté paternel.*— *Épilepsie.* — *Vertiges et attaques.* — *Insuccès de la médication bromurée.*

La nommée S..., 14 ans, est amenée à ma consultation, le 19 octobre 1868.

Grand'mère paternelle excessivement emportée, nerveuse.

Père très-impressionnable et emporté.

Mère calme, femme de bon sens.

Cinq frères et sœurs. Un frère de 21 ans, calme.

Un frère a 20 ans, est très-nerveux, a voulu se faire prêtre, mais, après trois mois de
séminaire, est devenu fou; il a une monomanie religieuse, avec désaffection absolue
pour ses parents qu'il injurie.

Un autre frère a 19 ans, est très-nerveux; une sœur de 11 ans est calme.

Notre malade a eu, à 18 mois, des convulsions coïncidant avec la dentition (*molaires*)
pendant trois jours. A 8 ans, eczéma généralisé, traité par bains sulfureux, et ayant
une durée de deux mois. Au moment *juste* où l'eczéma a cessé, on a vu survenir des
vertiges qui sont encore aujourd'hui caractérisés par : perte de connaissance, pâleur de
la face, paupières cernées, tête portée en arrière, yeux portés en haut; tremblement des
yeux de bas en haut, quelques grimaces, battement rapide des artères temporales; bruit
de claquement des lèvres, parfois petite plainte; incontinence d'urine, mouvements des
membres supérieurs comme si elle épluchait; grattement de la tête avec ses deux mains.
Durée deux à trois minutes. Un peu de stupeur consécutive.

Le vertige fini, la malade reprend le fil du discours, la note interrompue sur le piano;
elle a eu jusqu'à cent vertiges semblables en un jour.

En décembre 1867, première attaque épileptique, caractérisée par : perte de connaissance, chute à terre sur la tête, raideur générale, yeux convulsés en haut, face cyanosée,

secousses générales, écume buccale, pas de morsure. Stertor, incontinence d'urine et des fèces; sommeil consécutif de deux heures et stupeur, lassitude, faim et souvent, après les attaques, taches noirâtres sur la face et les membres.

En juillet 1868, menstruation avec un peu de coliques.

Fin septembre, deuxième menstruation, sang très-noir abondant.

Depuis décembre 1867, a eu une attaque d'abord par mois, puis deux par mois et ce mois-ci en a déjà eu deux. Ainsi jusqu'à ce moment douze attaques.

Il y a quelques nuits, elle s'est levée comme endormie, a été au lit de sa mère, et s'est laissé reconduire à son lit sans se réveiller.

État actuel. — Elle est très-grande pour son âge, blonde; extrémités toujours froides, nez froid; cicatrices de variole discrète sur le front, physionomie régulière, douce; oreilles inégales, la droite a une hauteur de 58 millimètres, la gauche a 55 millimètres. Occipital et pariétaux normaux; front haut, normalement bombé, yeux réguliers, pupilles égales, moyennes, contractiles; nez gros, rougeâtre à la pointe, dents bien faites, voûte palatine bien faite, croûtes de pityriasis sur le cuir chevelu et derrière l'oreille gauche; quelques ganglions cervicaux postérieurs tuméfiés; mains longues, doigts minces. Pieds: les pouces sont très-longs; ils dépassent de 21 millimètres les deuxièmes doigts; les troisièmes phalangettes des deux seconds doigts sont très-fléchies et leurs extrémités portent sur le sol. La marche n'en est pas gênée; l'épaule droite est plus basse que la gauche de un centimètre et demi.

La deuxième pièce du sternum est dans sa partie gauche notablement saillante, et cela dans une longueur correspondant à quatre côtés. Le cœur est bien à gauche; rien d'anormal dans le cœur et les poumons, ventre bien; nausée réflexe ordinaire.

Intelligence arriérée; elle est comme une enfant de 11 ans, est peu instruite, lit bien; parole nette, douce; articulation précise; écriture assez bonne; met mal l'ortographe; travaille au crochet, à la tapisserie, joue du piano; mémoire faible, ne se tourmente pas de sa maladie. Elle est sujette à des colères, des brusqueries, donne facilement des soufflets, et lorsqu'elle est contrariée, elle trépigne.

Le 19 Novembre 1868. — Traitement : Vésicatoire permanent au bras gauche, sirop antiscorbutique, bromure de potassium, 3 grammes par jour.

26 Octobre. — Quatorze vertiges; abattement, tendance au sommeil.

Le 27. — Quinze vertiges, bromure de potassium, 5^{gr},25 par jour.

Le 28. — Très-nombreux vertiges. Menstruation le 15 octobre : durée quatre jours.

Le 13 Février 1871. — La médication a été suivie avec un grand soin depuis 1868; les doses de bromure ont ét éportées par mo iprogressivement à des doses de 4 grammes, 4^{gr},50, 5 grammes; un moment même elles ont déterminé un peu de bromisme; la maladie n'a été un peu diminuée, au point de vue des attaques, que dans la première année du traitement, mais en 1870, cette jeune fille a eu vingt-deux attaques; les vertiges ont été aussi fréquents.

Les parents persistent cependant à vouloir continuer la médication.

OBSERVATION LXXXII. — *Épilepsie du jeune âge.* — *Alcoolisme du père.* — *Insuccès de la médication bromurée.*

Le nommé S..., 15 ans, est confié à mes soins, le 26 octobre 1866.

Son père est buveur de profession, s'énivre très-fréquemment; sa mère est bien portante. Deux frères et sœurs bien portants.

A l'âge de 5 ans, sans cause connue, S... a eu une première attaque; depuis elles se sont renouvelées tous les quinze jours au maximum après un intervalle de six mois.

Ce jeune homme est grand, fort, a une intelligence et une mémoire au-dessus de la moyenne; parle bien, rend bien compte de ce qu'il éprouve; son caractère est difficile, il est entêté.

Il a des attaques et de simples vertiges, accompagnés de perte de connaissance incomplète; les attaques et les vertiges sont précédés d'un mouvement de déglutition; quelques secondes avant, a souvent une douleur sus-pubienne, que la pression calme.

Ses oreilles sont bien conformées; la tête est bien faite; traits réguliers, les membres sont bien faits.

Les attaques sont caractérisées par : éblouissement, perte de connaissance, raideur générale, pâleur de la face, convulsions cloniques, évacuation involontaire d'urine. Durée de deux minutes. Une attaque est suivie quelquefois de quatorze autres attaques au maximum et de cinq en moyenne.

L'haleine est très-désagréable après les attaques.

Le 26 novembre 1866, j'ordonne 3 grammes de bromure de potassium par jour; ni café, ni thé, ni vin pur. Un bain de trois quarts d'heure tous les deux jours avec feuilles de valériane en infusion.

26 Décembre. — Une forte attaque, suivie pendant douze heures de vomissements tous les quarts d'heure.

31 Janvier. — Une absence avec mouvements de déglutition et perte de connaissance, nausée et céphalalgie consécutives. Bromure de potassium, 3^{gr},50 par jour.

19 Février. — Pas d'attaque. Bromure de potassium, 3^{gr},60 par jour.

4 Mars. — Pas d'attaque. Bromure de potassium, 3^{gr},55 par jour.

31 Mars. — Le 30 et le 31 a eu des vertiges de quelques secondes de durée. Bromure de potassium, 3^{gr},80 par jour.

OBSERVATION LXXXIII. — *Épilepsie.* — *Alcoolisme du père.* — *Habitudes alcooliques du malade. Une sœur épileptique.* — *Insuccès de la médication bromurée.*

Le nommé T..., âgé de 18 ans, vient me consulter, le 1er février 1867.

Grand'mère maternelle morte âgée. Grand-père maternel mort d'une fluxion de poitrine aiguë. Grand'mère paternelle morte jeune d'un coup de sang. Grand-père paternel était très-nerveux. Sa mère a une apparence délicate. Son père est ivrogne, s'enivre plusieurs fois par semaine. Une sœur épileptique depuis un an.

Début vers l'âge de 4 ans; depuis, attaques nocturnes, se produisant au moins tous les mois et au plus tous les cinq à sept jours. En plus, depuis quelques mois, céphalées atroces, presque continuelles.

Les attaques sont très-souvent en rapport avec des excès alcooliques.

Grand, fort, très-intelligent dans son travail; un peu de maigreur ; répond assez bien aux questions, mais cependant, il y a un peu d'incertitude dans sa physionomie. Il a des attaques convulsives qui sont caractérisées par : perte de connaissance, bruit de larynx, projection de la tête en arrière ; raideur générale de très-courte durée ; convulsions cloniques petites, de plus longue durée que les toniques; écume buccale, stertor, pas de morsure de la langue. Stupation consécutive pendant une demi-heure de sang mousseux. Nausée réflexe. Bromure de potassium, 4 grammes par jour.

4 Mars. — Pas d'attaque ; a eu quelques maux de tête, surtout la nuit ; plus de nausée réflexe. Bromure de potassium, 4^{gr},20 par jour.

25 Mars. — Va bien, pas de maux de tête. Bromure de potassium, 5 grammes.

8 Avril. — Va bien ; a eu des maux de tête la nuit ; absence de nausée réflexe. Bromure de potassium, 4^{gr},90 par jour.

15 Avril. — S'est enivré hier ; une attaque ce matin étant dans le lit.

29 Avril. — N'a rien ressenti depuis ; n'a plus fait d'excès. Bromure de potassium, 4.^{gr},80 par jour.

15 Mai. — N'a plus fait d'excès, va bien. Bromure de potassium, 4.^{r},85 par jour.

31 Mai. — Le lendemain de l'Ascension, jour où il ne travaille pas, une attaque étant dans le lit, forte comme les autres ; il s'était enivré la veille.

3 Juin. — N'a plus de céphalée ; besoins pressants de sommeil en plein jour ; un peu de nausée réflexe. Bromure de potassium, 6 grammes par jour.

17 Juin. — Bien ; besoins fréquents de sommeil en plein jour ; absence absolue de nausée réflexe. Bromure de potassium, 5^{gr},75 par jour.

29 — Juillet. Bien. Bromure de potassium, 5 grammes par jour.

Du 25 au 26 une attaque de nuit.

14 Octobre. — Une attaque ce matin étant au lit ; c'était hier dimanche, il affirme n'avoir fait aucun excès hier. Bromure de potassium, 6 grammes par jour.

19 Octobre. — Bien. Bromure de potassium, 6^{gr},20 par jour.

2 Décembre. — Bien, mais il se livre à des excès de boissons. Bromure de potassium, 6^{gr},10 par jour.

30 Décembre. — Bien ; il me dit relativement à ses excès de boissons qu'il s'y est livré les jours de paye, mais qu'il est obligé de faire comme les autres ; on l'engage à régaler et là il s'oublie. Bromure de potassium, 6 grammes.

9 Janvier 1868. — Une attaque peu forte, pas de stertor consécutif. Bromure de potassium, 5^{gr},50 par jour.

Le malade ne discontinue pas de boire, et prend son médicament très-irrégulièrement, aussi la médication est discontinuée, d'accord avec la mère.

OBSERVATION LXXXIV. — *Épilepsie.* — *Alcoolisme du père.* — *Un frère épileptique.* — *Insuccès de la médication bromurée.*

La nommée T..., 17 ans, est amenée à ma consultation, le 11 mars 1867.

Cette jeune fille est la sœur du précédent malade ; elle est grande, forte, d'une intelligence ordinaire.

La menstruation s'est établie il y a deux ans ; est depuis irrégulière, se produit avec des intervalles de deux mois et plus. Pas de leucorrhée ; dans son enfance, elle a eu des accès de somnambulisme à trois ou quatre reprises différentes ; sa mère la voyait se promener la nuit dans sa chambre, et, quand elle l'approchait, elle lui trouvait l'œil hagard.

Pas de maladie jusqu'au 1er janvier 1866. La première attaque est survenue pendant une période menstruelle. Depuis le 1er janvier 1866, elle a eu sept attaques ; trois dans les dernières six semaines. Les attaques viennent le matin en se levant pendant qu'elle s'habille. La dernière attaque a eu lieu le 10 mars. Les attaques sont caractérisées par : étourdissement, cri guttural, chute en arrière, raideur générale, convulsions cloniques, convulsion des yeux ; pas de morsure de la langue, pas d'urination involontaire ; un peu de stertor, puis hébétude consécutive, mouvements sans raison, elle touche à tout. Cet égarement dure un quart d'heure au moins ; céphalalgie et gastralgie consécutives pendant le reste de la journée.

L'introduction d'une cuiller dans l'arrière-gorge détermine de la nausée ; menstruation le 22 février. Bromure de potassium, 3 grammes par jour.

20 Mars. — Bromure de potassium, 4 grammes par jour.

25 Mars. — Pàs de menstruation, pas d'accès ; état général bon, fonctions digestives bonnes, persistance de la nausée réflexe ; sécrétion urinaire augmentée. Une des dernières nuits, elle s'est réveillée étant debout, cherchant son lit, ayant renversé une chaise, ayant tout remué dans sa chambre ; elle s'est couchée seule sans que personne soit venue l'aider. Bromure de potassium, 4^{gr},50 par jour.

La malade n'a plus été amenée, mais je sais que, malgré la continuation du traitement, pendant quelques mois, de nouvelles attaques se sont produites. La médication a été depuis suspendue.

OBSERVATION LXXXV. *Alcoolisme du père. Ascendants sourds-muets. — Convulsions dans la première enfance. - Épilepsie au moment de l'adolescence. — Séries d'attaques.— Délire consécutif. Faiblesse intellectuelle. — Insuccès de la médication bromurée.*

Le nommé L..., 20 ans, vient à ma consultation le 20 juin 1866.

Pas d'antécédents du côté des grand-père et grand'mère maternels (1). Père est buveur depuis longtemps ; à 56 ans est usé. Depuis un an a quitté sa femme et ses enfants, et les a laissés à la charge de son fils (le malade).

Mère bien portante. Une tante maternelle a eu un accès hystérique de 24 heures de temps, après une couche.

Un frère mort au Mexique, par un obus.

Un autre mort du croup.

Cinq autres frères et sœurs bien portants. Parmi ces cinq, deux ont parfois des accès de peur, relatifs à d'anciennes scènes entre leur père et leur mère.

Notre malade aussi a eu de très-grandes frayeurs, à cause de son père alcoolique ; scènes d'intérieur navrantes ; menaces, coups entre sa femme et lui.

Convulsions à la première dentition, pendant un an et demi tous les deux mois ; elles duraient sept à huit heures. Le reste de l'enfance et l'adolescence se sont bien passées ; l'intelligence s'est développée au-dessus de la moyenne.

Depuis deux ans, attaques incomplètes : sensation post-sternale, perte de connaissance, un peu de roideur des membres, suivie de secousses.

Au mois de février, le lendemain du mardi gras, sans excès, dit la mère, première série d'attaques, durant six à sept heures, séparées l'une de l'autre par un quart d'heure au plus : sensation de constriction post-sternale laryngée ; a eu le temps de s'asseoir ; puis perte de connaissance, pâleur de la face ; période tétanique longue, tête tournée à droite, convulsions toniques des membres, période clonique longue, morsure de la langue, évacuation involontaire d'urine ; stertor : hébétude consécutive pendant plusieurs heures ; ne se blesse pas pendant ses accès.

(Sa mère affirme qu'il a une vie assez régulière, ne fait pas plus d'excès que les autres, moins que beaucoup ; rarement est sous l'influence de l'excitation alcoolique, mais passe ses dimanches au café.)

Depuis le 15 février, a eu quatre fois de ces séries d'attaques ; avant le 15 février, en avait eu plusieurs fois par mois.

(1) Le père du malade a eu une sœur et deux frères qui sont sourds-muets (à Poissy) et très-peu intelligents. Le grand-père paternel est mort à 48 ans d'un coup. Grand-mère paternelle morte à 68 ans d'une hydropisie du ventre, après un an de maladie.

28

Les attaques sont ordinairement précédées par de la céphalalgie. Sa mère a remarqué que depuis ses fortes attaques, il ne se mouche plus.

La dernière série a eu lieu il y a trois jours, le 17 juin 1868.

Il est encore courbaturé, un peu hébété, ennuyé profondément de cette situation, il porte une morsure récente au bord gauche de la langue.

Tête forte, traits normaux, yeux normaux; rien du côté de l'ouïe, ni de la vue P. 48; membres forts, gras. Bromure de potassium, 3 grammes par jour pendant huit jours, 4 grammes les huit jours suivants.

6 Juillet. — N'a eu aucun phénomène morbide. Même traitement. Sommeil prolongé le matin.

23 Juillet. — Le 20, céphalalgie à plusieurs reprises dans la journée, pas d'accès. Aucun phénomène épigastrique, sommeil notablement plus calme; il ne s'agite plus la nuit comme au réveil, il n'éprouve plus, avant de s'endormir, des soubresauts comme auparavant; continue à aller au café. Bromure de potassium, 4^{gr},25 par jour.

12 Août. — A eu deux fausses attaques avec constriction post-sternale. Puis il dit : Oh! ça me prend! Il s'appuie sur quelque chose, et presque aussitôt il revient à lui.

17 Août. — Il a eu aujourd'hui trois de ces accès incomplets; le sommeil n'a pas été calme ces jours-ci; depuis ces accidents; lourdeur des membres, envie de dormir très-augmentée. Bromure de potassium, 4^{gr},75 par jour.

3 Septembre. — Dort beaucoup, s'est endormi dans la journée du dimanche, jusqu'au lundi matin.

17 Septembre. — Une absence peu forte. Même traitement.

Le 24. — Perte de connaissance pendant deux à trois minutes; s'est assis, aucune convulsion. Bromure de potassium, 5 grammes par jour.

Sa mère ayant remarqué qu'il ne se mouche plus depuis ses attaques, j'ordonne de l'ellébore à priser deux ou trois fois par jour (il n'en a pas pris).

12 Octobre. — Pas d'accès; supporte bien le médicament; sommeil profond, calme la nuit. Tendances profondes à dormir. Il a, depuis quatre à cinq jours, une douleur presque continue à la région sus-ombilicale (vers la droite); pas de diarrhée, ni de constipation, bon appétit, digestions bonnes; haleine modérément bromurée, suppression de la nausée réflexe; rien de particulier du côté des urines, pas de courbature, quelques démangeaisons dans les membres inférieurs. Plusieurs pustules d'acné sur la face, diminution considérable des idées et des désirs vénériens. Bromure de potassium, 5^{gr},05 par jour.

30 Octobre. — Pas d'accès. Bromure de potassium, 5^{gr},10 par jour.

16 Novembre. — Il lui est arrivé souvent, quand son père avait bu, et se livrait à des paroles et à des actes déraisonnables et violents, de quitter le domicile maternel pendant plusieurs heures et même pendant deux jours.

Supporte bien le médicament; envies profondes et fréquentes de dormir.

12 Décembre. — Pas d'accès, il a eu deux éblouissements le 10. Bromure de potassium, 5^{gr},50 par jour.

30 Décembre. — Pas d'accès ni d'étourdissement. Bromure de potassium 5^{gr},55 par jour.

14 Janvier. — Ni accès, ni étourdissements; pas de nausée réflexe, légère rougeur de l'arrière-gorge, digestions bonnes; quelques boutons d'acné sur la partie inférieure de la face; physionomie beaucoup plus intelligente qu'avant le traitement, travaille aussi facilement qu'avant. Sommeil bon. Bromure de potassium, 5^{gr},45 par jour.

13 Février. — Bien.

25 Février.—Bien. Acné sur la face, sommeil calme, toujours plus long qu'à l'ordinaire ; force normale, supporte bien le médicament, bonne mine, pas d'angine.

15 Mars.— Pas d'attaque ; il y a huit jours, a eu quelques étourdissements. Bromure de potassium, 5^{gr},50 par jour.

1er Avril. — Pas d'attaque ni d'étourdissements ; haleine très-bromurée, absence à peu près absolue de nausée réflexe, bon appétit, pas de constipation. A en ce moment de l'enrouement, depuis huit jours tousse. Bromure de potassium, 5^{gr},40 par jour, tisane de chiendent.

17 Avril. — Bien. Bromure de potassium, 5^{gr},50 par jour.

17 Mai. — Bien. Absence absolue de nausée réflexe. Bromure de potassium, 5^{gr},10 par jour.

15 Juin. — Va bien. Bromure, 5^{gr},20 par jour.

15 Juillet. — Va bien, aucun phénomène morbide, haleine bromurée, un peu de rougeur du voile du palais, assez grande quantité de boutons d'acné sur le cou, fonctions digestives bonnes. Bromure de potassium, 5^{gr},50 par jour.

5 Août. — Vers le 20, a eu, en dinant, une absence caractérisée par claquement des dents et étonnement du regard. Le 1er août, a eu plusieurs absences analogues, mais n'a pas eu de convulsions ni de chute à terre.

21 Août. — Bien. Bromure de potassium, 5^{gr},70 par jour.

20 Septembre. — Bien, fait facilement son ouvrage très-fatigant du marché de Poissy ; haleine bromurée. Absence absolue de nausée réflexe. Bromure de potassium, 5^{gr},50 par jour.

21 Octobre.—Bien. P. 44-46. Absence de nausée réflexe. Bromure de potassium, 5^{gr},70 par jour. Devant moi, il met la main à la région cardiaque ; dit que ça lui monte, puis l'œil devient fixe ; une petite secousse dans le membre supérieur gauche, un peu de bave, frisson consécutif et bâillements. Il vient d'être très-impressionné par un examen médical que j'ai fait sur sa mère.

10 Novembre. — Bien. Bromure de potassium, 5^{gr},80 par jour.

13 Janvier 1868. — S'est bien porté, sauf il y a dix jours, où le matin, en se levant par le temps froid du 2 janvier, il a eu brusquement : étourdissement, céphalalgie, malaise général ; il s'est couché, a dormi et n'a rien eu d'autre.

Sa mère a noté qu'il avait à ce moment les pieds froids. Bromure de potassium, 5^{gr},90 par jour.

25 Juin.—A eu quelques étourdissements ces jours-ci. Bromure de potassium, 6 grammes par jour.

3 Novembre.—Après une interruption dans le médicament, de trois mois, a eu une forte attaque. Bromure, 6 grammes.

3 Janvier 1869. — Depuis quelque temps, il dit entendre des voix qui l'appellent, qui parlent de marteaux qui le frappent à la tête et de personnes qui ont des secrets sur elles. Bromure de potassium, 4^{gr},50 par jour.

Le 1er janvier, les troubles mentaux ont été intenses. « Il faut que je meure dans trois mois, on me l'a dit. » Il a en même temps de la céphalalgie. Appliquer un cautère au cou. Bromure de potassium, 4^{gr},39 par jour.

Du 3 janvier en décembre 1869, même nombre d'attaques. Le bromure est donné aux doses de 4^{gr},50 à 5^{gr},50.

Le 23 décembre une attaque, puis il a eu jusqu'au 22 avril quelques préludes.

Depuis le commencement de février pas de traitement bromuré.

22 Avril 1870.—Depuis le 17, a eu plusieurs accès ; en a eu sept à huit le 17, deux le 18 ; hébétude le 19. Actes de folie religieuse ; le 20, génuflexions continuelles.

13 Mai au matin. — Mort après une série d'attaques.

Observation LXXXVI. *Alcoolisme du père. — Épilepsie dès le bas âge. — Accès et vertiges, près de 1,000 accès. — Parésie d'un membre. — Secousses choréiques. — Accidents scrofuleux. — Insuccès du bromure de potassium.*

La nommée P... âgée de 17 ans, est entrée le 15 juillet 1868, dans le service des enfants de la Salpêtrière (M. le Dr Baillarger).

Son père est mort d'alcoolisme ; il était buveur de profession depuis son adolescence. Sa mère est bien portante ; son frère porte au cou des cicatrices d'abcès scrofuleux.

Cette jeune fille est devenue épileptique dès l'âge de neuf ans, sans cause déterminante appréciable ; elle est atteinte en moyenne de dix à quinze attaques par mois, et est devenue parésique de la jambe gauche à la suite d'attaques. Elle porte dans son ensemble, les caractères d'une constitution scrofuleuse ; le nez est épaté, rouge, les lèvres sont grosses ; le cou présente des chapelets ganglionnaires, strabisme interne de l'œil droit, pupilles inégales.

Obtusion mentale profonde, écrit et lit difficilement.

Elle a des accès caractérisés par des hallucinations initiales, la vue de gens et de choses qui lui font peur ; elle crie, elle tressaille, perd tout à fait connaissance, étend les bras en l'air, est prise d'un tremblement très-intense ; la face s'enlaidit, les globes oculaires se portent en haut. Durée quelques minutes.

En outre, P... a des vertiges caractérisés par des hallucinations, elle a de la perte de connaissance de très-courte durée et quelques tremblements fins.

20 Juillet. — Hydrothérapie et 2 grammes de bromure de potassium par jour.

En Août. — Onze accès et six vertiges.

En Septembre. — Douze accès et huit vertiges.

En Octobre. — Douze accès, sept vertiges.

En Novembre. — Seize accès et vingt vertiges.

2 Décembre. — La dose de bromure de potassium a été portée progressivement à six grammes.

En Décembre. — Onze accès et quinze vertiges.

En Janvier 1869, seize   accès et dix à vingt-cinq vertiges.

En Février	—	dix-huit	—	—	—	—
En Mars	—	treize	—	—	—	—
En Avril	—	vingt	—	—	—	—
En Mai	—	vingt	—	—	—	—
En Juin	—	dix-huit	—	—	—	—
En Juillet	—	vingt-cinq	—	—	—	—
En Août	—	vingt-quat.	—	—	—	—

La maladie s'est en outre, depuis juin, compliquée de mouvements choréiques des membres supérieurs, surtout du gauche ; la menstruation est régulière.

En Septembre, le nombre des vertiges a diminué, mais celui des accès est de vingt et un. Bromure de potassium, 4 grammes par jour.

En Octobre. — Vingt-huit accès et dix-huit vertiges. Douleurs spontanées dans les membres supérieurs ; la pression sur la cinquième apophyse épineuse cervicale est très-douloureuse. Bromure de potassium, 4^{gr},50 par jour.

En Novembre. — Cinq accès, trente vertiges. Bromure de potassium, 4^{gr},75, et application d'un cautère au niveau de la cinquième apophyse épineuse cervicale.

10 Décembre. — Plus de douleurs spontanées des membres.

En Décembre, huit accès, trente vertiges. Bromure de potassium, 5 grammes.

De Janvier 1870 au 28 Février 1871, le traitement par le bromure de potassium a été continué à la dose de 4 à 6 grammes, mais aucune amélioration n'en a été obtenue.

Les douleurs des membres ayant cessé, le cautère a été supprimé en mai 1870. Mais les mouvements choréiques continuent.

Mars 1871. — La médication a été continuée sans succès.

OBSERVATION LXXXVII. *Alcoolisme du père* (absinthe). — *Convulsions dans le bas âge.* — *Épilepsie consécutive.* — *Attaques.* — *Absences.* — *Obtusion de l'intelligence.* — *Insuccès de la médication bromurée.*

La nommée M... 16 ans, est entrée le 2 août 1867, dans le service de M. Baillarger à la Salpêtrière. Sa mère est bien portante ; son père a la diarrhée depuis cinq ans ; depuis son mariage, il est grand buveur (d'absinthe) ; il s'enivre souvent, et son médecin actuel dit que sa diarrhée tient à ses excès de boissons.

Deux frères et sœurs, bien portants, bien intelligents. Notre malade est née à terme. A deux mois, avait deux dents ; a marché à onze mois, toussait souvent dès sa première enfance. A quatre ans, convulsions pendant sept heures. A huit ans, convulsions pendant trois heures. Elle a éprouvé depuis, par moments, des palpitations accompagnées d'absences, d'hébétude, de mots inintelligibles.

Elle a eu des absences avec balbutiement, stupeur, mâchonnement, sputation, égarement des traits. De huit à douze ans, absences ; à douze ans et demi, attaques convulsives. Menstruation à douze ans et deux mois.

Depuis son entrée, attaques fréquentes, nettement convulsives.

Les attaques ont amené chez M... un état profond d'obtusion.

De octobre 1868 au 22 avril 1870, elle a été traitée par le bromure de potassium à des doses variant de 2 à 6 grammes, sans amener la moindre amélioration.

OBSERVATION LXXXVIII. *Alcoolisme du père.* — *Hystéro-épilepsie dès le bas âge, attaques.* — *Absences, arrêt de l'intelligence.* — *Insuccès de la médication bromurée.*

La nommée W... âgée de dix-sept ans, est entrée en 1865 à la Salpêtrière, service de M. Baillarger. Père ivrogne, mère bien portante. Un frère est mort, à deux mois, de convulsions.

W... a eu à l'âge de six mois des convulsions et se rappelle avoir des absences depuis l'âge de six ans ; a des attaques épileptiques franches depuis l'âge de dix ans.

Les attaques actuelles sont hystéro-épileptiques et surviennent au nombre de dix à vingt par mois, elles ont amené un arrêt de l'intelligence, elles s'accompagnent de morsure de la langue.

En Janvier 1868. — Vingt-trois attaques. En février, treize attaques, nombreuses absences. En mars, quatre attaques. En avril, deux attaques.

27 Avril 1868. — Hydrothérapie quotidienne. Bromure de potassium, 1 gramme par jour.

4 Mai. — Depuis le 27 avril, elle dit n'avoir plus d'absences ; n'a pas eu d'attaques ; continuer l'hydrothérapie.

8 Août. — Dix attaques en juin, dont cinq moins violentes. Quatre en juillet. Pas de somnolence après ces attaques.

23 Septembre. — Une attaque le 8 août, quelques vertiges le 15. Une attaque le 4 septembre.

Hydrothérapie. Bromure de potassium, 4ᵍʳ,20 par jour.

Sortie le dimanche 15 novembre 1868 avec sa mère, elle est rentrée étourdie par le vin, sentant le vin, ne pouvant se soutenir ; sa mère a une physionomie mauvaise, peu morale en apparence.

Du 27 avril 1868 à avril 1870, j'ai soumis sans résultat aucun la malade à des doses de bromure successivement croissantes, depuis 1 gramme jusqu'à 5 grammes.

La forme des attaques est restée la même, et la maladie n'a pas été influencée par la menstruation.

OBSERVATION LXXXIX. *Alcoolisme du père.* — *Épilepsie à 5 ans attribuée par la malade à la peur de son père ivre.* — *Sœur dégénérée et vicieuse.* — *Insuccès de la médication bromurée.*

La nommée G... est entrée le 15 mai 1868, dans le service de M. Baillarger à la Salpêtrière. Elle est âgée de sept ans, et épileptique depuis 2 ans.

Son père est cocher, ivrogne de profession ; sa mère d'une bonne santé ; elle a une sœur d'instincts pervers, faible d'intelligence et voleuse.

G... est assez intelligente ; a ses mouvements libres, instincts très-pervers, elle est voleuse, menteuse, et se livre à l'onanisme.

Sa tête est presque tout entière dans la face ; front étroit, oreilles larges autant que hautes, nez épaté, le regard est inquiet. Pas de saillie occipitale, cou gros ; voûte palatine normale ; membres, tronc bien fait, 15 à 20 attaques par mois.

30 Mai. — Du bromure de potassium est donné à la dose initiale de 2 grammes par jour, et administré progressivement à la dose de 4 grammes en quatre mois.

Le nombre des attaques a été depuis six mois, de vingt à vingt-quatre par mois.

En Octobre, la dose est portée à 3ᵍʳ,50 par jour.

En Octobre. — Cinq attaques. En novembre sept, en décembre, onze attaques.

En juin. — Vingt-six accès, deux vertiges.

Bromure de potassium, 10 grammes.

Le nombre des attaques a été le même de octobre 1869 à juillet 1870.

La dose de bromure a été portée à 10 grammes.

En Juillet. — Vingt accès et deux vertiges.

Bromure de potassium, 11 grammes par jour.

En Août. — Vingt accès et deux vertiges.

Bromure de potassium, 12 grammes par jour.

La médication est bien supportée, l'enfant a pâli seulement.

La dose de bromure est abaissée progressivement à la dose de 6 grammes sans que le nombre des attaques augmente ou diminue.

Février 1871. — La médication est continuée à la dose de 5ᵍʳ, 50.

OBSERVATION XC. *Alcoolisme du père.* — *Épilepsie du jeune âge (9 ans).* — *Attaques, 25 à 30 par jour.* — *Insuccès de la médication bromurée.*

La nommée M... 10 ans, entre dans le service de M. Baillarger, à la Salpêtrière, le 11 avril 1868.

Mère morte d'une tumeur du sein à 36 ans.

Père vit, est broyeur de couleurs, grand buveur de profession. Un frère a 14 ans, est bien portant.

M... est malade depuis l'âge de 9 ans, sans cause déterminante appréciable.

Pas de prélude indicateur des attaques. Dans ses chutes, elle se contusionne le côté gauche de la face; pas de traces de morsures de langue; aucun phénomène morbide dans les intervalles des attaques; et quelquefois deux attaques par jour.

Cette enfant est intelligente, douce, donne des renseignements précis sur sa famille, sur le début de sa maladie; elle sait un peu lire, écrit correctement, ne sait l'année où nous sommes, ne sait quand elle est venue; sait le mois, le jour où nous sommes, a un peu de faiblesse de mémoire. Elle est bien faite; tête et face régulières, front haut, bombé, oreilles bien faites, yeux normaux, vue bonne, membres bien faits, marche bien.

Les deux incisives médianes supérieures sont très-écartées et très-larges; dix dents en haut, les deux incisives latérales et douze dents du bas manquent; voûte bien faite.

16 Octobre 1868. — Depuis son entrée, elle a eu vingt-cinq à trente attaques par jour. Bromure de potassium, 2 grammes.

19 Novembre. — Bien; est éveillée.

Bromure de potassium, 4ᵉʳ, 50 par jour. Hydrothérapie.

En Décembre, onze attaques nuit et jour.

Janvier 1869, dix-sept attaques. — Février, quinze. — En mars, six attaques. — En avril, huit. — En mai, six attaques et des vertiges. — En juin, quatre attaques. — En juillet, cinq. — En août, neuf.

Même traitement.

3 Septembre. — Nombreux accès, a perdu de son intelligence, physionomie morne, elle a conscience de son état.

Sulfate de cuivre ammoniacal, 0ᵉʳ50 par jour en deux pilules.

La dose du bromure est portée progressivement à 5ᵉʳ, 50 en l'espace de quatre mois, et est maintenue pendant dix-huit mois, sans que le nombre des attaques ait été diminué.

L'enfant est transférée à Saint-Lô en janvier 1870.

OBSERVATION XCI. *Convulsions dans le bas âge.* — *Épilepsie consécutive* (7 ans). — *Attaques. Idiotie.* — *Insuccès de la médication bromurée.*

La nommée S.., 13 ans, est entrée le 23 mars 1868, dans le service de M. Baillarger à la Salpêtrière.

Bonne santé des grands parents, des côtés paternels et maternels. Le père est très-fort, bonne santé. La mère se porte bien. Trois frères et sœurs bien portants.

S... a eu des convulsions à un an et à trois ans; nouveaux phénomèmes convulsifs à l'âge de 7 ans. De 7 à 17 ans et demi, attaques fréquentes (vingt-trois par jour, au maximum). Menstruation à 11 ans. Elle porte à la région malaire et frontale droite deux plaies récentes. Hébétude profonde, intelligence arrêtée dans son développement, ne peut marcher seule sans trébucher, se tient debout sans appui, mais tombe en arrière à la moindre pression sur les épaules; traîne la jambe droite, serre également des deux mains, sensibilité aux pincements égale des deux côtés.

Diminution de la contractibilité électro-musculaire dans tous les muscles du membre inférieur droit; pupilles égales, moyennes, pas de déviation des traits de la face; pas de strabisme, traits réguliers; tête bien faite, front dégagé, oreilles bien faites; dents orthognathes, voûte palatine normale; traces de morsures de la langue; la langue présente à sa pointe de la rougeur vive et des papilles très-saillantes, pas de goitre. P. 104, très-développé, peau chaude, sèche.

Elle a eu plusieurs attaques devant moi : perte de connaissance, chute en arrière, pâleur de la face ; mouvements cloniques légers, bilatéraux, écume de la bouche non sanguinolente, pas de stertor. Durée, deux à trois minutes.

Les attaques se reproduisent jusqu'à quinze fois par jour.

Ouïe normale ; vue normale ; odorat obtus, ne sait reconnaître du poivre, qui détermine cependant dans la bouche une sensation piquante, et dans le nez de l'éternument. Conservation de la nausée réflexe.

8 Avril. — Bromure de potassium, 2 grammes par jour.

25 Juin. — Attaques nombreuses ; la nausée réflexe persiste. Bromure de potassium, 4ᵍʳ, 50 par jour.

7 Juillet. — Mêmes attaques. Bromure de potassium, 5 ᵍʳ 50 par jour. Diminution de la nausée réflexe.

10 Octobre. — Même nombre d'attaques. Bromure de potassium, 6 grammes par jour.

29 Novembre. — Depuis trois jours, nombreuses attaques ; cette nuit vingt attaques au moins, ce matin, elle en a toutes les 2 à 3 minutes. Temp., 39, 9.

La médication a été continuée à la dose de 6 grammes pendant cinq autres mois, sans amener le moindre résultat avantageux.

OBSERVATION XCII. *Nervosisme des ascendants.* — *Épilepsie du bas âge* (3 ans). — *Attaques. Accès de manie.* — *Incohérence.* — *Insuccès de la médication bromurée.*

La nommée G... 14 ans, est entrée le 21 juillet 1868, dans le service de M. Baillarger, à la Salpêtrière.

Entrée le 5 novembre 1862, une première fois, M. Baillarger, écrivit comme certificat : Accès de manie consécutive à des attaques d'épilepsie. Idées prédominantes de meurtres, de sang.

Le père est cuisinier, très-violent et nerveux ; la mère affirme qu'il n'est pas buveur ; quant à elle, elle est très-nerveuse et colère.

Une sœur est hystérique.

La malade a été prise de convulsions, à l'âge de 3 ans, à la suite d'une scarlatine. Dans le début, elle s'affaissait sur elle-même et perdait connaissance plusieurs fois par jour, puis il est survenu de vraies attaques d'épilepsie qui ont été suivies à plusieurs reprises d'accès de manie et qui se produisent au moins 12 fois par mois.

État actuel. Grande, forte, pâle, blonde ; elle m'accoste en me disant qu'elle va s'en aller, qu'elle veut aller chez ses parents : « Si mes parents me cherchent, après cela, je ne... voulez-vous que je vous dise où je demeure, passage des Petits-Pères, en face la Banque ? »

D. Vous êtes déjà venue ici ? Non, je vous promets que je ne suis jamais venue ici, j'ai l'habitude de rester chez mes parents, je n'ai pas l'habitude d'être ici. Tout en parlant, elle va, vient, circule, l'œil est animé, mobilité incessante.

Traits réguliers, front bien fait, yeux droits, pupilles égales ; la langue présente une cicatrice à droite. Le bord de l'oreille droite n'est pas régulier en haut.

Parole très-nette, sait être arrivée ici hier, ne sait pas lire même les lettres seules, sait avoir une sœur, ne sait pas plus son âge que le sien ; je ne puis obtenir d'elle le nom d'un objet, d'une chose usuelle, reconnaît cependant à l'odorat et au goût du poivre ; entend et voit bien ; très-entêtée, volontaire.

D. Avez-vous de belles dents ? R. Oui, monsieur, j'ai tout beau, je suis entièrement belle. Elle revient à chaque instant sur cette phrase, qu'elle accompagne de gestes expressifs : « Mes parents ont besoin de moi pour travailler, parce qu'ils ont de l'ouvrage à

faire. » Quels ouvrages faites-vous? « Je fais de très-*belles* ouvrages. Quels sont vos ou‾
vrages? J'ourle des torchons à votre mère. »

Cette nuit, elle a couru hors de la salle, s'est cachée, a fait mine de se sauver; il a fallu la camisoler, elle n'a pas dormi.

État normal de la force des mains, des membres inférieurs qui sont bien faits; cicatrice de brûlure au poignet droit. Rien au cœur, aux poumons, pas de tuméfaction ganglionnaire.

Menstruation irrégulière, dit ne rien sentir en elle qui soit anormal, et ne pas savoir qu'elle est malade, ni qu'elle a des attaques.

Un moment je la vois prise de tressaillements choréiformes pendant lesquels elle se redresse, étend le cou, remue les bras et les jambes et sur sa chaise. Hydrothérapie (1/2 minute). Bromure de potassium, 3 grammes par jour. Comme on parle d'hydrothérapie, elle se met à pleurer, parle du nez, geint, se mord la main, grince.

25 Juillet. — Bromure de potassium, 5 grammes.

Outre les attaques, elle a des accès de rage dans lesquels elle grince des dents, se déchire, s'habille, veut s'en aller (cela dure trois jours); elle a eu de ces rages avant ses attaques d'octobre; pas de nausée réflexe. Bromure de potassium, 4 grammes par jour.

Du 16 au 20 octobre, rages continuelles; dans ces rages, elle est grossière, se mord la main, frappe, a un regard furieux, se roule à terre, ou va, vient et se déchire.

A partir du 20, est concentrée, a l'apparence de stupeur; pas d'attaques.

Bromure de potassium 4 gr, 50 par jour.

OBSERVATION XCIII. *Épilepsie par peur de la foudre à l'âge de douze ans. — Attaques. Mère tuberculeuse. — Traitement par le bromure de potassium au bout de onze ans. — Habitudes alcooliques. — Insuccès du traitement.*

Le nommé P..., âgé de 23 ans, entre, le 12 décembre 1865, dans mon service, à l'hospice de Bicêtre (section des épileptiques).

Des renseignements du père, il ressort que la cause de la maladie est la peur de la foudre ; que sa mère était poitrinaire, et qu'il le place, contre sa volonté, pour éviter qu'il effraie ses autres enfants.

Il a perdu sa mère, morte à la suite d'une couche, de phthisie pulmonaire ; elle a été dix-huit mois malade. Le père vit, il est en bonne santé, est peintre de son état, et n'a jamais été malade du fait de sa profession, il ne tousse pas; deux sœurs sont bien portantes; elles ne toussent pas, n'ont pas de crises. Le père dit que, dans la famille, il n'y a eu personne qui ait eu des attaques.

P... a été bien portant jusqu'à l'âge de douze ans; à cet âge il aurait eu sa première crise due à la foudre. Il raconte, qu'étant en pension chez M. Hortus, un jour d'été, il jouait dans le jardin de la pension par un temps orageux ; la foudre serait tombée dans la maison, il aurait été renversé à terre sur les genoux, relevé et porté à l'infirmerie où il fut couché immédiatement. Il y serait resté quelque temps et, depuis ce moment, aurait des crises.

Ces crises qui autrefois ne paraissaient qu'à de long intervalles, trois mois, quatre mois, et une fois six mois, reviennent plus fréquemment, tous les quinze jours en moyenne et il y a une douzaine de jours ; en dix jours de temps, aurait eu quatre crises. Les crises ne sont devenues ni plus fortes ni moins fortes, en même temps qu'elles devenaient plus fréquentes. Il ne serait pas averti de leur arrivée; à peine un léger mal de tête parfois un peu tenace est l'indice de la venue d'une crise, mais dans aucun autre endroit du corps, il ne ressent quelque chose qui l'avertisse.

A une certaine époque, les crises le prenaient le matin, mais maintenant elles le prennent à toute heure (nuit ou jour).

Quand la crise est passée, il ressent dans l'épaule gauche, bien nettement, comme un tiraillement, une douleur, une gêne, une lourdeur qui l'empêcheraient de lever des fardeaux ; il lui semble que c'est comme si cela se démanchait dans son épaule.

Le bras et l'épaule gauche sont très-fatigués après les crises, rien de pareil du côté droit.

Il se mord quelquefois la langue pendant les crises, on en voit quelques traces sur son bord.

Le malade parle bien, paraît avoir peu de mémoire. Il ne l'a jamais eue bonne, on l'a remarqué en pension, il ne savait jamais ses leçons, il est resté à la pension Hortus depuis l'âge de dix ans, jusqu'à seize. Il a fait quelques classes de grec et de latin jusqu'en cinquième. Depuis, on l'a fait cesser pour achever les études de français, qui ont été assez complètes.

A l'âge de 16 ans, il est entré dans le commerce, a débuté par l'épicerie ; mais il ne pouvait rester chez les patrons à cause des crises qui le reprenaient ; il a été obligé de changer bien des fois de maison. Il n'y en a qu'une où il serait resté une année. Il n'a jamais fait de graves maladies. Les organes génitaux sont bien conformés ; n'a jamais rien ressenti de ce côté ; affirme n'avoir jamais eu de maladie vénérienne, a l'habitude de fumer.

Pupille gauche un peu plus large que la droite. La G. a un diamètre de 0,004, la D. a 0,003 ; elles sont du reste bien contractiles ; vue bonne.

Au moment de son entrée, la médication que j'instituai fut celle par le lactate de zinc qui fut porté à la dose de 2 grammes par jour ; mais le nombre des attaques resta aussi grand qu'avant ce traitement. P... eut vingt-cinq attaques pendant les six mois que cette médication fut suivie.

J'assistai une fois à l'une des attaques : cri initial assez prolongé ; paraît tourner sur lui-même, puis convulsions (période tonique plus accusée et prolongée que la période clonique), cyanose de la face et de tous les membres ; convulsions des yeux tournés en haut, respiration inégale, écume buccale blanchâtre, conjonctives et sclérotiques très-injectées ; pendant l'accès, et vers la fin surtout, les yeux étant encore convulsés, les pupilles sont égales, immobiles, très-dilatées (0,0055 à 0,006 en face du jour). Pendant la période de stertor, pouls déprimé, petit, 100 pulsations au moins ; deux minutes après, on prend pouls sphygmographique, température 37. 4 dans l'aisselle ; six minutes après, il paraît sortir d'un sommeil comateux, se remue, cherche à se gratter, étire ses membres. Ses pupilles sont bien moins dilatées, égales (0,003 à 0,0035) : quinze minutes après, le pouls est développé, 100 à 104 pulsations. Le malade est encore inconscient, vingt-minutes après.

Le 9 Juillet 1866. — J'ordonnai du bromure de potassium à la dose initiale de 2 grammes par jour.

Le 16. — Une attaque.

23 Juillet. — Bromure de potassium, 3 grammes par jour.

6 Août. — Bromure de potassium, 4 grammes.

En Août. — Onze attaques.

Le 30 Août. — Bromure de potassium, 5 grammes.

10 Septembre. — Même traitement.

En Septembre. — Douze attaques.

27 Septembre. — Bromure de potassium, 7 grammes.

En Octobre. — Quatre attaques.

Le 10 Octobre. — Bromure de potassium, 8 grammes.

1er Novembre. — Bromure de potassium, 9 grammes

En Novembre. — Deux attaques.

15 Novembre. — Bromure de potassium, 9gr, 25 par jour.

En Décembre. — Cinq attaques.

15 Décembre. — Bromure de potassium 10 grammes.

En Janvier 1867. — Trois attaques. Même dose.

En Février. — Quatre attaques. Même dose.

Le 27 Février. — Le malade a été amené le soir, dans un état d'agitation indicible, et il a fallu plusieurs personnes pour arriver à le monter dans la salle et le mettre au lit; on n'a pu le déshabiller autrement qu'en coupant ses vêtements. Des infirmiers disent qu'il sentait l'eau-de-vie ; pendant le reste de la nuit, il a été tranquille. Ce matin, au jour, il a recommencé à crier : Ta, ta, ta ! je suis mort !

Il ne paraît pas avoir eu d'hallucinations terrifiantes; mais il semble avoir des idées de persécution : « Ce n'est pas moi qui l'ai fait, » dit-il, sans qu'on lui pose la moindre question; en ce moment, il est maintenu avec la camisole. La peau a une chaleur exagérée sudorale sur les parties couvertes; la lèvre supérieure droite, couverte de sang provenant de la narine droite. La paupière supérieure droite est ecchymosée, la conjonctive gauche est ecchymosée dans sa moitié inférieure ; yeux saillants, pupilles dilatées 0,006, égales, un peu contractiles, lèvres sèches, langue humide, blanche ; haleine fétide, non alcoolique; ventre plat.

Quelques écorchures aux jambes; rien de particulier du côté de la respiration, sauf qu'il a comme des bâillements par moment. Hauteur mamillaire du foie 0,175 ; il n'a pas encore uriné depuis hier soir, la vessie est peu distendue. Impulsion cardiaque fortement exagérée, rhythme régulier, les veines superficielles des membres sont saillantes; puls 120, impulsives.

Il répond d'abord à toutes les questions, par un signe de tête négatif; par moments, il ouvre la bouche pendant quelques secondes ; il met sa tête dans l'extension, et se pâme pour ainsi dire pendant quelques instants. A ma question s'il a bu de l'eau-de-vie, il répond : Mais non. On recommence la question. Avez-vous bu de l'eau-de-vie ? Il fait signe que oui, puis aussitôt, se reprenant, il fait signe que non; et comme on le presse, il dit d'une voix crapuleuse : « Eh non ! Un verre de gomme. »

Comme on l'habille, il dit : Je ne veux pas de femmes ! Mis debout, il présente par sa titubation, par l'aspect fléchi de sa tête, la flaccidité de ses membres qui plient sous lui, toutes les apparences d'un ivrogne.

Dans son lit, il est le plus souvent en stupeur; puis, par moments, il s'anime et prononce des paroles incohérentes, des monosyllabes surtout.

L'urine recueillie est fortement colorée en jaune, acide, ne renferme ni sucre, ni matière colorante de la bile, mais un peu d'albumine.

Examen ophthalmoscopique : La pupille gauche est fortement voilée, les vaisseaux centraux de la rétine sont peu apparents; ces phénomènes sont moins marqués dans l'œil droit.

Traitement. — Application d'un vésicatoire à la nuque.

Son père vient ce matin même nous raconter que, dans la nuit du 24 au 25, il a eu une attaque ; une dans la nuit du 25 au 26 ; et que le 26 de trois heures du soir à dix heures et demi, il a eu une série d'accès convulsifs qui l'ont rapidement jeté dans un collapsus analogue à celui dans lequel nous le trouvons ce matin. Son père a remarqué, hier, qu'il avait du trismus et de l'impossibilité de parler. Pendant les quarante-huit heures qu'il est resté chez lui, il affirme ne l'avoir pas quitté, et qu'il n'a fait aucun excès d'aucune sorte.

L'haleine alcoolique notée le soir à son entrée est attribuée, par son père, à ce qu'il lui a donné de l'eau de mélisse.

Le bromure de potassium a cessé d'être pris à partir du 24 au matin.

Des renseignements fournis par le malade le 28, renseignements difficiles à obtenir, mais se concordant bien, il résulte que le malade, une fois sorti, n'a pas couché chez son père, mais dans un hôtel, et que, dans la journée du lundi, il s'est promené seul toute la journée et a bu de l'eau-de-vie, du lundi soir au mardi soir, jour de sa rentrée ici.

28 Février. — Il a été calme depuis hier, mais il a eu un accès vers deux heures de l'après-midi.

Ce matin, hébétude profonde, réponses incohérentes, pas d'actes de méchanceté. On lui demande d'uriner ; il se met sur ses genoux, essaye d'uriner, mais n'y réussit pas.

La mémoire est un peu obtuse ; mais il se rappelle assez précisément ce qui s'est passé le 24 et le 25. Puls. 92, moins impulsives ; pupilles beaucoup moins larges, 2 à 3 millimètres, conjonctives oculaires, très-rouges, ecchymosées, langue saburrale. Eau de Sedlitz.

L'urine recueillie vers dix heures du matin, traitée par la chaleur et l'acide nitrique, renferme de l'albumine.

1er Mars. — L'urine renferme encore un peu d'albumine.

4 Mars. — L'urine renferme encore un peu d'albumine ; intelligence moins obtuse ; Les conjonctives oculaires surtout la gauche sont encore ecchymosées. La vue de l'œil gauche est notablement amoindrie ; à distance focale, les caractères imprimés lui paraissent brouillés.

6 Mars. — L'urine n'est plus albumineuse. Examen ophthalmoscopique de l'œil gauche : nuage opaque masquant en partie et obscurcissant les vaisseaux de la papille et la papille gauche, l'artère et la veine centrales, les contours de la papille sont mal définis.

13 Mars. — Même état de la vue.

Le traitement par le bromure de potassium est discontinué.

En résumé, l'intérêt de cette observation m'a paru consister en ce que le bromure de potassium est impuissant à empêcher le développement des attaques chez les épileptiques qui se livrent aux abus alcooliques.

L'observation montre encore les lésions du fond de l'œil que déterminent des attaques convulsives.

Observation XCIV. *Épilepsie idiopathique, datant de neuf ans. — Accès et vertiges. — Insuccès de la médication bromurée.*

Le nommé Q..., âgé de 17 ans, garçon meunier, est entré dans mon service, à l'hospice de Bicêtre (section des épileptiques) le 18 mars 1865.

Le certificat d'entrée porte : épilepsie datant de l'âge de 8 ans ; accès fréquents suivis de délire.

Ce garçon d'une taille et d'une force moyenne a la tête forte et régulière ; son aspect annonce l'intelligence. Il affirme jouir d'une bonne santé habituelle. Son enfance a été pourtant maladive, il aurait eu sur divers points, et notamment dans le dos, à deux ans, des abcès pour lesquels on lui aurait mis de nombreux vésicatoires ; les marques de quelques-uns sont restées. Il ne se souvient pas avoir rien éprouvé à l'âge de 8 ans ; ce renseignement est corroboré par la famille ; la maladie date de l'âge de 10 ans.

Personne dans sa famille n'aurait, à sa connaissance, rien éprouvé de semblable ; le premier accès l'aurait surpris sans cause appréciable, pendant son travail ; huit jours de suite, il eut des crises semblables et répétées ; il estime à un quart d'heure leur durée.

La seconde crise aurait eu lieu un mois après, elle a été suivie de plusieurs autres passagères moins fortes que la première ; depuis, elles n'ont pas cessé ; elles se renouvellent tous les trois ou quatre jours ; elles ont lieu plus particulièrement le soir.

Point de traitement chez lui ; on l'a envoyé quelque temps à la campagne.

Les accès débutent par un bourdonnement, une faiblesse de jambes ; il en a qui tantôt lui laissent le temps de se garantir d'une chute et, d'autres fois, ne lui permettent pas d'appeler à son aide ; rarement il se blesse, jamais il ne se mord la langue ; après, il est fatigué, il a des crampes dans les jambes ; il a une céphalalgie presque continuelle, peu de sommeil, quelquefois il a des cauchemars ; de l'obtusion.

Outre les accès, il a des vertiges très-nombreux.

18 Août 1865.—Il a eu trois accès cette nuit ; ce matin, à la suite de ses accès, il a conservé des palpitations de cœur, de la céphalalgie, des bourdonnements d'oreille. J'assiste à un de ses accès :

Brusquement et vivement, il fait deux tours complets de gauche à droite et d'avant en arrière ; puis un de droite à gauche et d'avant en arrière. On le saisit et pendant une minute et demie, la tête et le tronc exécutent des mouvements de latéralité rapides ; la face à une expression étrange, les yeux sont hagards, les paupières ouvertes. La perte de connaissance est absolue, pas d'érection, pas de rougeur de la face, pas de convulsions, ni d'écume ni de morsure de langue.

On le met sur un lit, il y reste étonné cinq minutes, puis il se lève ; huit minutes après, le pouls bat à 76 pulsations.

Peu de temps après son accès (dix minutes), il se relève fatigué, épuisé, la face rouge, puis se met à pleurer ; il dit qu'il se sent mal à l'aise, qu'il a froid, on le laisse étendu, couché sur un lit.

Le nombre des accès est de six à vingt par mois, et celui des vertiges très-considérable.

Le 21 août 1865, le malade commence à prendre 1 gramme de bromure de potassium par jour. La dose est élevée progressivement à 7 grammes en l'espace de deux mois.

Pendant cet intervalle, le nombre des accès a été de trente, celui des vertiges considérable.

30 Septembre. — Bromure de potassium, 8 grammes par jour.

En Octobre, neuf accès, nombreux vertiges.

20 Octobre. — Bromure de potassium, 9 grammes.

En Janvier, onze accès. Même dose de bromure de potassium.

En Février, quatorze accès ; la médication est supprimée.

OBSERVATION XCV. *Épilepsie de l'enfance. — Complication paralytique. — Vertiges, attaques et secousses. — Insuccès de la médication bromurée.*

Le nommé M..., âgé de 7 ans, entre le 16 août 1866, dans mon service, à l'hospice de Bicêtre.

Renseignements donnés par le père : l'enfant est né à Londres, il est malade depuis cinq ans ; il tombe, dit le père, tout d'un coup et plusieurs fois par jour, et il se relève aussitôt. Mais souvent et presque tous les matins, en se réveillant, il a de grandes attaques ; il a alors des convulsions des quatre membres et semble suffoquer.

Depuis trois mois, il présente des phénomènes pendant lesquels il ne tombe pas, mais on le voit courir en se tenant le ventre.

L'enfant bave toujours alors ; il dit des mots en anglais.

État actuel. — Faiblesse des membres gauches qui a été consécutive à une attaque d'une durée de douze heures ; quand il est revenu à lui, il était paralysé de ce côté. Pendant le sommeil, il fait souvent un bruit de langue qui touche la voûte palatine ; il boit difficilement, il a, même en buvant, comme des secousses pendant lesquelles il laisse tomber sa tasse.

En mangeant, il se trouve avoir de ces secousses ; sa tête porte alors souvent sur la table.

Son père et sa mère sont bien portants ; aucun parent n'est ou n'a été atteint de maladie semblable.

La physionomie est assez gentille ; la lèvre supérieure est tirée en haut dans sa moitié gauche et la commissure gauche est tirée en dehors. Le crâne ne présente rien d'anormal, les oreilles sont fines et minces. Les dents incisives présentent toutes un bord crénelé et de petites dépressions ; les deux incisives latérales supérieures manquent, l'incisive latérale inférieure manque ; la voûte palatine ne présente rien de particulier, le squelette est bien fait.

Pendant la marche, la jambe gauche paraît légèrement gênée ; le membre supérieur gauche est gêné dans ses mouvements, et reste presque toujours pendant, le long du corps ; le testicule gauche seul est descendu. La prononciation est facile et libre ; l'enfant répond à certaines questions, difficilement, parce qu'il parle surtout anglais.

Il dit qu'il a un frère et une sœur (Gustave et Céline) ; il sait dire quelques lettres majuscules et épeler quelques syllabes, il ne sait pas compter.

Le nombre des accès est de dix à vingt par mois. Nausée réflexe très-facile à produire

8 Octobre. — Bromure de potassium, 3 grammes par jour.

Le 21 Octobre. — Il a eu deux accès le 9 (nuit), trois accès le 10, un le 11, deux le 12, un le 18 (nuit), un le 18 et un le 19. Bromure de potassium, 4 grammes.

12 Novembre. — A eu un accès le 23 octobre, deux le 24, un le 25 et un le 28. Bromure de potassium, 4^{gr},25 par jour.

19 Novembre. — Pas d'accès. Même traitement.

24 Décembre. — A eu deux accès le 25 novembre, deux le 27, trois le 13 décembre, deux le 15, trois le 21, deux le 23.

Même nombre d'accès jusqu'en juin.

En juin, la médication est suspendue.

OBSERVATION XCVI. *Convulsions pendant le bas âge.* — *Épilepsie consécutive.* — *Accès de manie aiguë.* — *Affaiblissement de l'intelligence.* — *Absences.* — *Insuccès de la médication bromurée.*

La nommée M..., 25 ans, passementière, est entrée le 25 avril 1870, dans le service des épileptiques de la Salpêtrière (M. Baillarger).

Aucune hérédité morbide ; a eu des convulsions pendant l'allaitement, la première attaque épileptique est survenue à l'âge de deux ans ; la seconde six ans après, et, depuis, elle en a eu d'abord deux à trois par année, puis les attaques se sont rapprochées, et ont provoqué à plusieurs reprises de la manie aiguë accompagnée d'hallucinations.

La menstruation s'est établie à l'âge de douze ans, et a aggravé la maladie.

Cette malade a été traitée pendant plusieurs années, au moyen de différents remèdes dont elle ne connaît pas la composition.

Une attaque a été accompagnée de luxation du coude.

Cette malade est grande, très-blonde, lymphatique, d'un caractère doux, un peu triste, bien constituée, et jouit de la liberté de tous ses membres. Son intelligence est fortement affaiblie, sa mémoire est très-précaire.

J'ai assisté à une de ses attaques qui surviennent, plusieurs fois par semaine : chute de sa chaise à terre, cri ; nous la trouvons étendue, la face rouge, avec de la mousse sanguinolente aux lèvres, de l'insensibilité absolue aux pincements, une perte de connaissance complète ; des pupilles d'une dilatation moyenne, et se contractant un peu sous l'influence de la lumière du jour ; puis du sommeil. Pas d'incontinence d'urine ; hébétude consécutive.

Dans ses attaques, elle tombe toujours sur le coude droit, et a été atteinte, par la suite, d'un hygroma suppuré de la bourse olécranienne. Outre les attaques, elle a de très-nombreuses absences.

29 Avril. — Avant de faire prendre le médicament, je constate de la nausée réflexe. Bromure de potassium, 5 grammes par jour.

Du 29 avril à fin février 1871, quarante-deux attaques et beaucoup d'absences. 5 à 8 grammes de bromure.

En résumé. — Cette malade atteinte depuis le premier âge de convulsions, puis d'épilepsie et dont l'intelligence est considérablement affaiblie, n'a pu être améliorée par le bromure de potassium.

OBSERVATION XCVII. *Épilepsie datant de l'âge de 7 ans. — Attaques. — Vertiges. — Démence. — Insuccès de la médication bromurée.*

Là nommée R..., 37 ans, brocheuse, est entrée le 15 mai 1870 dans le service des épileptiques de la Salpêtrière (M. Baillarger).

Cette femme est épileptique depuis l'âge de 7 ans, elle a des attaques fréquentes au nombre de deux à trois par jour et de nombreux vertiges qui ont amené, en elle, un état de démence profonde ; sa parole est lente, son regard fixe et sans expression. Elle reste souvent comme en extase, est bien constituée du reste ; pupilles égales.

19 Mai. — Elle a eu six attaques le 17 mai, une le 18, une le 19. Un peu de nausée réflexe. Bromure de potassium, 5 grammes par jour.

27 Mai. — Pas d'attaque. Bromure de potassium, 5gr,25.

2 Juin. — Deux attaques le 29, encore un peu de nausée réflexe. Bromure de potassium, 6 grammes.

Du 2 juin à février 1871, soixante-six attaques. 5 à 8 grammes de bromure.

En résumé. L'état de cette malade atteinte d'attaques et de vertiges depuis l'âge de 7 ans, de démence et de trouble mental à forme lypémaniaque, n'a été nullement amélioré par le bromure de potassium.

CHAPITRE IV

CONCLUSIONS A TIRER DES OBSERVATIONS PRÉCÉDENTES SOUS LE RAPPORT
DE L'ÉTIOLOGIE, DE L'ANCIENNETÉ DE LA MALADIE, DES COMPLICATIONS
SURVENUES DANS LE COURS DE L'ÉPILEPSIE , DE LA FRÉQUENCE DES
PHÉNOMÈNES MORBIDES : INFLUENCE DE L'ÉTAT MENTAL DU MALADE. —
DURÉE DU TRAITEMENT. — QUELS SONT LES PHÉNOMÈNES QUI RÉSISTENT
LE PLUS AU TRAITEMENT.

Le nombre des observations d'épileptiques est donc de quatre-vingt-
dix-sept. Sur ce nombre, vingt-deux sont guéris depuis plusieurs années. Quarante-deux sont améliorés, et, parmi eux, dix n'ont plus de
phénomènes morbides depuis six à dix-huit mois, et sept sont guéris de
leurs attaques et n'ont plus que des auras, des absences ou des vertiges ;
trente-deux sont restés rebelles au traitement.

Il ressort de ces faits que le bromure de potassium n'est pas seulement utile dans l'épilepsie idiopathique, qui est pure névrose et de
date récente, qu'il l'est aussi dans celle qui s'est traduite par un à
deux milliers d'attaques; et même dans celle qui est liée à des lésions
cérébrales congénitales, à des tumeurs, à l'imbécillité, à l'idiotie, et,
ainsi que je le dirai tout à l'heure, dans les cas d'attaques épileptiformes symptomatiques de ramollissement cérébral.

Ainsi, en présence de ces résultats, je crois que l'on n'est plus
en droit de porter un pronostic sur la curabilité d'un épileptique
avant de l'avoir traité pendant quelques mois par le bromure de
potassium.

Il me reste à tirer, de ces nombreux faits, des conclusions dont
l'importance tiendra, je crois, à ce que j'ai recueilli ces observations
sans aucun choix, lorsque les malades m'étaient amenés, et à ce
qu'elles proviennent à peu près également de la pratique de la ville
et de la pratique hospitalière.

En analysant les circonstances sous l'influence desquelles est née
l'épilepsie, dans ces cas divers, je dirai quelle a été l'action du bromure
de potassium dans chaque fait particulier, la marche de la maladie.

Causes prédisposantes. — 1° Neuf malades présentent comme cause prédisposante l'*hérédité tuberculeuse*. Aucun de ces neuf n'a guéri; quatre ont été améliorés.

2° Chez vingt-quatre, la prédisposition consiste soit dans le *nervosisme*, soit dans la folie, soit encore dans des convulsions qu'ont présentées des ascendants : huit ont été guéris, huit ont été améliorés, chez huit la maladie a résisté au traitement.

3° Pour cinq, l'épilepsie existait chez des ascendants : quatre ont été améliorés, un est resté rebelle.

4° Chez douze, la prédisposition consistait dans l'alcoolisme du père; trois seulement ont été améliorés, neuf ont été rebelles au traitement.

5° Chez neuf, la prédisposition tenait à des circonstances individuelles, convulsions, chorée antérieure, caractère nerveux, impressionnabilité excessive, etc... Trois ont été guéris, deux ont été améliorés, quatre ont été rebelles.

6° Chez cinq, la prédisposition consistait dans des conditions anatomiques anormales de la voûte crânienne et de la base du crâne. Ces cinq malades n'ont pas guéri.

7° Trois présentaient, comme prédisposition, un état morbide antérieur de l'encéphale. Un a guéri, deux ont été améliorés.

8° Relativement à la condition, au sexe et à l'âge, il y avait dix-sept malades adultes qui étaient mes clientes de la ville. Cinq ont été guéries, huit améliorées, cinq ont été rebelles au traitement.

Vingt-sept hommes adultes étaient mes clients de la ville : treize ont guéri, neuf ont été améliorés, cinq n'ont pas guéri.

Treize femmes adultes appartenaient à un service hospitalier. Onze ont été améliorées, deux ont été rebelles au traitement.

Quatorze hommes adultes étaient à l'hôpital : un a guéri, neuf ont été améliorés, cinq ont été rebelles au traitement.

Dix-sept petites filles étaient à l'hôpital : huit ont été améliorées, neuf n'ont été ni guéries, ni améliorées.

Deux petites filles étaient mes clientes de la ville. Les deux ont été améliorées.

Trois petits garçons étaient dans un service hospitalier. Les trois ont été rebelles au traitement.

30

Cinq petits garçons étaient mes clients. Aucun des cinq n'a été guéri ou amélioré.

Causes déterminantes. — 1° Chez deux malades, l'épilepsie avait été et était causée par la menstruation : une est améliorée, l'autre résisté au traitement.

2° Chez cinq malades, l'onanisme avait provoqué ou provoquait l'épilepsie. Un a guéri, deux ont été améliorés, deux ont été rebelles au traitement.

3° L'épilepsie a été causée quinze fois par des impressions très-vives et pénibles, par la peur, et presque chaque fois, l'impression a été suivie d'un tremblement qui a duré plusieurs heures. Trois de ces malades ont guéri, neuf ont été améliorés, trois ont été rebelles au traitement.

4° Une mauvaise hygiène a paru avoir amené l'épilepsie dans trois cas. Un malade a été amélioré, les deux autres n'ont pas guéri.

5° L'épilepsie a été et était causée trois fois par la dentition. Aucun de ces cas n'a guéri.

6° Neuf de mes malades sont devenus épileptiques à la suite d'affections diverses, telles que fièvre typhoïde, méningite. Cinq ont été améliorés; chez quatre, le mal a résisté au traitement.

7° Chez deux femmes, l'épilepsie était produite par des tubercules cérébraux et n'a pu être enrayée. J'ai vu l'une d'elles succomber à une méningite tuberculeuse caractérisée par une cécité instantanée, du collapsus, du délire, des vomissements, et finalement par des attaques éclamptiques.

8° L'épilepsie a été produite deux fois par un traumatisme du crâne; et a été, dans les deux cas, rebelle au traitement.

9° Dans quatre cas où la maladie était causée ou entretenue par des excès alcooliques, le bromure de potassium a été impuissant à contrebalancer la fâcheuse influence des alcooliques; il n'a servi qu'à empêcher le développement du mal dans l'intervalle des abus de boissons.

10° Dans vingt et un cas, l'épilepsie ne pouvait être attribuée à aucune cause prédisposante ou héréditaire. Trois de ces malades ont guéri, quatorze ont été améliorés, quatre ont été rebelles au traitement.

En résumé. — Le bromure de potassium a échoué lorsque l'épileptique était en puissance d'hérédité tuberculeuse, lorsqu'il était né d'ascendants qui se livraient aux excès alcooliques, lorsque son crâne était mal conformé; le médicament a réussi au contraire, lorsque la prédisposition consistait dans le nervosisme des ascendants et même dans l'épilepsie des ascendants.

Le bromure de potassium réussit également chez la femme et l'homme, mais échoue fréquemment chez l'enfant.

Ce médicament a échoué ordinairement, lorsque les causes déterminantes et persistantes ont été l'onanisme, la menstruation, la dentition, des lésions crâniennes d'origine traumatique, des tubercules cérébraux, l'alcoolisme.

Il a donné des résultats avantageux dans les cas où les causes déterminantes avaient été des impressions très-pénibles, la peur.

Ancienneté de la maladie. — Le degré d'ancienneté de l'épilepsie est un des criteriums qu'il est indispensable de peser pour mesurer la gravité de la maladie et juger de la valeur thérapeutique du médicament, soit dans le cas de réussite, soit dans le cas d'insuccès.

J'examinerai donc la durée de l'affection chez mes 97 malades, au moment où j'ai été appelé à leur donner mes conseils; et je supputerai le nombre de cas de guérison, d'amélioration ou d'insuccès dans ces cas.

DURÉE DE LA MALADIE LORS DE LA PREMIÈRE VISITE.

	NOMBRE DES CAS.	GUÉRIS.	AMÉLIORÉS.	INSUCCÈS.
De 1 mois à 6 mois....................	3	2	1	»
De 6 mois à 1 an....................	2	1	»	1
De 1 an à 2 ans....................	7	1	3	3
De 2 ans à 3 ans....................	9	1	5	3
De 3 ans à 5 ans....................	11	4	5	2
De 5 ans à 10 ans....................	20	7	5	8
De 10 ans à 15 ans....................	22	3	10	9
De 15 ans à 20 ans....................	11	3	4	4
De 20 ans à 30 ans....................	8	»	7	1
De 30 ans à 50 ans....................	4	»	2	2

On voit : 1° Que dans la moitié des cas (52) la maladie avait eu, antérieurement au traitement, une durée de 1 mois à 10 ans, et que cette série a fourni seize guérisons sur les vingt-deux cas de guérison ; dix-neuf améliorations sur les quarante-deux cas d'amélioration ; dix-huit insuccès sur les trente-trois cas d'insuccès.

2° Que la série de 1 mois à 3 ans, qui compte 21 malades, a fourni 5 cas de guérison, 9 d'amélioration, 7 d'insuccès.

3° Que la série des cas de 10 ans à 50 ans, qui compte 45 malades, a fourni 6 guérisons, 23 améliorations, 14 insuccès.

Il résulte de cet exposé que le bromure de potassium produit des résultats également favorables lorsque la maladie date de 1 mois à 3 ans, ou de 3 à 10 ans.

Complications survenues chez l'épileptique.— Certains malades m'ont présenté des complications dont il faut tenir compte, telles que l'inégalité et la déformation des pupilles ; la diminution de la vue par opacités péripapillaires, par tubercules de la choroïde ; la diminution de l'ouïe ; la parésie plus ou moins complète d'une moitié du corps ou d'un membre, consécutive aux attaques d'épilepsie.

L'importance de ces phénomènes morbides que j'ai observés chez les malades qui font le sujet des observations 51, 93, 10, 37, 46, tient à ce qu'ils sont la conséquence d'épanchements plastiques, de sclérose partielle consécutive, qui ont atrophié un ou plusieurs nerfs crâniens, ou de foyers hémorrhagiques de la substance cérébrale et de la protubérance annulaire. Nombre d'autopsies m'ont démontré que le nerf moteur oculaire commun, le nerf optique, l'auditif, étaient ainsi altérés par des lésions qui se retrouvaient encore dans d'autres portions de l'encéphale et qui expliquaient par leur généralisation l'incurabilité de l'épileptique.

L'état de mariage est défavorable à la curabilité de l'épileptique ; les observations 63, 59, 93, en font foi.

L'onanisme augmente considérablement la gravité de la maladie.

Fréquence des phénomènes morbides. — Le degré de fréquence des accès, des vertiges et des absences offre un intérêt majeur pour apprécier la valeur thérapeutique du bromure de potassium, et je n'aurais garde de laisser de côté ce criterium important.

Voici un tableau qui est établi dans cette idée :

NUMÉROS DES OBSERVATIONS.	NOMBRE TOTAL DES ATTAQUES ET AUTRES PHÉNOMÈNES.	GUÉRIS.	AMÉLIORÉS.	REBELLES.
1re série. — 4, 13, 14, 17, 18, 20, 52, 58, 84.	3 à 10 attaques. Chez 4, absences.	6	2	1
° série. — 1, 2, 3, 9, 11, 19, 21, 30, 61, 64, 78.	10 à 50 attaques. Chez 6, vertiges et absences.	6	4	1
3° série. — 7, 22, 27, 43, 51, 57, 63, 77.	50 à 100 attaques. Chez 4, vertiges et absences.	1	6	1
4° série. — 5, 6, 8, 12, 29, 31, 36, 42, 48, 62, 79, 81, 82, 93.	100 à 300 attaques. Chez 8, vertiges et absences.	4	6	4
5° série. — 15, 26, 29, 32, 34, 52, 56, 68, 70, 89.	300 à 500 attaques. Chez 8, vertiges et absences.	2	5	3
6° série. — 23, 24, 25, 40, 44, 46, 49, 67, 72, 74, 75, 83, 86, 94.	500 à 1,000 attaques. Chez 6, vertiges et attaques.	»	7	7
7° série. — 10, 38, 45, 47, 50, 54, 55, 66, 71, 73, 76, 87, 88, 95, 96.	1,000 à 4,000 attaques. Chez 8, vertiges et absences.	1	5	9
8° série. — 37, 90, 91, 97, 16, 33, 39, 41, 58, 85, 55.	4,000 et au delà jusqu'à 25,000 et en quantité incalculable.	1	6	4
9° série. — 35.	Vertiges seuls en grand nombre.	»	1	»

Il résulte de ce tableau *que dans la première série de* 9 *cas*, le nombre des guéris a été de 6 ; celui des améliorés, de 2 ; celui des rebelles, de 1.

Que dans la deuxième série de 11 *cas*, le nombre des guéris a été de 6 ; celui des améliorés, de 4 ; et celui des rebelles, de 1.

Que dans la troisième série de 8 *cas*, le nombre des guéris a été de 1 ; celui des améliorés, de 4 ; et celui des rebelles, de 1.

Que dans la quatrième série de 14 *cas*, le nombre des guérisons a été de 5 ; celui des améliorations, de 5 ; celui des insuccès, de 4.

Que dans la cinquième série de 10 *cas*, le nombre des guérisons a été de 2 ; celui des améliorations, de 5 ; celui des insuccès, de 3.

Que dans la sixième série de 14 *cas*, le chiffre des guérisons a été nul ; celui des améliorations, de 7 ; celui des insuccès, de 7.

Que dans la septième série de 15 *cas*, le chiffre de guérisons, de 1 ; celui des améliorations, de 5 ; celui des insuccès, de 9.

Que dans la huitième série de 11 *cas*, le nombre des guérisons a été de 1 ; celui des améliorations, de 5 ; celui des insuccès, de 4.

Et que dans la neuvième série de 1 *cas*, la maladie a été améliorée.

La conclusion à tirer de cette statistique est que : 1° 12 parmi les guéris avaient eu moins de 50 attaques, et que 6 autres en avaient eu moins de 300.

2° Que 12 parmi les améliorés avaient eu moins de 100 attaques.

Que 5 avaient eu de 300 à 500 attaques, 6 de 500 à 1,000, et que le chiffre de 4,000 attaques et au delà ne constitue pas une certitude de non amélioration, puisque 6 épileptiques de cette catégorie ont vu diminuer considérablement le nombre de leurs accès.

Le bromure de potassium amène difficilement des résultats avantageux dans les cas de récidive de l'épilepsie.

En résumé, il m'a paru que le bromure de potassium réussissait surtout dans les cas où les malades avaient eu moins de 50 attaques; qu'il améliorait plus sûrement, lorsque les épileptiques avaient eu moins de 100 attaques, et qu'il pouvait être même utile, lorsque le chiffre dépassait 1,000.

Influence de l'état mental sur les résultats du traitement par le bromure de potassium. — J'ai cru utile d'examiner si l'état mental habituel des épileptiques, ou le trouble mental consécutif aux attaques empêchent en quelque façon les bons effets du bromure.

1° Dans les 22 cas de guérison, deux malades avaient un trouble mental habituel, consistant chez un, en obtusion profonde; six malades étaient atteints de délire maniaque transitoire après leurs attaques.

2° Dans les 42 cas d'amélioration, dix-sept malades avaient de la faiblesse ou de l'obtusion mentales; un était idiot ; seize présentaient du délire maniaque transitoire, consécutif aux attaques.

3° Dans les 33 cas d'insuccès, douze avaient de la faiblesse ou de l'obtusion mentales, ou de l'incohérence; quatre étaient idiots; six étaient atteints de délire maniaque après les attaques.

Dans la première série, un tiers présentait donc un trouble mental.

Dans la seconde, la proportion est des trois quarts.

Dans la troisième, elle est des trois quarts.

L'existence d'un trouble mental quelconque paraît donc être d'un fâcheux augure pour le succès de la médication bromurée.

. *Durée du traitement.* — J'ai dit dans le courant de ce travail, que le bromure de potassium devait être administré plusieurs années après la guérison, et après le commencement de l'amélioration.

Voici un tableau qui indique exactement le temps pendant lequel je l'ai administré jusqu'ici à mes malades.

J'y ai joint la note du temps pendant lequel les épileptiques non guéris ont été soumis au traitement bromuré, avant que le médicament fût suspendu.

NUMÉROS des observations.	NOMBRE d'années écoulées depuis la guérison.	NUMÉROS des observations.	TEMPS écoulé depuis l'amélioration.	NUMÉROS des observations.	NOMBRE d'années écoulées depuis l'amélioration.	NUMÉROS des observations.	INSUCCÈS. Durée du traitement.
1	6 ans 10 mois.	21	7 ans 10 mois.	49	5 ans 4 mois.	65	3 ans 4 mois.
2	7 ans 6 mois.	22	6 ans 10 mois.	50	7 ans 4 mois.	66	1 an 4 mois.
3	7 ans.	23	3 ans.	51	3 ans.	67	2 ans 4 mois.
4	8 ans.	24	4 ans.	52	3 ans.	68	7 mois.
5	9 ans.	25	4 ans 4 mois.	53	3 ans.	69	10 mois.
6	7 ans.	27	3 ans.	54	3 ans.	70	1 an 4 mois.
7	8 ans.	28	5 ans 4 mois.	55	3 ans.	71	1 an 4 mois.
8	6 ans.	29	4 ans 10 mois.	56	3 ans 4 mois.	72	22 mois.
9	7 ans.	30	3 ans.	57	6 ans 4 mois.	74	3 ans 4 mois.
10	5 ans.	31	3 ans 4 mois.	58	6 ans 4 mois.	75	2 ans 10 mois.
11	8 ans.	32	3 ans.	59	4 ans 10 mois.	76	5 ans 4 mois.
12	8 ans 4 mois.	33	3 ans.	60	4 ans.	77	1 an 4 mois.
13	6 ans 4 mois.	34	3 ans 4 mois.	61	3 ans 4 mois.	78	1 an 10 mois.
14	6 ans.	35	3 ans 4 mois.	62	3 ans 4 mois.	79	22 mois.
15	6 ans.	36	7 ans 4 mois.	63	6 ans 4 mois.	81	3 ans 4 mois.
16	4 ans 4 mois.	37	3 ans.	64	4 ans 4 mois.	82	2 ans 4 mois.
17	6 ans 10 mois.	38	3 ans 4 mois.			83	10 mois.
18	7 ans 4 mois.	39	3 ans.			84	10 mois.
19	5 ans 10 mois.	40	3 ans.			85	22 mois.
20	7 ans 4 mois.	41	2 ans.			86	2 ans 4 mois.
26	2 ans.	42	3 ans.			87	22 mois.
80	22 mois.	43	11 ans 4 mois.			88	1 an 4 mois.
		44	3 ans.			89	24 mois.
		45	3 ans.			90	24 mois.
		46	3 ans.			91	10 mois.
		47	3 ans.			92	1 an 4 mois.
		48	5 ans 4 mois.			93	1 an 4 mois.
						94	12 mois.
						95	14 mois.
						96	1 an 4 mois.
						97	14 mois.

Quels sont les phénomènes épileptiques qui résistent le plus au bromure de potassium. — Les observations précédentes mettent hors de doute que les attaques convulsives sont moins difficilement suspendues que les absences, les vertiges, les auras et les préludes, lorsque la maladie est ancienne.

J'ai constaté chez plusieurs de mes malades atteints depuis long-temps d'épilepsie, l'impossibilité de faire disparaître quelques-uns de ces derniers symptômes, même les plus légers, alors que les attaques avaient disparu depuis plusieurs années.

Ainsi parmi les épileptiques améliorés, huit ont cessé d'avoir des accès, mais continuent à avoir des absences, des vertiges ou des préludes.

Il est aussi à noter que ces derniers phénomènes ne disparaissent jamais tant que les malades continuent à avoir des attaques.

Enfin, j'ai toujours trouvé une résistance insurmontable à guérir les épileptiques qui n'avaient que des vertiges de date ancienne.

Il n'en est pas de même lorsque les auras, les préludes, constituent les symptômes précurseurs du mal comitial. Le bromure de potassium les enraye avec succès, lorsqu'ils constituent la première période de la maladie. J'ai eu l'occasion de faire cette observation chez deux individus, et j'ai été heureux jusqu'à ce jour (11 mois dans un cas, 21 mois dans l'autre) pour guérir ces phénomènes initiaux, et pour arrêter le développement ultérieur de la maladie.

On sait l'importance qu'attachait Herpin à reconnaître et à traiter de bonne heure ces auras et ces préludes avant qu'il ne soit survenu d'attaques convulsives.

Aussi il me paraît importer singulièrement à l'avenir de la médication bromurée, de pouvoir guérir, avec ce médicament, des phénomènes qui conduisent fatalement à l'épilepsie confirmée : *Principiis obsta.*

En résumé, 22 épileptiques sur 97, ont cessé de présenter le moindre phénomène morbide depuis 22 mois au moins et 6 ans au plus. J'ai placé ces malades dans la catégorie des guéris.

4 parmi les 42 améliorés n'ont pas présenté le plus léger phénomène depuis un an à 15 mois ; je les ai laissés dans la catégorie des améliorés. Beaucoup parmi ces améliorés n'ont plus d'attaques, et ne sont atteints que de leurs absences ou de leurs vertiges antérieurs. D'autres ont moins d'attaques. D'autres enfin ont moins d'absences et de vertiges.

Le bromure de potassium a échoué dans tous les cas où l'épilepsie se liait à de l'hérédité tuberculeuse.

Il a réussi dans la moitié des cas où il existe chez les ascendants du nervosisme.

L'épilepsie héréditaire a été améliorée 4 fois sur 5.

L'épilepsie qui se rattache à l'alcoolisme du père est très-rebelle. Chez 12, 3 seulement ont été améliorés.

L'épilepsie liée à des déformations du crâne a toujours été rebelle.

Le sexe n'a pas paru exercer la moindre influence.

Les épileptiques de la ville guérissent en plus grand nombre que les épileptiques de l'hôpital.

L'épilepsie causée par la menstruation est difficile à guérir.

L'onanisme provoque le retour d'attaques et d'autres phénomènes épileptiques, et gêne l'action du bromure de potassium.

L'épilepsie causée par des impressions vives, la peur, a guéri trois fois, a été améliorée 9 fois, et a été rebelle 3 fois.

L'épilepsie causée par la dentition n'a pas guéri une fois.

L'épilepsie qui est la suite de fièvre typhoïde, méningite, a été améliorée 5 fois sur neuf.

L'épilepsie causée par des tubercules cérébraux a été incurable dans tous les cas.

L'épilepsie par traumatisme du crâne a été rebelle au traitement.

L'épilepsie alcoolique guérit ordinairement seule; mais les excès alcooliques commis par un épileptique amélioré ou guéri par le bromure de potassium, qui est encore en traitement, déterminent le retour des phénomènes morbides.

L'ancienneté de l'épilepsie n'a pour ainsi dire pas d'influence sur le pronostic de la médication bromurée; le bromure produit des résultats également favorables lorsque la maladie date de 1 mois à 3 ans, ou de 3 à 15 ans.

Le bromure de potassium est un véritable spécifique pour certains épileptiques dont il suspend la maladie, quelle qu'en ait été la durée.

Pourtant, le plus grand nombre des épileptiques guéris n'avait pas eu plus de 300 attaques.

L'existence d'un trouble mental quelconque est le plus fréquemment d'un mauvais augure pour le succès de la médication bromurée; pourtant, j'ai vu l'état de folie cesser en même temps que le mal comitial.

Le bromure de potassium fait plus aisément disparaître les attaques que les absences et les vertiges.

Il n'est pas seulement efficace contre les attaques, dans l'épilepsie idiopathique, il l'est aussi dans l'épilepsie symptomatique; il fait cesser les attaques épileptiformes, et, comme on le verra plus loin, il a guéri entre mes mains deux tétanos traumatiques sur 3, et une choréique.

J'ai déjà exposé dans le chapitre II (pages 59 à 90) des considérations, qui me sont *personnelles* sur différents sujets, d'une importance capitale dans l'emploi de la médication bromurée.

Je me bornerai à rappeler les principaux points exposés dans chacun des paragraphes renfermés dans ce chapitre, et ayant pour titres:

1° Mode d'administration du bromure de potassium.

2° Critérium d'action thérapeutique. Surveillance de l'action médicamenteuse.

3° Pronostic de la médication. Durée du traitement par le bromure de potassium.

4° Accidents et phénomènes morbides qui résultent de l'administration du bromure de potassium. Bromisme. Accidents secondaires résultant de la cachexie bromique. Éruptions cutanées produites par l'usage du bromure de potassium.

5° Différences dans la tolérance des enfants pour le bromure de potassium, et dans la tolérance des adultes. Analyses d'urines. Élimination du médicament.

6° Caractère des malades soumis au traitement.

1° Je ne saurais trop insister sur la nécessité de surveiller la pureté du bromure de potassium, et de ne donner qu'un sel privé de chlorure, d'iodure et de sulfate de potasse.

2° La surveillance de l'action médicamenteuse du bromure de potassium doit être incessante; et je ne saurais trop insister sur le critérium d'action thérapeutique que j'ai introduit dans la pratique.

Cette étude bien simple et bien facile de l'état de la moelle a donné les moyens les plus rationnels de traiter cette grave maladie, et explique, j'ose l'espérer, les nombreux succès que j'ai déjà obtenus. J'ai l'habitude, chaque semaine ou chaque quinzaine, de pratiquer l'examen des états réflexes de l'arrière-gorge, des conjonctives, du nez, et je sais ainsi si je dois augmenter, diminuer ou maintenir les doses du médicament. Je sais aussi par là si le malade prend ou non son médicament, et j'évite bien des chances d'être trompé, ainsi que cela arrive trop souvent dans les hôpitaux.

Pendant la médication bromurée, il est encore important de surveiller l'appétit, les organes respiratoires, de faire fonctionner la peau, et de ne donner le médicament qu'à des doses faibles aux épileptiques impotents.

3° La lassitude, les effets sédatifs généraux, l'action anti-anaphrodisiaque, hypnotique, sont du meilleur augure pour la médication bromurée.

La durée du traitement d'un épileptique par ce médicament ne saurait être encore précisée, même lorsque les phénomènes morbides sont complétement suspendus. Pour moi, j'inclinerais à croire que le bromure de potassium doit être pris avec persévérance à des intervalles de plus en plus longs, pendant toute sa vie, par l'épileptique qu'il a guéri ; je ne saurais oublier que le mal comitial a reparu quelquefois après une période de dix ans. Ainsi que je l'ai dit plus haut, le bromure de potassium doit, à mon avis, rester, pour ainsi dire, un aliment pour l'épileptique qu'il a guéri.

4° Parmi les accidents dus au bromure de potassium, que j'ai signalés, il en est qu'aucun observateur n'a encore décrits, et qu'il est des plus importants de bien connaître pour éviter de graves erreurs de diagnostic.

Ce sont des phénomènes cérébro-spinaux caractérisés par un délire général, des hallucinations, des idées de persécution, des actes de violence, de l'ataxie des membres et de la langue, du trouble de la parole, et pouvant faire croire à l'existence de la paralysie générale. J'ai pu constater que la suppression du médicament suffisait pour guérir ces symptômes graves.

A côté des accidents que l'on a désignés sous le nom de Bromisme, je crois devoir signaler un autre ordre de phénomènes qui relèvent de la cachexie bromique, et dont il est nécessaire de bien connaître la pathogénie.

Ce sont des états adynamiques qui compliquent les affections aiguës dont peut être atteint un épileptique pendant le cours de la médication bromurée... On voit, en effet, une pneumonie, un rhumatisme, un simple furoncle, une entérite, revêtir le caractère adynamique le plus grave, et être rapidement suivis de mort.

Il faut savoir cela, lorsqu'on se trouve en présence d'une affection aiguë contractée par un individu qui prend du bromure de potassium depuis un certain temps, et instituer tout de suite une thérapeutique appropriée.

J'ai signalé, le premier, les éruptions cutanées produites par l'usage interne du bromure de potassium, et j'ai montré qu'elles étaient presque toutes des éruptions acnéiques ou des dépendances de l'acné.

La plus fréquente est l'acné simplex. La seconde éruption consiste, dans l'existence, aux membres inférieurs, rarement ailleurs, de plaques représentées dans la planche I, assez exactement arrondies, de un à plusieurs centimètres de diamètre, à bords mamelonnés, d'une teinte rosée ou rouge-cerise générale, jaunâtre en quelques points. Le siége de prédilection de cette éruption est le mollet.

Il peut arriver que ces plaques s'ulcèrent, et prennent l'apparence du rupia.

La suspension brusque du médicament fait disparaître ces éruptions trop souvent rebelles à tout traitement. (Observations 69, 80.)

Le troisième genre d'éruption consiste dans des plaques rouges, légèrement saillantes, oblongues, supportées sur un fond ferme, élastique, qui rappellent de la façon la plus exacte les élevures de l'érythème noueux. (Observations 57, 9.)

Le quatrième genre d'éruption est l'eczema sécrétant. (Observation 26.)

5° Il m'a paru que l'enfant valide supportait bien mieux que l'adulte les doses fortes de bromure de potassium.

Ce fait de tolérance pouvait s'expliquer par une élimination par les reins, plus rapide que chez l'adulte; aussi j'ai fait faire plusieurs analyses comparatives d'urines, mais l'analyse m'a montré que l'enfant éliminait un peu moins en vingt-quatre heures par les reins que l'adulte.

Il y a là un desideratum que je n'ai pu encore approfondir. Il faudra savoir pourquoi l'enfant valide, joueur, supporte mieux que l'adulte des doses de 8 à 12 grammes.

6° J'ai noté que le caractère des épileptiques qui étaient soumis au traitement bromuré, devenait quelquefois insupportable, lorsque les phénomènes convulsifs étaient supprimés; et je suis disposé à croire que ces troubles du caractère qui sont parties constituantes de la maladie, ressortent davantage ou s'accentuent lorsque l'état convulsif cesse.

7° Le bromure introduit dans la bouche déterminant souvent de la carie dentaire, je recommande aux malades de le prendre dans du pain azyme; les inconvénients de l'élimination par la salive sont moins grands.

CHAPITRE V

OBSERVATIONS DE MALADIES DIVERSES TRAITÉES PAR LE BROMURE
DE POTASSIUM (CHORÉE, TÉTANOS, ATTAQUES ÉPILEPTIFORMES).

Ire OBSERVATION DE CHORÉE GUÉRIE. *Chorée grave compliquée de perte de la parole.* — Guérison par le bromure de potassium.

Le 28 octobre 1870, je suis appelé auprès de la née A.... 5 ans, qui est malade depuis trois jours ; elle a été prise subitement de mouvements désordonnés des membres, d'impossibilité de parler, de difficulté de manger, d'impossibilité de se tenir sur ses jambes.

Je la trouve dans l'état suivant : Enfant bien développée pour son âge, blonde. Tête bien faite ; strabisme convergent, de peu d'intensité, des deux yeux ; on est vite frappé par des mouvements désordonnés continuels de la tête, des deux membres supérieurs et inférieurs.

Les doigts de la main droite restent fortement fléchis ; l'enfant ne peut rien faire de ses mains et de ses pieds ; elle ne peut dire un mot, malgré que l'intelligence soit complétement conservée. Elle ne peut que s'exprimer par signes ; elle tire la langue hors de la bouche lorsqu'on le lui demande ; elle reconnaît bien ses parents ; son père et sa mère m'affirment que sa connaissance n'a pas cessé d'être parfaite.

Elle laisse aller sous elle ; elle ne peut prendre que des aliments liquides.

La peau est plus chaude que normalement, le nombre des pulsations est de 132 par minute ; sueurs profuses.

Le sommeil fait complétement défaut depuis le début des accidents.

La pression sur la colonne vertébrale et les gouttières vertébrales détermine une vive douleur, au niveau des deux dernières cervicales et des deux premières dorsales ; aucune déviation.

Aucune modification dans la forme des pupilles. Traitement. Vésicatoire permanent le long de la partie de la colonne vertébrale qui est douloureuse ; Bromure de potassium, 2 grammes par jour. Bouillons.

Le 29. Même état. Bromure, 2^{gr},50 par jour.

Le 30. Mêmes phénomènes. Bromure de potassium, 3 grammes par jour.

Le 31. Même état. P. 112. Bromure de potassium, 2^{gr},50 par jour.

1er novembre. Même état. Bromure de potassium, 5 grammes par jour.

3 novembre. Même état. Bromure de potassium, 6 grammes.

5 novembre. Même état. Bromure de potassium, 6^{gr},50.

7 novembre. L'enfant supporte très-bien cette dose de bromure de potassium ; elle est sensiblement mieux depuis hier, les mouvements choréiques ont beaucoup diminué de force et de fréquence. Les membres inférieurs sont notablement plus calmes ; cependant l'enfant ne peut se tenir debout, elle ne peut se servir de ses mains, ni parler, et la déglutition des solides est impossible.

L'état fébrile est moins intense. P. 108 ; sueurs fréquentes ; le sommeil nocturne est de-

venu prolongé, et, pendant le sommeil, l'enfant ne présente aucun mouvement. Bromure
de potassium, 6ᵍʳ,60 par jour; entretenir le vésicatoire; alimentation tonique. La médication est ainsi continuée tout le reste de novembre.

Le 1ᵉʳ décembre. L'état s'est encore amélioré ; les mouvements sont presque nuls, sauf
dans le membre supérieur droit ; mais l'extension de cette main, la station debout, la
parole, la déglutition des solides sont encore impossibles. L'état fébrile a presque complétement disparu. P. 84.

L'enfant supporte bien le médicament bromuré, aucun bouton d'acné. Bromure de potassium, 6ᵍʳ,20 par jour. Cesser d'entretenir le vésicatoire. Un bain tous les jours. Du 1ᵉʳ
décembre au 18 l'amélioration augmente ; les mouvements choériques arrivent à cesser
complétement, et le 15, l'enfant commence à dire papa et maman. Le 18, elle me dit :
bonjour Monsieur ; la physionomie est intelligente, exprime le contentement ; il n'existe
plus le moindre signe de chorée; apyrexie complète.

Le 20. Cessation de la médication bromurée ; plus de bains ; nourriture tonique.

24 décembre. L'état de guérison se maintient ; l'enfant parle de mieux en mieux.

15 janvier 1870. L'enfant est entièrement guérie.

OBSERVATION IIᵉ. *Troubles nerveux d'origine centrale se manifestant dans les nerfs des extrémités et surtout dans ceux des mains. Gêne des mouvements de la langue. Phénomènes
céphaliques :* Guérison par le bromure de potassium.

M. de C..., capitaine de dragons, vient me consulter, le 12 septembre 1866.

Il me raconte que depuis deux ans, il éprouve des élancements et de la raideur dans les
mains ; chaque matin une chaleur brûlante, persistante au bout des doigts ; souvent des
sueurs de la paume des mains, des poussées de chaleur à la tête, des douleurs dans les
membres inférieurs (face externe). Il dit ressentir de la gêne dans la parole, surtout
lorsqu'il veut commencer une phrase ; cette gêne n'est perçue que du malade, c'est
comme s'il avait, dit-il, des aphthes sur la langue.

C'est un homme fort, robuste, d'une belle constitution, d'une peau bien colorée, ayant
de la vivacité dans le regard ; la parole est ordinaire, la gêne n'est manifeste pour lui que
le matin et au commencement des phrases, la langue se meut bien, pas de trouble de la
digestion ; l'urine contient des cristaux (d'acide urique) ; du mucus qu'il rend à la fin de
la mixtion urinaire, renferme des cristaux d'acide urique, mais pas de sperme.

Les mains sont brûlantes. Température : 35° dans chaque main.

La température axillaire est de 37°,2.

Le pouls est à 72.

Pas de souffle vasculaire, pas de signes d'anémie, rien au cœur.

Bromure de potassium 5 grammes par jour; 20 ventouses sèches, le long de la colonne
vertébrale, chaque jour.

8 octobre. Mêmes alternatives de sueurs et de chaleur aux mains; les mains sont
engourdies tous les matins, cela cesse après une à deux frictions sèches. Douleurs
sourdes dans tous les membres, chaque matin. Bromure de potassium, 6ᵍʳ,50 par jour.

5 novembre. N'a plus d'élancements dans les mains ; a encore un peu de chaleur dans
la moitié externe de la paume de la main gauche, n'a plus d'engourdissements dans les
mains ; dit ressentir la même difficulté à commencer les phrases.

T. 33°,6 dans la paume de la main gauche.

T. 32°,2 dans la droite.

Bromure de potassium, 6 grammes par jour.

Continuer les ventouses.

30 décembre. Pas de douleurs des mains, un peu de raideur des mains le matin. Bromure de potassium, 4 grammes.

12 janvier 1867. Encore un peu d'embarras de parole ; diminution de la raideur des mains ; cessation des frémissements des membres inférieurs ; a moins de poussées de chaleur à la tête. Bromure de potassium, 4^{gr},20 par jour.

18 février 1867. Température de la paume de la main gauche 30°,5, celle de la droite 29°. Bromure de potassium, 4 grammes par jour. Cesser les ventouses.

1er mars. M. de C.... a eu depuis le dernier examen, une fois, de la gêne de la parole et de la salivation ; ces deux phénomènes vont toujours ensemble ou presque toujours.

T. Paume de la main gauche 28°,5.

T. de la droite 30°.

13 mars. Un peu de raideur des mains; de temps en temps, un peu d'embarras de la langue. Bromure de potassium, 4^{gr},50 par jour.

30 mai. Va de mieux en mieux. Bromure de potassium, 5^{gr},10 par jour.

15 juin. Mieux ; c'est à peine s'il existe un très-léger embarras de parole ; il n'y fait plus attention ; il éprouve rarement de la chaleur des mains, n'a plus de poussées de chaleur à la tête. Bromure de potassium, 5 grammes par jour.

2 août. L'amélioration continue. Même traitement.

18 septembre. Main gauche moins brûlante ; il n'a plus de fourmillements, n'éprouve plus que de temps en temps, de la chaleur aux mains. Bromure de potassium, 3 grammes par jour.

5 novembre. Mains non brûlantes, très-légèrement raides aux extrémités, n'a plus d'embarras de la parole. Bromure de potassium, 2 grammes par jour.

M. de C.... a continué le médicament pendant deux mois.

Je l'ai revu en 1870. Rien de nouveau ne s'était déclaré, et les phénomènes périphériques ne s'étaient pas reproduits.

3e OBSERVATION DE TÉTANOS TRAUMATIQUE GUÉRI. *Plaie en séton de la cuisse droite par une balle.* — Tétanos grave. Guérison par le bromure de potassium et les injections sous-cutanées de morphine.

Le né Au..., soldat du 42e, 25 ans, a été blessé, le 30 novembre 1870, à la cuisse droite par une balle qui est entrée par la face antéro-interne de la cuisse droite et est sortie par la face externe, ou, plus précisément, est entrée au niveau du bord externe de la partie moyenne du couturier, et est sortie à deux travers de doigt au-dessous du pli génito-crural. Il a été transporté à la Salpêtrière, et placé dans une des baraques en bois, qui font partie du service de M. Cruveilhier.

Pendant une des visites quotidiennes que je fais conjointement avec cet honorable confrère, je constate, le 12 décembre, que le soulèvement du membre inférieur droit, toute espèce de mouvements communiqués ou volontaires de ce membre, le simple frottement même, produisent aussitôt du troublement, des secousses cloniques pendant quelques secondes.

Légère analgésie, mais conservation du toucher dans le membre. Pas de douleur spéciale, pas de réaction générale.

Le D^r. Cruveilhier ordonne 10 grammes d chloral. Le soir, le membre est trouvé en état de contraction et étendu ; on ne peut fléchir la jambe.

13. Même état. Même traitement.

16 décembre. Depuis hier au soir, difficulté de mâcher, de parler ; contracture des muscles masséters. Même traitement.

17. Même état. Le 18, même état.

19. État stationnaire. Les paupières sont demi-fermées ; l'ouverture de la bouche est impossible ; il ne peut prendre que des aliments liquides, éprouve quelques étourdissements. Chloral, 10 grammes.

20. Trismus, occlusion des paupières supérieures, raideur des deux membres inférieurs, telle que leur extension ne peut être vaincue. Même traitement.

21 décembre. Respiration gênée, douleurs et raideur dans les quatre membres ; mouvements d'épistothonos, par instants.

La tension artérielle est très-diminuée. Temp. axill. 37°.

22. Aggravation des phénomènes, raideur douloureuse des membres inférieurs, clignement des paupières, difficulté à parler, à ouvrir la bouche ; secousses dans les membres inférieurs. T. axill. 37°,2. De temps en temps on constate des spasmes toniques provoqués par toutes les excitations portant sur les membres inférieurs, le droit surtout : soulèvement du membre, claque, pincement, coups d'aiguilles. Les piqûres d'aiguilles ne sont pas senties. Il ne peut plus mâcher, il ne mange plus que du potage et des liquides. Sentiment de constriction des mâchoires ; difficulté des mouvements du cou. Les muscles du tronc sont pris à un degré très-fort ; le malade se sent comme serré par une ceinture ; les mouvements respiratoires sont gênés ; il y a rigidité générale du tronc. Défécation et mixtion urinaire normales. Rien dans les membres supérieurs.

Le soir. Secousses plus fortes ; le tronc et les membres inférieurs se raidissent et la douleur arrache des cris au malade. P. 120. T. axill. 37°,5.

Contractures spasmodiques qui sont localisées dans le membre inférieur droit et surgissent toutes les dix secondes. Les muscles de l'abdomen sont très-durs ; le trismus toujours très-prononcé permet seulement l'introduction du doigt.

Le chatouillement du pied droit détermine le spasme dans le membre opposé. P. 80.

D'après mes doutes sur l'utilité du chloral et ma confiance dans le bromure comme agent sédatif de la moelle et en présence de l'aggravation du tétanos, le Dr Cruveilhier et moi, nous ordonnons 8 grammes de Bromure de potassium, conjointement avec trois injections sous-cutanées par jour de morphine, chacune de 3 centigrammes dans la cuisse droite.

23. Mêmes phénomènes. Raideur générale ; douleurs vives dans les membres inférieurs et secousses à intervalles très-rapprochés. Occlusion à peu près complète des paupières ; expression pincée toute spéciale de la physionomie ; tête fortement en arrière, trismus, parole très-difficile. Tension artérielle très-diminuée. T. axill. 37°,8 ; le soir, 38°.

La plaie de la cuisse est presque entièrement guérie. Continuation du traitement aux mêmes doses. Le 24, T. axill. 37°,9. Le malade est comme courbé en arc de cercle ; sueurs profuses ; diminution de l'excitabilité réflexe. Le 25, T. axill. 38°,2. Le 26, état stationnaire. T. axill. 38°,6.

Un peu de mieux, n'a plus de mouvements réflexes lorsqu'on le percute. Le sommeil a été calme. Il n'a été interrompu que par de petites secousses. T. axill. 39°,6.

25. Amélioration considérable : la face n'est plus grimaçante ; moins de douleurs dans les membres ; n'a plus de raideur du cou ; moins d'analgésie aux membres inférieurs. l a rigidité n'existe plus que dans le membre inférieur droit. P. 120. T. axill. 38°,5. N'a presque plus de secousses spontanées.

2 janvier 1871. L'amélioration a continué. Dès le 29 il a pu manger de la viande hachée. Le 30 la temp. axill. était 37°,1 ; le 31 37°,1 ; 1er janvier 37°,8. Même traitement.

9. Va aussi bien que possible ; se sert de ses mains, boit, mange facilement, présente à peine une légère roideur dans les mains. Même traitement, sauf une injection de 3 centigrammes de morphine.

15 janvier. Va bien. Même traitement.

20. Se lève pour la première fois ; les mouvements de la jambe droite sont difficiles et roides.

28. Les mouvements des membres supérieurs sont devenus complétement normaux, le blessé écrit bien, parle et mange comme à l'ordinaire, la physionomie exprime la santé la plus parfaite. Le traitement a été continué jusqu'à ce jour.

15 février. La médication est suspendue.

25 février. Le blessé sort de l'hôpital entièrement guéri.

Le bromure de potassium m'avait paru, dans ce cas, complétement indiqué par la nature des secousses et des mouvements d'origine réflexe que présentait le membre du blessé ; aussi, dès la première apparition, j'avais conseillé au Dr Cruveilhier l'emploi du bromure de potassium comme sédatif de la force excito-motrice de la moelle. Cet honorable chirurgien avait désiré tout d'abord essayer le chloral que le professeur Verneuil avait recommandé à tous ses collègues ; mais après la mort coup sur coup de sept tétaniques qu'il avait traités par le chloral à des doses de 10 à 16 grammes et par des injections sous-cutanées de morphine, et en présence de l'aggravation des accidents chez Aurand, le Dr Cruveilhier voulut bien se ranger à mon opinion que je considérais comme plus conforme à la physiologie pathologique du tétanos.

L'événement justifia mes espérances ; il en a été de même dans le cas suivant :

Observation IV. — *Plaie contuse de la jambe droite par un éclat d'obus.* Tétanos. Traitement par le bromure de potassium et les injections sous-cutanées de *morphine.* Guérison.

Le soldat de G..., âgé de 28 ans, entre dans mon service d'ambulances à la Salpêtrière, pour une plaie par éclat d'obus reçu à la face postéro-externe de la jambe droite, le 30 novembre 1870. La plaie est presque arrondie et d'un diamètre de 4 centimètres.

La plaie allait bien, lorsque, le 18 décembre, je constate que le moindre mouvement provoqué ou volontaire, la plus légère excitation du membre déterminent des secousses et du tremblement. Depuis deux nuits, il est réveillé par une sensation douloureuse due à l'extension forcée de sa jambe.

Ces secousses sont très-marquées, elles se passent principalement dans les muscles de la cuisse ; les mouvements de flexion de la jambe se font facilement. Apyrexie ; l'introduction d'une cuiller dans l'arrière-gorge détermine de la nausée. Bromure de potassium, 6 grammes par jour.

20 décembre. A eu cette nuit un peu de dysphagie ; la simple pression, le plus léger frôlement, la titillation des poils, le chatouillement des pieds déterminent des secousses fibrillaires qui se prolongent pendant une minute, se passent surtout dans les muscles de la cuisse ; on observe alors des ondulations fines générales. Rien de semblable ne se voit dans le membre inférieur gauche. La station debout est impossible. Même dysphagie. L'examen de la gorge permet de s'assurer qu'il n'y existe ni rougeur, ni tuméfaction.

A eu hier des étourdissements et de la céphalalgie. P... 92. T. axill. 38°,8.

Traitement. Bromure de potassium, 12 grammes par jour, trois injections sous-cutanées par jour de chlorydrate de morphine dans la cuisse droite, chacune de 4 centigrammes.

32

21. — Un peu moins de secousses, même dysphagie, l'ingestion des solides est impossible. Même traitement.

22. — Trismus. L'écartement des dents ne peut être porté à plus de 2 centimètres. Bromure de potassium, 18 grammes. Mêmes injections.

23. — N'a pas eu de secousses cette nuit ; augmentation de la dysphagie pour les solides, gêne considérable de la parole. T. axill. 38°,6. Station debout impossible. Bromure de potassium, 18 grammes. Mêmes injections.

24. — Le membre inférieur présente toujours les mêmes mouvements fibrillaires lorsqu'on exerce le moindre attouchement, même dysphagie, douleurs lancinantes dans le membre inférieur ; éprouve fréquemment des frissons généraux qui s'accompagnent de douleurs avec roideur du cou. Bromure de potassium, 18 grammes. Mêmes injections.

24. — Analgésie aux piqûres d'épingle, quelque profondément qu'on les enfonce, dans le membre inférieur droit ; les piqûres sont nettement ressenties à gauche. T. anill. 38°,4. P. 84. Diminution notable de la dysphagie. Bromure de potassium, 10 grammes. Deux injections de 3 centigrammes.

27. — Absence de secousses. Bromure de potassium, 10 grammes. Deux injections de 3 centigrammes.

29. — N'a plus de douleurs des membres ni de secousses. Même analgésie aux piqûres dans le membre inférieur droit. Bromure, de potassium 10 grammes. Mêmes injections. Le soir, il commence à manger du pain sec. T. axill. 39°.

30. — Même analgésie, plus de secousses, de mouvements fibrillaires provoqués ou spontanés. Bromure de potassium, 6 grammes, le soir. T. axill. 40°. A eu un frisson violent suivi de chaleur (il a eu des fièvres en Afrique).

31. — Sulfate de quinine, 1 gramme. P 104. T. axill. 38°. Est un peu abattu, n'a pas de secousses. Bromure de potassium, 6 grammes.

1er janvier. Sulfate de quinine, 1 gramme.

2. — N'a plus de frissons. T. axill. 37°. Bromure de potassium, 3 grammes, et quinine, 50 centigrammes.

5. — Va bien, ressent seulement une grande faiblesse, ne peut se tenir debout. Bromure de potassium, 3 grammes par jour.

7. — Le malade ne peut encore se tenir sur ses jambes, mais n'a plus la moindre secousse, le plus léger tremblement, et n'éprouve plus de dysphagie.

Il sort bien guéri le 15 février.

En résumé, ce soldat a eu les premières périodes du tétanos, et m'a paru échapper aux accidents ultérieurs de cette maladie, grâce à l'usage du bromure de potassium et des injections sous-cutanées de chlorhydrate de morphine à des doses élevées.

J'ai employé encore le bromure de potassium contre un certain nombre de *phénomènes d'ordre réflexe* déterminés par le traumatisme ou la congélation chez des soldats amenés dans mon service.

OBSERVATION V. — 1° Ainsi un né B... atteint de contusion de la jambe droite par un éclat d'obus, le 2 décembre 1870, commence à éprouver le 18 du même mois, alors que sa plaie allait bien, un tremblement général sans fièvre.

Le 23, je lui donne à prendre 5 grammes de bromure de potassium par jour.

Le 31 le tremblement a beaucoup diminué ; le 5 janvier il a cessé et depuis le 2 février il ne s'est pas reproduit malgré la suspension du médicament.

OBSERVATION VI. — 2° Un né N... a été atteint le 30 novembre 1870 d'une plaie en séton à l'aine gauche, qui est guérie. Il commence à ressentir le 20 janvier 1871 de la roideur dans le membre inférieur gauche, des crampes douloureuses dans le mollet gauche qui gênent considérablement la marche.

Le 22 janvier, je m'assure que l'introduction d'une cuiller dans l'arrière-gorge détermine de la nausée ; je fais prendre 6 grammes de bromure de potassium par jour.

Le 28, les crampes sont moins fréquentes et la marche est plus aisée. Même dose.

Le 29, les crampes sont moins fortes dans le mollet gauche ; la marche est difficile, elle se fait, la jambe étendue ; la sensibilité à la douleur et au toucher est normale dans ce membre ; diminution de la nausée réflexe. Même traitement.

8 février. N'a plus de crampes. Continue à prendre 4 grammes de bromure de potassium par jour.

15 février. Guérison confirmée. Sortie du blessé.

OBSERVATION VII. — 3° Un né D... soldat, entre le 25 décembre 1870, dans mon ambulance, pour une eschare par congélation de l'extrémité antérieure du gros orteil gauche ; le 26 janvier, l'eschare n'est pas encore détachée.

26 janvier. Ce soldat observe que, depuis huit jours, les mouvements de son pied, et de sa jambe gauche sont accompagnés de tremblements dans le sens antéro-postérieur qu'il ne peut arrêter, et qui durent quelques secondes. Ces mouvements se produisent même pendant l'état du repos. Anesthésie aux piqûres des extrémités des doigts de ce pied.

La flexion forcée du pied sur la jambe est suivie, aussitôt qu'on laisse aller le pied, d'un tremblement du pied, d'une durée de 20 à 30 secondes et d'ondulations fibrillaires cloniques qui paraissent se passer dans les jambiers antérieur et fléchisseur commun.

Ces contractions fibrillaires s'étendent à toute l'étendue de sa jambe.

L'extension forcée ne produit rien de semblable ; rien de pareil n'existe dans le pied droit. Bromure de potassium, 6 grammes par jour.

29. — Les secousses sont moins fortes et moins fréquentes ; la flexion forcée du pied gauche ne produit que de très-légers mouvements fibrillaires dans la jambe. Bromure de potassium, 6 grammes.

31. — Amélioration très-sensible. Même traitement.

8 février. Il n'éprouve plus de secousses spontanées. La flexion seule du pied détermine encore quelques légères contractions fibrillaires dans les muscles antéro-externes.

La médication est continuée jusqu'au 20 février ; je constate alors que tout phénomène morbide a cessé.

La sensibilité du pied seule n'est pas entièrement normale. La médication est supprimée.

Cette observation montre encore l'heureuse influence du bromure de potassium sur des contractions fibrillaires d'origine réflexe produites par une plaie du pied.

Attaques épileptiformes. — Le bromure de potassium m'a réussi dans des cas que l'on pouvait croire rebelles, ainsi dans l'épilepsie symptomatique de foyer de ramollissement cérébral.

OBSERVATION VIII. — *Attaques épileptiformes causées par un ramollissement cérébral.* Hémiplégie à gauche. Amélioration par le bromure de potassium.

La née Dou... âgée de 62 ans, entre le 25 mai 1870 à la Salpêtrière, dans le service de M. Baillarger.

Cette malade est hémiplégique du côté gauche depuis l'âge de neuf ans. A la suite de cette affection, elle a été prise d'attaques qui se sont reproduites pendant longtemps deux fois par an ; mais dans ces huit dernières années, elles se sont rapprochées considérablement ; elles se reproduisent plusieurs fois par mois. A ces attaques se sont ajoutés récemment des vertiges.

Pendant ses attaques, elle tombe à terre et se blesse quelquefois, c'est ainsi que s'est produite une énorme bosse sanguine de la région pariétale droite.

Les attaques sont caractérisées par perte de connaissance complète, chute à terre, sur le côté droit principalement, collapsus absolu ; évacuation involontaire d'urine, pâleur considérable de la face. L'état d'immobilité dans lequel elle tombe alors a fait croire plus d'une fois à une infirmière qu'elle était morte.

Elle a trois attaques au moins par semaine et quatre à cinq vertiges par jour.

Pas de traitements antérieurs.

28 mai 1870. Bromure de potassium, 3 grammes par jour en deux fois.

23 juin. Pas d'attaques ni de vertiges. Même traitement.

21 juillet. Caractère très-irritable ; ni attaque, ni vertige. Même traitement.

20 août. Bien. Même dose.

21 septembre. Bien. Même dose.

1er décembre. Bien. Bromure de potassium, 3gr,50 par jour.

11 janvier 1871. Elle a eu une attaque le 22 décembre ; trois le 23 ; une le 28 et une le 31. Pas de vertiges. Bromure de potassium, 4 grammes par jour en deux fois.

OBSERVATION IX. — *Attaques épileptiformes produites par un foyer de ramollissement cérébral. Guérison des attaques par le bromure de potassium.*

M. B... cultivateur, 52 ans, vient me trouver en consultation le 18 juin 1868. Pas d'hérédité ; a toujours eu une bonne santé. Depuis huit à dix mois, M. B... éprouve des engourdissements dans la main gauche, puis dans le pied gauche.

Au mois de novembre, perte de connaissance, morsure de la langue, incontinence d'urine, il s'est trouvé, depuis, paralysé incomplétement du côté gauche ; agitation considérable consécutive. Deuxième perte de connaissance au bout de deux mois. Troisième perte de connaissance il y a quinze jours suivie de douleur fronto-pariétale. Durée de l'attaque, trois heures.

Homme fort, teint cachectique ; hémiplégie incomplète à gauche (motilité, sensibilité), face et membres.

Il ne peut siffler ; cicatrices sur la langue (ligne médiane et partie moyenne). Intelligence moyenne, parole non bredouillée, ni anonnée, mais brève, les phrases sont rapides, ouïe diminuée à droite, vue normale. Pouls fort, 80 puls., cœur de volume ordinaire, impulsion forte, pas de souffle, battements réguliers. Bromure de potassium, 3 grammes par jour, un bain de pieds tous les jours.

12 août. Effets hypnotiques, fatigue et lourdeur des membres ; chaque matin en se levant, il ressent un étourdissement ; mais tandis qu'avant le traitement, l'étourdissement préludait par une sensation à l'occiput, aujourd'hui, c'est au front. Bromure de potassium, 3gr,10 par jour.

7 octobre. N'a plus d'engourdissement dans les membres gauches. A eu souvent, le matin, une sensation d'étourdissement, mais il ne se produit rien autre chose, et personne ne s'en aperçoit. Bromure de potassium, 3gr,40 par jour, purgatif tous les quinze jours. Le bromure est pur.

2 février 1868. A eu il y a quelques jours une aura dans le bras et la main paralysés. Bromure de potassium, 3^{gr}, 50 par jour.

17 avril. Pas d'attaques, a eu des secousses intermittentes dans les bras et la main gauches seuls. Même traitement.

5 mai. N'a pas eu d'attaque; sa physionomie est bien meilleure, il a engraissé, son teint n'est pas jaune cachectique comme avant, légère analgésie et parésie à gauche. Bromure de potassium, 3^{gr},60 par jour.

7 septembre 1869. Pas d'attaques; a toujours de la roideur dans la main gauche, il y a, ainsi que dans le membre supérieur gauche, une sensation de resserrement, par moments. Douleurs dans les oreilles surtout la droite, a un bruissement dans la droite. Sensation gênante et un peu douloureuse dans la région occipito-pariétale droite. Même état de paresse très-incomplète du membre supérieur gauche, quelques sensations d'étourdissement passager et vague, pas d'inégalité pupillaire. Bromure de potassium, 3^{gr},25 par jour.

18 mai. Éprouve très-rarement un étourdissement. Bromure de potassium, 4 grammes par jour.

6 mars 1871. Même état satisfaisant. Bromure de potassium, 4 grammes par jour.

OBSERVATION X. — *Attaques épileptiformes causées par un foyer de ramollissement cérébral. Hémiplégie à gauche. Amélioration par le bromure de potassium.*

Mlle P... 55 ans, a été prise en 1869, de perte de connaissance, collapsus suivi d'hémiplégie à gauche; trois mois après, attaques épileptiformes se reproduisant au nombre de quatre à six en trois jours.

Ces attaques se sont reproduites chaque mois pendant quatre mois. Après ce temps, M. P... a été soumise à la médication bromurée (3 à 4 grammes de bromure par jour).

Depuis dix mois, les attaques ne se sont plus reproduites.

Le traitement est continué.

Voyez donc parmi ces dix derniers faits une observation de *chorée grave* que le bromure de potassium porté à la dose de 6 grammes 50 centig. a guéri;

Un cas de troubles nerveux d'origine médullaire enrayés par le même médicament;

Deux faits de *tétanos traumatique*, dont l'un des plus graves, guéris par le bromure de potassium;

Et les observations de trois autres soldats chez lesquels ce médicament a arrêté le développement de phénomènes nerveux qui, chez les deux précédents, avaient précédé le tétanos, et en étaient les symptômes précurseurs.

A ces sept faits, j'ai ajouté les trois observations de malades dont les *attaques épileptiformes* ont été suspendues par l'usage du bromure de potassium.

Ainsi ce médicament est utile non-seulement contre toutes les affections nerveuses convulsives, mais encore contre l'élément *convulsion* qui complique un certain nombre d'états morbides.

Il est anti-convulsif et sédatif et me paraît être appelé à jouer un rôle de plus en plus important dans la thérapeutique des maladies nerveuses, à la condition que le médecin tienne un compte précis de son action physiologique et observe le critérium que j'ai exposé dans ce mémoire.

Pour terminer s'il me fallait dire ce que je considère comme étant nouveau dans mon travail, je signalerais en première ligne le *Critérium d'action thérapeutique* que donne l'introduction d'un corps étranger dans l'arrière-gorge et dont l'importance domine toute la question de la thérapeutique de l'épilepsie, puis les *éruptions cutanées* et en particulier la localisation de l'une d'elles au mollet ; la tolérance des enfants pour le bromure de potassium, la cachexie bromique, le caractère adynamique des affections aiguës des individus soumis à la médication bromurée, des accidents célébro-spinaux causés par le bromure, qui peuvent faire croire à une congestion cérébrale, et là preuve de la *curabilité de l'épilepsie* par des *observations* de *longue haleine* et de la guérison possible du *tétanos traumatique*.

BIBLIOGRAPHIE

DES TRAVAUX PUBLIÉS SUR LE BROMURE DE POTASSIUM.

1826. *Balard.* Du brome et de ses composés. Journal de pharmacie (1826). T. 12, page 517.
1829. *Henry fils.* Des composés du brome. Journal de pharmacie. T. 15, p. 54.
1838. *Fournet.* Thèse inaugurale.
1840. *Otto-Graf.* De Kalii bromati efficacitate internâ experimentis illustratâ. Leipsick, 1840.
1841. *Gloven* and *Howing.* Édinburg medical journal.
1850. *Huette.* Gazette médicale. Juin 1850.
1854. *Thielmann.* Medic. zeit Russland's, 1854.
1857. *Locock.* The Lancet. T. 1, p. 528.
1858. *Binet.* Bulletin de Thérapeutique, p. 39.
1860. *Michiels.* Schmidt's Jarbücher, 1860.
1860. *Pfeiffer.* Rouler's Annales n° 22, 1860.
1861. *Wilks.* The Medical Times. T. 2, 1861 p. 635.
1863. *Ramskill.* The Medical Times. 1863, p. 221.
1863. *Goldsmitt.* Bromide as a prophylactic. Amer. Med. Times, mars 1863.
1863. *Brinton.* Reports on the use of Bromide. Amer. Med. Times, mai 1863.
1863. *Stanford.* Bromide in hospital gangrene. Amer. Med. Times, juillet 1863.
1863. *Harley* et *Gibb.* Traitement de la coqueluche par le bromure de potassium. Dublin med. Press. 30 septembre 1863.
1863. *Épilepsie guérie* par le bromure de potassium. Gazette des hôpitaux, 1863, p. 529.
1864. *Debout.* Vertu hypnotique du bromure de potassium. Bulletin de Thérapeutique 1864, T. LXVII, p. 97.
1864. *Gubler.* Puissance sédative du bromure de potassium. Bulletin thérapeutique. T. LXVII, p. 5-49.
1864. *R. Vigouroux.* Utilité du bromure de potassium dans le nervosisme. Bullet. de thérapeutique. T. LXVII, p. 202.
1864. *Blache.* Observation d'hystéro-épilepsie guérie. Bullet. de thérapeutique. T. LXVII, p. 556.
1864. *Observation de delirium tremens* guéri par le bromure. Union médicale. T. XXIV, p. 85.
1864. *The Medical Times,* 13 février 1864.
1864. *M' Donnell.* Dublin. Medical journal, février 1864.
1864. *Behrend.* The Lancet. 28 mai 1864 et Amer. Medical Times, août 1864.
1864. *Williams.* The Medical Times, 23juillet 1864.
1864. *Garrod.* On the action of the bromide of potassium in inducing sleep. Lancet, mars 1864.
1864. *R. Vigouroux.* Du traitement de certaines formes d'épilepsie ou d'hystérie par le bromure de potassium. Gazette des hôpitaux, p. 463.
1865. *Gubler.* Observation de *chorée* guérie par le bromure de potassium. Gazette hebdomadaire, p. 427.
1865. *Bazin.* Observations d'*épilepsie* et méningite traitées par le bromure. Gazette des hôpitaux, n° 35 et 37.
1865. *Moreau de Tours.* Insuccès du bromure de potassium dans le traitement de l'épilepsie. Union médicale, T. XXVI, p. 40.
1865. *Observation d'épilepsie* par *Demeurat.* Bulletin de thérapeutique. T. LXIX, p. 329.

1865. *Dumont.* Thèse de Paris.

1865. *Lasègue.* Revue critique dans Archives de Médecine. T. 6, p. 81.

1865. *Crichton Browne.* Action of the bromide of potassium on the nervous system. Edinburg Medical Journal, p. 1085.

1866. *Sales Girons, Observation* de *bromisme* à la suite de quelques inspirations de solution de brome pulvérisé. Revue méd., juin 1866.

1866. *Marcq.* Observ. de bromisme. Union médicale. 16 juin 1866.

1866. Centralblatt fur die medicinischen Wissenschaften, n° 47. Bromkalium bei épilepsie.

1866. *Aug. Voisin.* Recherches cliniques sur le traitement de l'épilepsie par le bromure de potassium. Bulletin de thérapeutique, 15 et 30 août 1866.

1866. *Begbie.* Edinburg med. Journal, 1866. Part. 1, p. 481.

1867. *Eulenburg* et *Guttmann.* Recherches expérimentales sur l'action physiologique du bromure de potassium. Académie des sciences, 24 juin 1867.

1867. *Aug. Voisin.* De l'influence du bromure de potassium sur la force excito-motrice de la moelle. Société médico-psychologique et annales médico-psychologiques. 25 mars 1867.

1867. *Martin-Damourette* et *Pelvet.* Étude expérimentale sur l'action physiologique du bromure de potassium. Bulletin de thérapeutique, 10 et 15 octobre 1867.

1867. *Aug. Voisin.* De l'influence du bromure de potassium sur la force excito-motrice de la moelle, et du moyen de reconnaître l'état de cette force. Annales médico-psychologiques, juillet 1867.

1867. *Reynolds.* The Medical Times. 12 janvier 1867, p. 83.

1867. *Broadbent.* The Medical Times. 30 mars 1867, p. 334.

1867. *Scheyer.* New-York Medical Record, I, 1867.

1867. *Namias.* Bulletin de thérapeutique, 15 juin 1867, p. 524.

1867. *Gasselin.* Thèse de Paris 1867. Du brome et des bromures.

1868. *Dufour et Baudoin.* Gazette des hôpitaux. 28 novembre 1868.

1868. *Moutard-Martin.* Applications du bromure de potassium à la médecine des petits enfants. Bulletin de l'académie de médecine. 1er décembre 1868.

1868. *Bowditch.* Boston Med. and surg journal, 22 octobre.

1868. Le traitement des *maladies nerveuses* par le bromure de potassium devant la société de médecine de Lyon. Gazette médicale de Lyon, p. 500, 15 novembre.

1868. *Aug. Voisin.* Des éruptions cutanées causées par l'usage interne du bromure de potassium, Gazette des hôpitaux. 31 décembre 1868.

1868. *Ferrand.* Bulletin de thérapeutique. 15 mars, p. 228.

1868. *Hodgkins.* Boston Journal — 9 avril 1868 — et Medical Times. 1er août 1868.

1868. *Ireland.* The Medical Times, 29 août 1868.

1868. *Munro.* New-York journal, juillet 1868.

1868. *Packward.* Amer. journal med. science, juillet 1868.

1868. *Bidd.* American journal of med. science, 1878.

1868. *Pletzer,* Deutsche Klinik, n° 10, 1868.

1868. *Legrand du Saulle.* Succès remarquables obtenus par l'emploi du bromure de potassium à haute dose. Gazette des hôpitaux, 24 et 26 novembre 1868.

1868. *Falret.* Gazette des hôpitaux, 1868, p. 542.

1868. *Clouston.* Experiments on the bromide of potassium in epilepsy. In the Journal of menta science. October 1868.

1868. *Mathieu.* Étude physiologique et thérapeutique sur le bromure de potassium. Thèse de Paris, 1868.

1869. *Laborde.* Recherches expérimentales sur l'action physiologique et thérapeutique des composés de potassium, et du bromure de potassium en particulier. Gazette médicale de Paris, n° 49.

1869. *Bachencel,* The Lancet ; février 1869 ; emploi du bromure de potassium contre le *Tétanos.*

1869. *Bruchon.* Tétanos traumatique au début guéri par le bromure de potassium. Union médicale, 30 juillet 1869.

1869. *Figueira.* De l'emploi du bromure de potassium dans le traitement du Tétanos. Gaz. méd, Lisboa et Bulletin de thérapeutique, 15 novembre 1869.

1869. *Société médicale* de *Bordeaux.* Union médicale, 8 juin 1869.

1869. *Max Simon.* Traitement de l'épilepsie par le bromure de potassium. 15 décembre 1869, p. 506.

1869. *Gubler,* The Medical Times, 3 juillet 1869.

1869. *M' Gregor.* Edinburg Medical journal. Octobre 1869.

1869. *Calloch.* Journal de médecine de l'Ouest, janv. 1869.

1869. *Gallard.* Bulletin de thérapeutique, 30 juin 1869.

1869. *Raciborski.* Traitement de l'éclampsie par le bromure de potassium. Gazette des hôpitaux, 1869.

1869. *Bécoulet.* Traitement de la folie épileptique par le bromure de potassium. Annales médico-psychol., janv. 1869.

1869. *Rabuteau.* Des variations de l'Urée sous l'influence du bromure de potassium. Gazette hebd., 19 mars 1869.

1869. *Zaeppfel.* De l'action physiologique et thérapeutique du bromure de potassium. Thèse de Paris, n° 18.

1869. *Huard.* Gazette des hôpitaux, 20 novembre 1869.

1869. *Adrian.* Bulletin de thérapeutique, 15 juillet 1869.

1870. *Begbie.* Bulletin de thérapeutique, février 1870, p. 136.

1870. *Vulpian.* Bulletin de thérapeutique, 30 mars 1870.

1870. *Levi.* Gaz. méd. Venète 1870 et Bulletin de thérapeutique, 15 août 1870.

1870. *William Moore.* De l'usage du bromure de potassium dans les fièvres continues. Medical Press, n° de mai.

1870. *Laygue.* De l'emploi du bromure de potassium dans l'éclampsie puerpérale. Thèse, Paris.

1870. *Gallard.* Chorée rhumatismale guérie par le bromure de potassium. Bulletin de Thérapeutique, n° d'août.

1871. *A. Flint.* Emploi du bromure de potassium dans le diabète. Bull. de Thérap., 15 mars 1871.

1871. *A. Voisin.* Traitement de l'épilepsie par le bromure de potassium. Nouveau Dict. de médecine et de chirurgie pratique, t. III.

1871. *Gimbert.* Effets du bromure de potassium employé en lavement dans les vomissements in-coercibles de la grossesse. Bull. de Thérap. du 30 nov. 1871.

1872. *B. Levi, G. Pelizzo, Moutard-Martin.* Somnambulisme guéri par le bromure de potassium. Bull. de Thérap. du 30 juillet 1872.

1872. *Da Costa.* De l'action corrective du bromure de potassium sur l'opium. Bull. de Thérap. du 15 sept. 1872.

1872. *Peyraud* et *Falières.* Sur l'antagonisme du bromure de potassium et de diverses substances. Bulletin de Thérap. du 30 oct. 1874.

1872. *Edward Clarke and Robert Amory.* The action of the Bromide of Potassium. Boston, 1872.

1873. *Gimbert,* de Cannes. Sur l'emploi du bromure de potassium dans les vomissements incoer-cibles de la grossesse. Bull. de Thérap. 15 nov. 1873.

1873. *Navarini,* de Brescia. Succès du bromure de potassium dans un cas d'hydrophobie. Union méd. n° 138.

1873. *Vallin.* De l'emploi du bromure de potassium comme adjuvant dans le traitement des fièvres intermittentes. Bulletin de Thérap. du 30 nov.

1874. *J. Warburton Begbie.* d'Edimbourg. Du bromure de potassium dans l'incontinence d'urine des jeunes enfants. The practitioner, février 1874, p. 93.

1874. *Dally.* De l'inefficacité du bromure de potassium dans le traitement de la chorée. Bull. de Thérap. 15 mars 1874.

1874 *Cordes* de Genève Influence du bromure de potassium sur la menstruation The obstetrical
      Journal of great Britain, april 18 4
1874 *Besnier* et *Ch Bernard* Sur deux applications nouvelles du bromure de potassium Bull de
      Thérap du 15 nov 1874
1874 *J V Laborde* Étude comparative de l action physiologique des chlorates de potasse et de
      soude, des bromures de potassium et de sodium Deductions relatives à l emploi théra-
      peutique comparé de ces substances Bull de Therap 30 sept , 15 oct et 30 oct 1874
1874 *Bligh* Du bromure de potassium dans le traitement de la gonorrhee The practitioner
      février 1874 p 100
1874 *S Ringer* A Handbook of therapeutics London 1874

TABLE DES MATIÈRES

CORBEIL. — TYP. ET STÉR. DE CRÉTÉ FILS.